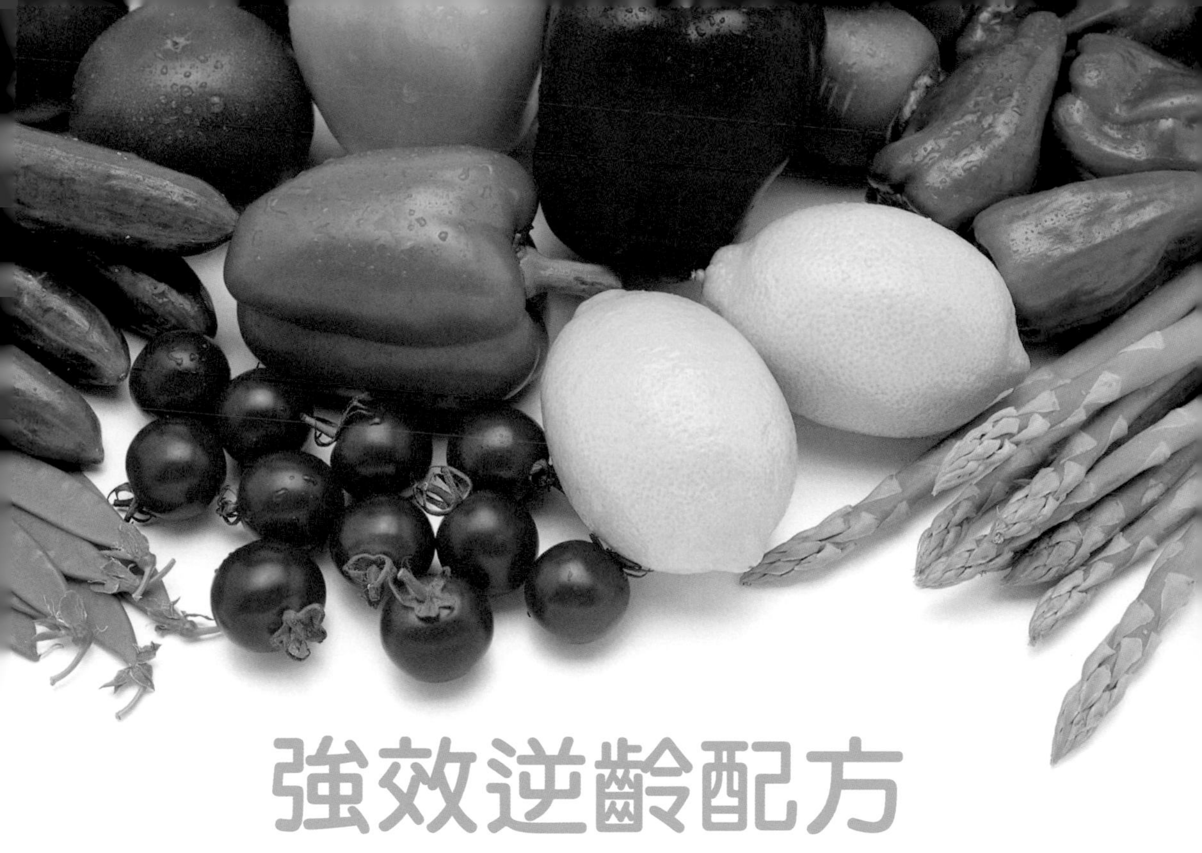

強效逆齡配方

超簡單69種美白塑身蔬果魔法

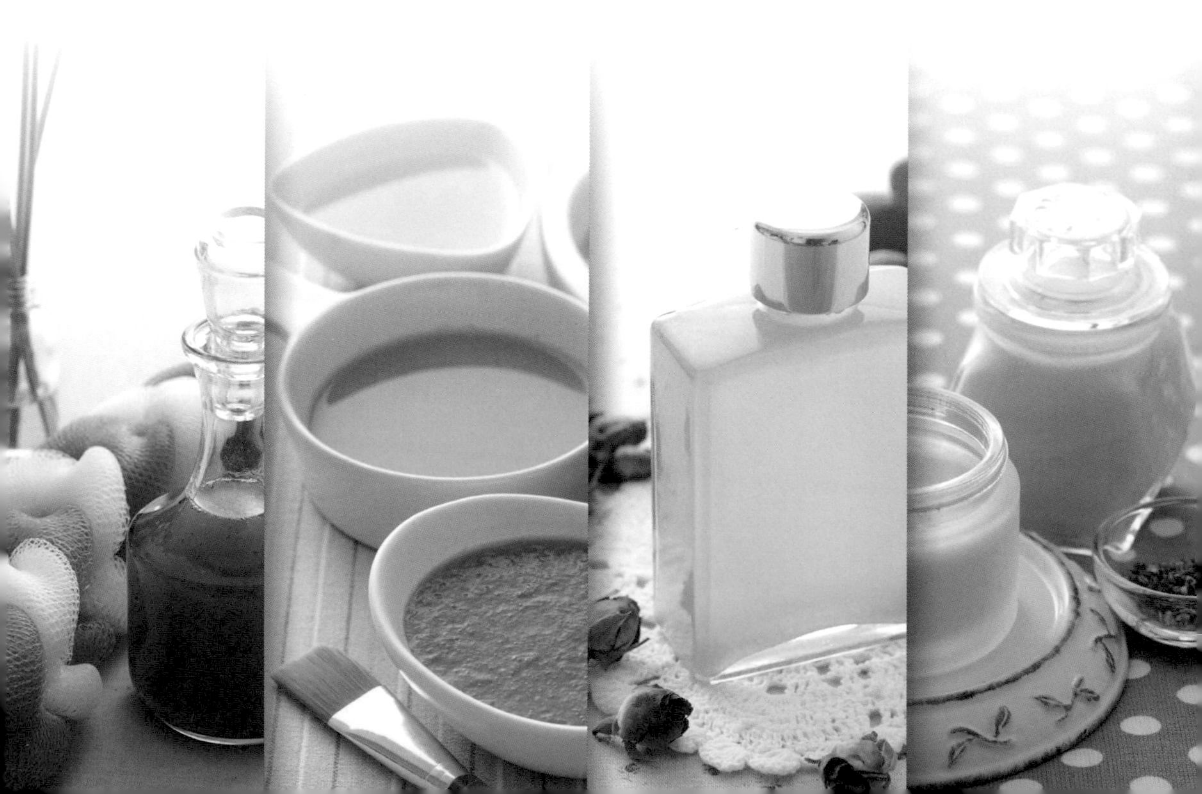

作者序

Preface

愛美，是人的天性，為了愛美，許多女性一生為美不計代價付出，無論是浪費了多少時間與金錢，都願意以此交換。從小，很多女性對美的印象，就是從白雪公主的童話啟蒙而來，而白雪公主的後母那句：「魔鏡，魔鏡，這世界上誰最美？」更是亙古至今的美麗名言。雖然，白雪公主後母為了成為最美的女人而不惜殺掉別人的故事不可取，但從另一個角度來講，女性為了追求美的而不計代價的例子，足以形容，美麗是多麼大的誘惑！

俄國作家契訶夫說：「人應當一切都美，包括容貌、服裝、心靈和思想。」而時代進步，很多女性也知道要充實內涵，也能用經典常談說：「內在美勝於外在美」，然而，我們還是不能否認，有美麗的外表，的確在感情、工作上，一開始就占有較大的優勢，而現代女性的聰明有知性，許多人都認為，有了美麗的外表，再來充實內涵也不遲，也因為如此，許多女人終生的職志，就以追求美好的容貌，吹彈可破的肌膚、窈窕的身材為目標。

而近年來，由於社會的多元，醫學科技、醫學美容、自然醫學的發達，愛美也不再專屬於女人的權利，許多男男女女，都開始追求外在的美貌，紛紛去整型，又或者，吹起了 DIY 的保養風潮，同時營養保健的養生意識抬頭，更多聰明的人，懂得選擇天然的食物來保養皮膚與身材，讓健康與美麗雙管齊下。

相信很多人都知道，蔬果是很好的美容瘦身食物，蔬果中富含的維生素、礦物質及纖維質能悅色駐顏、窈窕瘦身，也是大眾最青睞之處。但可能還有許多人不知道，蔬果中的植化素（即植物生化素），是近來保健營養學最熱門研究的一環，也是蔬果中美容防癌的小尖兵。簡單來說，植化素是屬於天然的食物色素，人體無法製造，必須從食物中攝取，而蔬果就是植化素的最佳來源。這時，可能有許多聰明的讀者已經略知一二了，沒錯！很多人常常聽見的花青素、茄紅素、兒茶素、β胡蘿蔔素、葉黃素等，都是植化素的其中一種！

雖然，近來電視媒體一直強調蔬果 579 的主張，但是以現代人工作忙碌與常常外食的社會型態，還是很多人有蔬果攝取不足的現象。所以，出版此書的目的，就是再次強調多吃蔬菜水果的重要性，提醒大家，蔬果中的植化素是一般維生素丸與保健食品無法取代的，並且提倡蔬果是最天然而實惠的美容保養品。

在書中，我特別設計吃了可以美容瘦身的輕食、蔬果汁，作法簡單、方便，讓很多忙碌的人與不常下廚的人一學就會，也因為對 DIY 的保養品有興趣，更為了呼應 DIY 保養風潮，我特地去蒐集了有關 DIY 的保養品的知識與作法，並親自用蔬果做實驗、研究，用最簡單的作法呈現，包括面膜、沐浴配方、美髮膜、化妝水、護膚乳等。我發現用蔬果來美容，真是妙趣無窮。你不僅可以充分享受 DIY 的樂趣，也可以選用適合自己的蔬果配方，用自己的智慧與雙手寵愛自己，為自己打造健康與美麗，心動了嗎？好好閱讀本書吧！

本書的出版，特別要感謝大喜文化及主編佩芳和美編等人的協助，當然還要感謝攝影師阿威拍出一幀幀美麗的照片，我同學麗燕營養師在百忙之中撥冗審稿，我的好友玉芬在拍照過程中不辭辛苦給予的協助，更要感謝購買此書的所有讀者們，有你們的支持與愛護就是我創作與書寫的原動力。

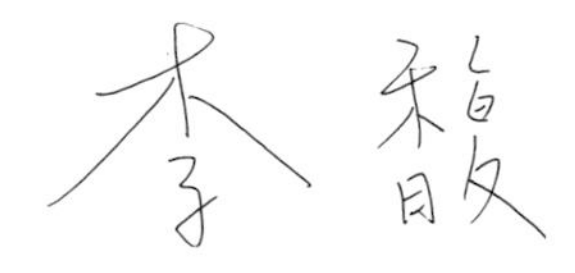

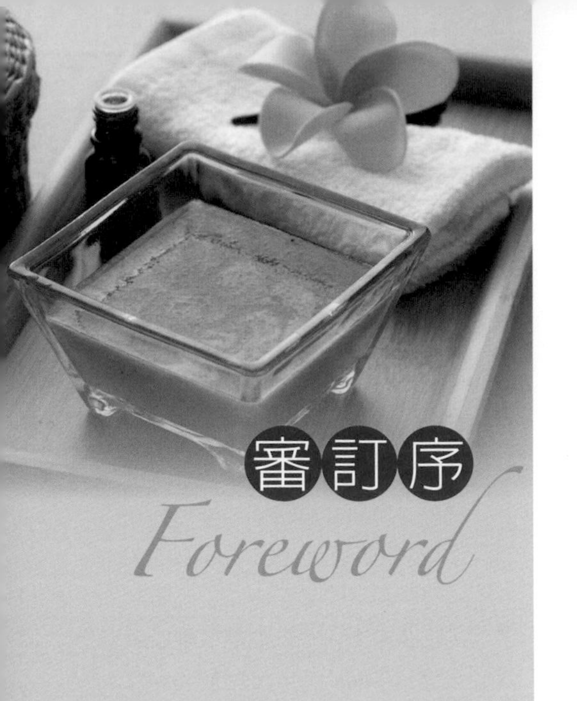

審訂序 Foreword

我們常常看到電視廣告那些明星，代言某家名牌保養品，每次用完保養品後，肌膚瞬間變得白皙無暇、晶瑩剔透，讓人非常羨慕，這使得很多女性為了愛美，不惜花大錢保養。但是，相信很多女性心中都有一些疑問：為什麼，我花這麼多錢保養，肌膚還是這麼差？為什麼，我也用了某某明星推薦的保養品，為什麼就是不能跟她一樣讓肌膚看來鮮活水嫩呢？

其實，道理很簡單，這有可能是你的身體健康出了問題，或者，你可能過度保養！套句老生常談的話：「自然就是美」，皮膚不好，就是體質出了問題，要皮膚光澤細緻，最基本的條件，就是要把身體調養好，如果我們平時把身體照顧得很健康，那麼新陳代謝好，皮膚自然就會散發出細緻與光澤，如果我們本身的代謝已經出了問題，那麼擦了再多的保養品，對肌膚也是一種負擔而已。同樣的，減肥的道理亦是如此，市面上五花八門的減肥書花招太多，我認為其實減肥的道理也很簡單，肥胖也是健康的警訊，如果把身體調養得健健康康的，要減肥就很容易了。

雖然，我們可能不能像有些電視明星就是天生麗質，但我們可以靠後天的保養與努力讓自己散發自信的美，而我認為美麗與健康應該是相輔相成的，相信很多女性應該也同意我的觀點，像古代西施與林黛玉那樣的病美人，在現今社會已經不合時宜，所以，奉勸許多愛美的女性，不要一味追求纖細瘦弱，而過度減肥，賠掉了健康。

很高興，我的老同學李馥又出書了，而且是一本人人都實用，讓人人都可以美麗、健康的書，這個主題剛好和我本身所學都有關連，我同時擁有營養師和美容師兩種執照，對於美和健康的主題，一直長期關注。李馥因為長期從事出版行業多年，也編過多本健康與美容方面的書，她曾經說過：「蘇東坡的名言是『食無肉，令人瘦』」，而我覺得『食無蔬果，令人憂鬱』，這話所言不假，許多蔬果的確有安定情緒的功效。而現今非常行的蔬果 579 主張以及蔬果中的植化素議題，這本書都有介紹，而且李馥崇尚天然的保養，平時也會用天然的蔬果做一些面膜、乳液。所以設計了這本書，希望受惠於大眾，這本書涵蓋了食療（用蔬果做成的輕食、蔬果汁）以及全身性的保養（面膜、護髮乳、化妝水、護膚乳），作法簡單、容易，而且成本都不高，只要進廚房裡，就有一些唾手可得的食材與蔬果，讓你發現，美麗，真的不用花大錢！

除了要教授大家用蔬果 DIY 天然的保養品，這本書也傳達了許多深入淺出的健康美麗保養知識，如果身體營養均衡了，新陳代謝正常了，體內的毒素排光了，身體也會有自癒力，便不容易堆積脂肪，皮膚也回復到健康有彈性的狀態，這麼說來，美麗應該是一種天然的極簡主義。從現在起，丟掉那些廣告說得天然亂墜、賣得非常昂貴的保養品與化妝品，讓身體與肌膚都享受最自然的呵護吧！

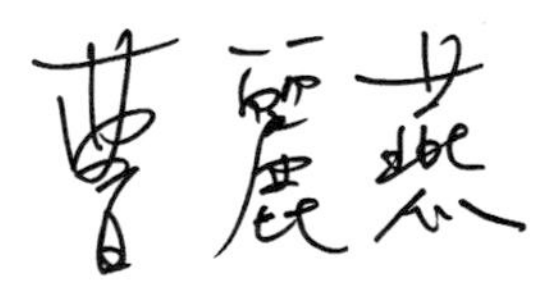

Contents

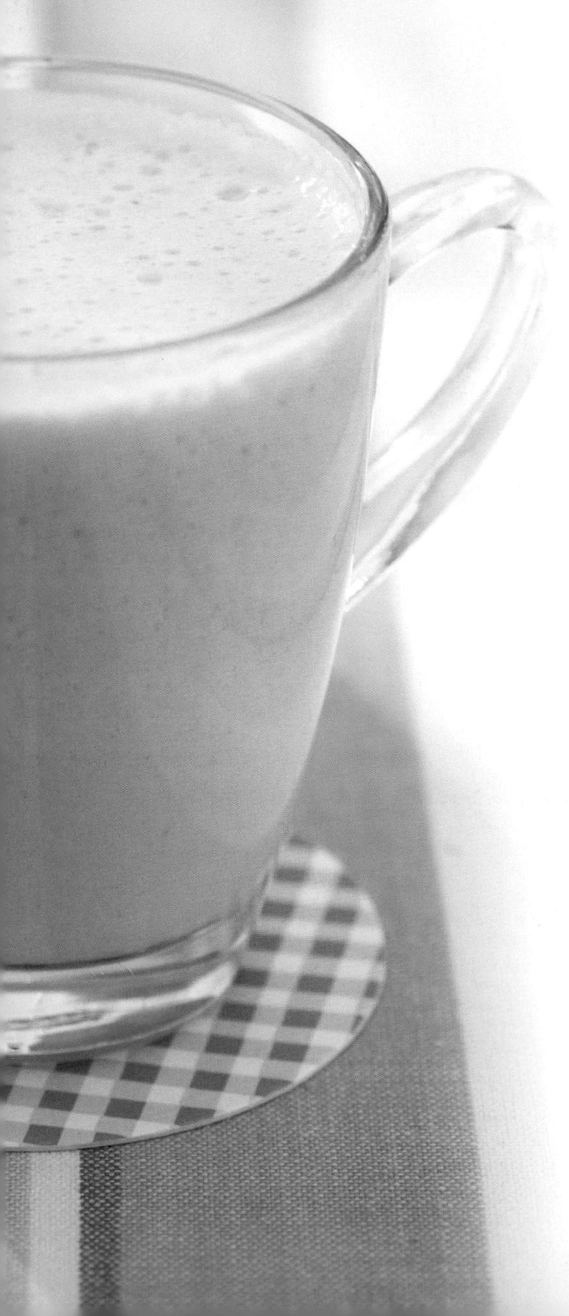

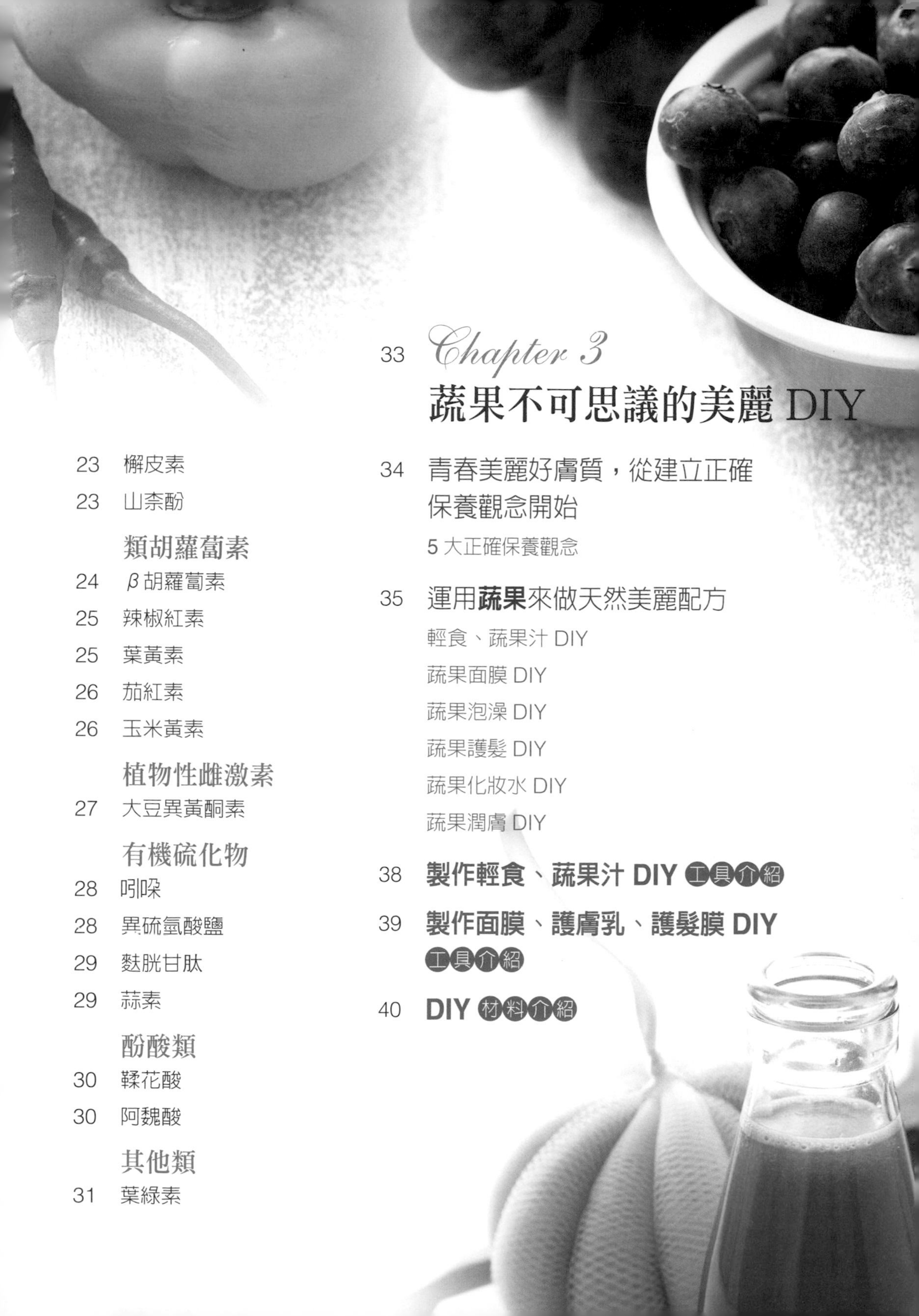

Contents

99 *Chapter 5*

23 道水噹噹蔬果面膜 DIY

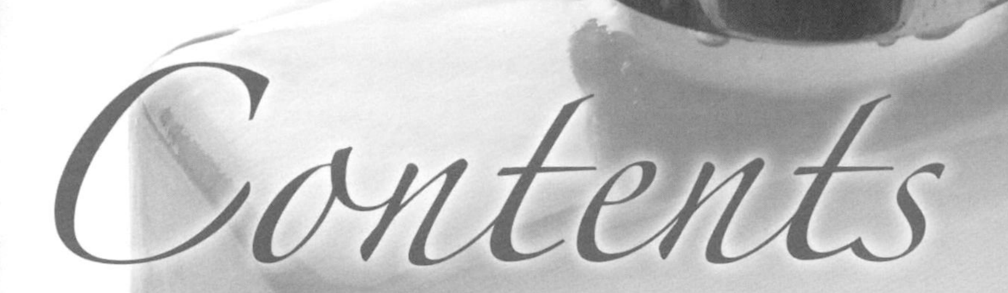

Contents

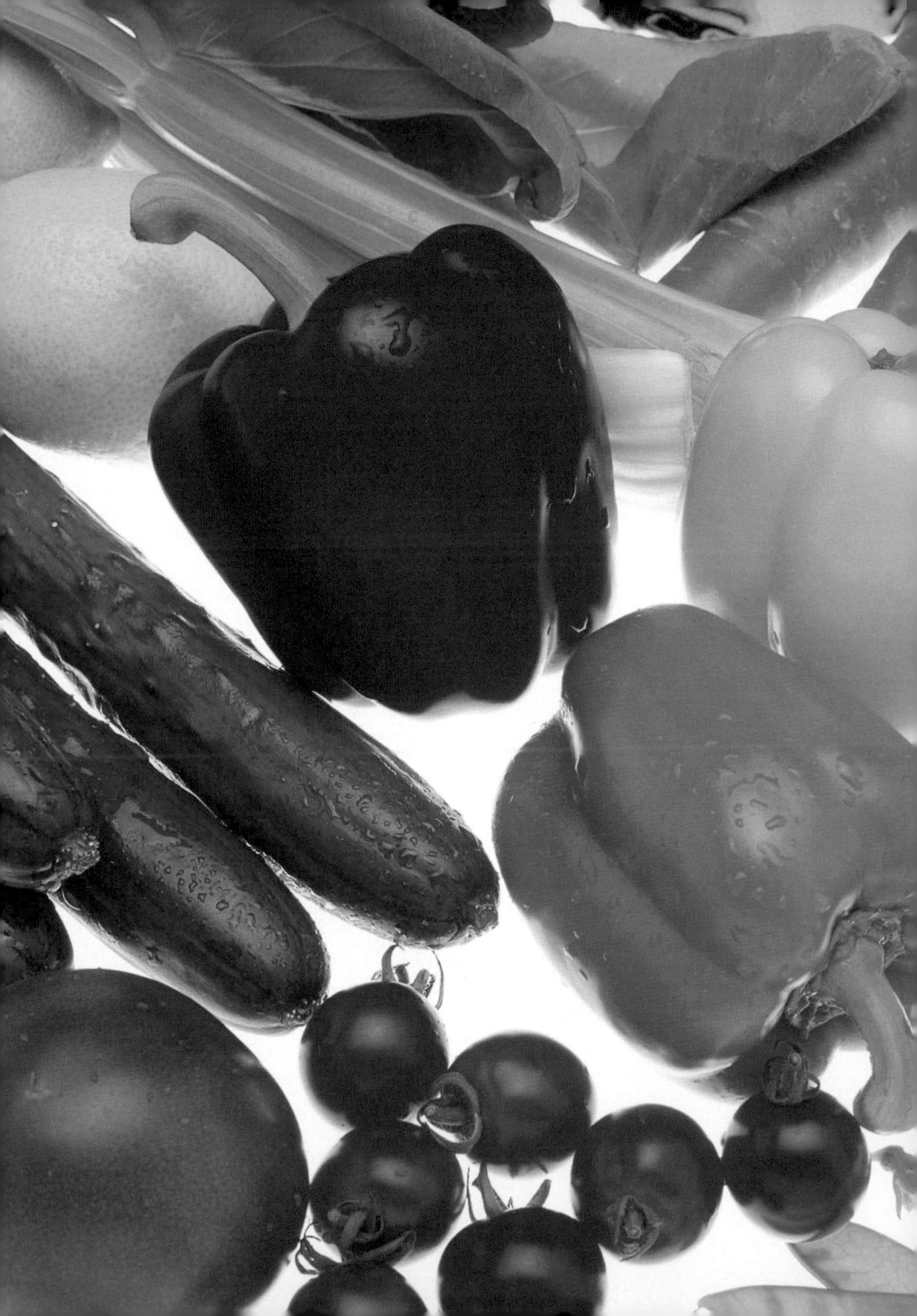

Chapter 1

啟動蔬果的色彩之鑰

從蔬果鮮艷亮麗的色彩中，你是否感到熱力充沛，好似散發著一股魔力呢？五顏六色的蔬果，能提供給身體源源不絕的營養活力，而蔬果除了含豐富的維生素與礦物質，其中還蘊含著神奇的植化素，這植化素就像是魔幻奇兵一樣，能賜予我們身體健康美麗。

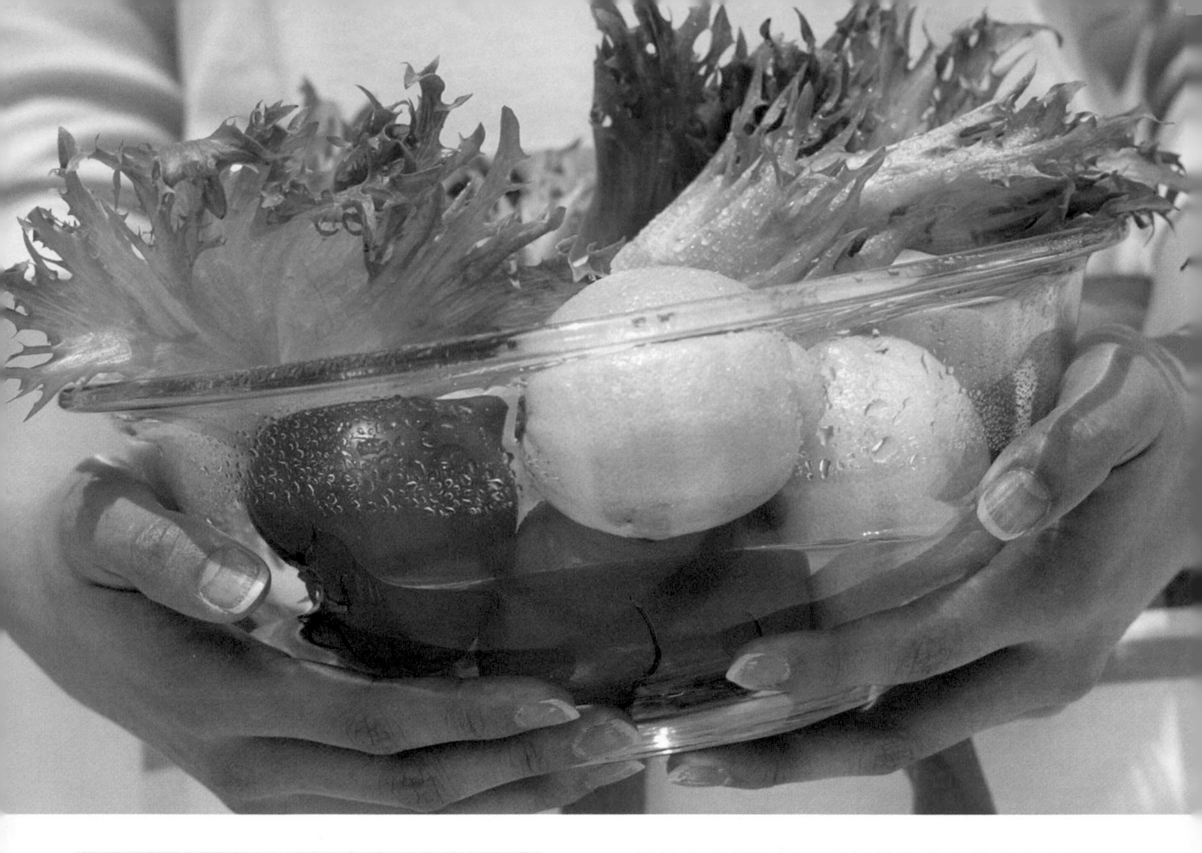

蔬果是 最天然的良藥 和美容聖品

相信大家都知道，蔬果當中豐富的維生素與礦物質，不只可以幫助人體降低慢性病的發生率，同時還是美容養顏的好幫手。尤其蔬果當中的維生素A、C、E，更是保護眼睛、美白肌膚、預防皺紋提早出現的三大功臣。而其所含的礦物質，如鈣、鎂、鐵等，更是強健骨骼，維持臉色紅潤不可或缺的幫手。

邁向二十一世紀的今日，蔬果中所蘊藏的神奇效力一再被發現，早期植化素並不能和六大營養素相提並論，而今，不同顏色蔬果中所蘊含的植化素，讓蔬果的健康與美容價值又更上一層樓。

在這個養生意識與美容市場崛起的時代，美麗與健康幾乎已經是劃上等號，更是大多數現代女性亟欲追求的目標，而色彩繽紛蔬果蘊藏著各式各樣的寶藏——不可思議的植化素，這些植化素在人體中發揮著預防與療癒慢性疾病的作用，還能讓人容光煥發，維持青春有彈性的肌膚，這時，相信很多人心中已經開始有問號了，什麼是植化素呢？

蔬果中的第七個營養素「植化素」

蔬果中所呈現的顏色，是來自於內含的植化素，英文是 phytochemical。取自於希臘文中「phyto」，代表植物，而表示化學物質的 chemical，就代表是蔬果中的一種機能成分。

植化素，顧名思義，就是代表植物裡的化學成分。我們常常提到六大營養素，這六大營養素即是醣類（碳水化合物）、脂質、蛋白質、礦物質、維生素及水。而近年來，研究植化素的風潮越來越盛，有被譽為「第七營養素」之稱，也有人稱植化素為「二十一世紀的維他命」。

植物的化學成分決定了顏色、味道、香氣等，至目前為止，科學家已經發現了一萬多種植化素，而且光是一棵植物，可能就有好幾百種植化素。蔬果中的植化素這幾年是保健營養學中熱門的新寵兒，主要是因為植化素是一種天然的色素，人體無法自身合成，必須從食物中獲得，而且，近年來科學家發現，植化素對人體的保健、美容作用，均有著驚人的奇效。

植化素對人體的保健和美容有何用處

從小，醫師與保健養生節目就不斷告訴我們，要多吃蔬菜、水果，我們知道蔬果中有維生素、礦物質、纖維素，這些，都是人體不可或缺的營養成分，而早期，並沒有確切的證據顯示它們是人體必需的營養素，所以被當成一種非營養素的化合物。但近年來，已經越來越多的研究發現，部分的植化素是最佳的抗氧化劑，抗氧化劑能清除人體的自由基，達到讓人保持青春、年輕的效果。所以，植化素可以說是可以達到防止老化、疾病的最佳天然色素。

天然又零負擔的保養聖品

植化素可以說是最天然的保養品，天然色素有很強的抗氧化作用，能袪除自由基，自由基是可以說是細胞老化的元凶，而植化素可以讓細胞中的 DNA、細胞膜、蛋白質保持年輕的狀態，這些植化素當中，例如花青素、芹菜素、兒茶素、檸檬黃素、山奈酚、槲皮素、芸香素、阿魏酸等，這些都能讓人體減輕氧化壓力的傷害，可說是細胞年輕的泉源。

植化素也有很強的抗紫外線能力，可以說是最便宜又天然的防曬保養品，像是茄紅素與阿魏酸、鞣花酸，能減少黑色素的產生，達到美白效果。

不同的植化素對人體可說發揮著不同的功效，目前已知植化素的功效可歸類以下幾種：

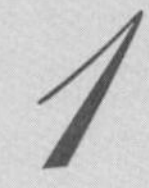

天然的抗氧化劑

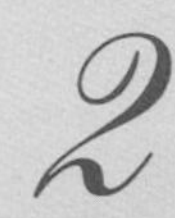

可幫助體內排毒，保護肝臟。

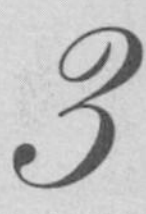

增進免疫力，預防癌症。

使荷爾蒙分泌均衡

可對抗病毒與細菌，減輕發炎症狀。

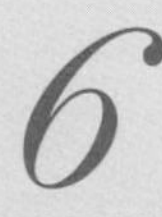

最佳天然的美容防曬保養品。

掌握**蔬果 579**，健康美麗通通有

進入二十一世紀的現代，響應著「蔬果 579，健康人人有」的口號，所謂蔬果 579 的概念，即是兒童最好每日能攝取 5 份蔬果，少女及女性最好每天攝食 7 份蔬果，而青少年及男性，最好每日攝食 9 份蔬果，而一份的量即是蔬菜生的約一碗，熟的約半碗（即 100 公克左右），水果一份約 3 ～ 4 兩，切好後約一碗後一個拳頭大小。

除了力行蔬果 579 的主張，彩虹蔬果的主張更是進入二十一世紀最夯的健康概念，所謂彩虹蔬果即是紅、橙、黃、綠、白、藍紫、黑色七種，實行彩虹蔬果的飲食型態，可以讓你獲得均衡的營養素與植物生化素，常保健康、美麗。

隨堂檢測蔬果攝取量

現在，你可以藉由這份簡單的檢測，了解你平時的蔬果攝取量是否足夠，是否能從蔬果中攝取均衡的維生素與植化素。

- ☐ 你三餐都定時吃，而且均衡攝取六大類的食物？
- ☐ 你知道天然蔬果富含植化素嗎？
- ☐ 你知道不同顏色的蔬果，蘊含著不同功效的植化素嗎？
- ☐ 你習慣每天至少吃五份蔬果嗎？
- ☐ 你習慣每天吃五種至七種顏色的蔬果嗎？
- ☐ 你每次上館子吃飯，至少會挑一、二碟蔬果嗎？
- ☐ 你每餐至少吃一份綠色的蔬菜，像是綠花椰、菠菜、青江菜嗎？
- ☐ 選擇蔬菜時，要以深綠色蔬菜為主，其餘再搭配顏色較淺的蔬菜。
- ☐ 你常常以新鮮的蔬果汁代替市售含糖飲料嗎？
- ☐ 你常常以全穀類食物（糙米、全麥麵包、燕麥、五穀雜糧飯）代替白飯？

綜合以上10點，如果你回答「是」越多，恭喜你，相信你一定有健康的身體，光滑彈性的皮膚，穠纖合宜的身材，如果你有六題以上回答都是肯定的，表示你的飲食很均衡，如果你回答「是」的題數小於五，表示你的蔬果攝取量要多多增加，從日常生活檢視並改善你的飲食習慣。

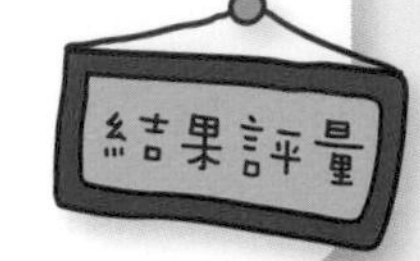

1 紅色蔬果

紅色蔬果主要代表：
番茄、西瓜、紅甜椒、辣椒、蔓越莓、枸杞、甜菜根。
紅色蔬果主要代表的植化素有：
茄紅素、辣椒紅素、鞣花酸、綠原酸、楊梅素等。

2 橙色蔬果

橙色蔬果主要代表：
胡蘿蔔、柑橘、柳橙、芒果、地瓜等。
橙色蔬果主要代表的植化素有：
β胡蘿蔔素、玉米黃素、槲皮素、芸香素、綠原酸等。

3 黃色蔬果

黃色蔬果主要代表：
黃豆、鳳梨、地瓜、葡萄柚、香蕉、玉米等。
黃色蔬果主要代表的植化素有：
大豆異黃酮、葉黃素、綠原酸槲皮素、芸香素等。

從七色蔬果認識**植化素**

蔬果會呈現繽紛的色彩是因為太陽光照射蔬果的細胞膜表面，反射光進入人體的眼睛視網膜，不同的顏色蔬果裡蘊含了不同營養素與植化素，如果只攝取同一種顏色的蔬果或是單一顏色的食物是無法獲得均衡營養的，想要維持健康美麗，預防疾病，就要多多了解七色蔬果所蘊藏的神奇秘密——植化素。

4 綠色蔬果

綠色蔬果主要代表：
綠花椰菜、青江菜、西洋芹、奇異果、芭樂、檸檬、茶葉等。
綠色蔬果主要代表的植化素有：
葉綠素、芹菜素、楊梅素、槲皮素、芸香素、兒茶素等。

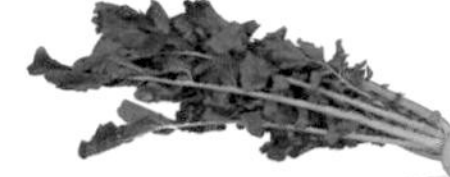

5 白色蔬果

白色蔬果主要代表：
高麗菜、大蒜、白蘿蔔、薏仁、白木耳、苦瓜、百合等。
白色蔬果主要代表的植化素有：
蒜素、吲哚、麩胱甘肽、楊梅素、阿魏酸等。

6 藍紫色蔬果

藍紫色蔬果主要代表：
葡萄、茄子、洛神花、葡萄酒、藍莓等。
藍紫色蔬果主要代表的植化素有：
花青素、前花青素、白藜蘆醇、麩胱甘肽、槲皮素等。

7 黑色蔬果

黑色蔬果主要代表：
黑豆、香菇、黑芝麻、黑木耳、海帶、堅果類等。
黑色蔬果主要代表的植化素有：
花青素、前花青素、白藜蘆醇、葉綠素、槲皮素等。

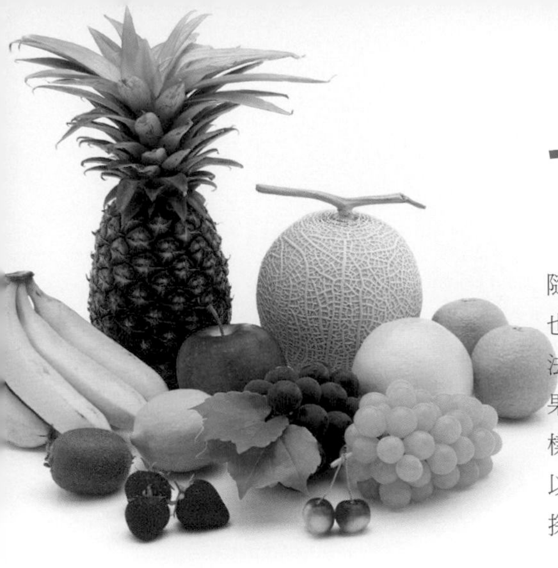

七色蔬果對症密碼

早期在中醫理論就有五色蔬果對應五臟的說法，隨著科技日新月異，許多蔬果的營養價值與健康功效也已獲得證實，近年來，越來越流行的彩虹蔬果飲食法，即是七色蔬果的均衡攝取，因為每一種顏色的蔬果都能給予身體不同的營養素，不同的保健價植，這樣，也才能降低疾病的發生率，讓身體越來越健康。以下，我們就從中醫與營養學的觀點，進行更全面的探討，多了解一下七色蔬果的神祕療效。

蔬果顏色	中醫觀點	營養保健價值
紅色蔬果	中醫認為紅色食物入心經，能預防心悸、貧血、虛弱、手足無力等。	1. 防止紫外線對皮膚的傷害。 2. 降低心血管疾病的發生率。 3. 提升免疫力，預防癌症。
橙色蔬果	中醫認為橙色食物入胃經，所以橙色蔬果可以促進消化，保護胃部。	1. 能保護皮膚避免受紫外線的傷害。 2. 能保護眼睛。 3. 強化免疫系統，抑制癌細胞繁殖。
黃色蔬果	中醫認為黃色食物可以入脾經，所以黃色蔬果可以保護脾胃健康。	1. 保護眼睛，預防視網膜黃斑部惡化。 2. 預防心血管疾病。 3. 保護胃黏膜免於受損。
綠色蔬果	中醫認為綠色食物入肝經，所以綠色蔬果可以保護肝臟，對肝臟細胞及肝臟修補很有幫助。	1. 延緩衰老，美白、預防黑色素沉澱。 2. 有效預防大腸癌、皮膚癌。 3. 保護眼睛，維持視力。
白色蔬果	中醫認為白色對應肺經，所以白色蔬果可以保護呼吸道，常感冒或咳嗽的人宜多吃白色蔬果。	1. 降低膽固醇，穩定血壓。 2. 抗發炎，提高免疫功能。 3. 促進心臟健康。
藍紫色蔬果	中醫認為藍紫色可以對應心包經，心包經乃是心臟周圍的組織，即是避免心臟受到外力侵犯。	1. 可預防心血管疾病及癌症。 2. 保護肌膚受到紫外線的傷害。 3. 增強記憶力，對抗老化。
黑色蔬果	中醫認為黑色入腎經，所以多吃黑色蔬果對失眠、陽萎、遺精有很好的治療功效。	1. 保護、潤澤皮膚。 2. 增強免疫系統，抑制癌細胞。 3. 預防便祕，大腸癌等。

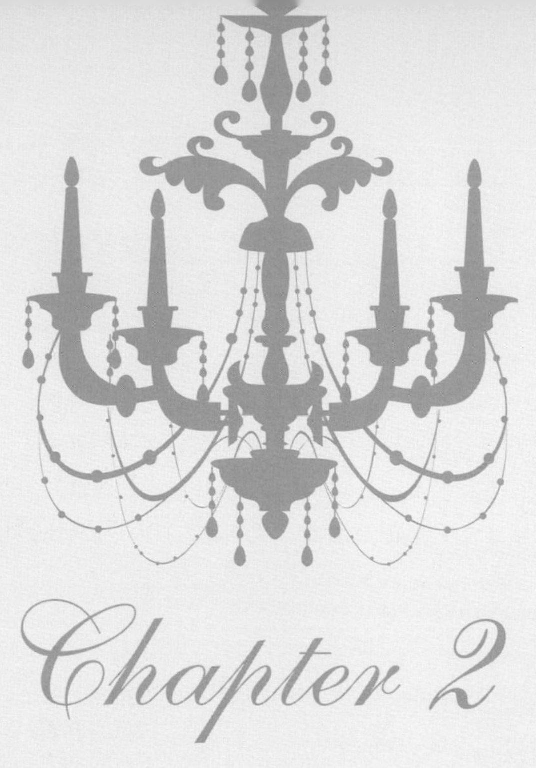

Chapter 2

24種

常見植化素的美容功效

色彩繽紛的蔬果，除了擁有我們熟知的六大類營養素和纖維質外，越來越多研究顯示，植化素能抗氧化、對抗細菌及病毒入侵。植化素一進入人體，就能發揮抗氧化的效果，掃除自由基。想要維持健康與美麗，除了不偏食的攝取六大類食物，更要執行蔬果579的新主張。就讓我們來告訴你，各類植化素美容和對抗疾病的功效。

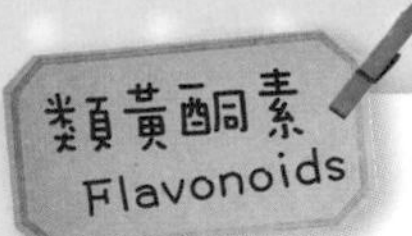

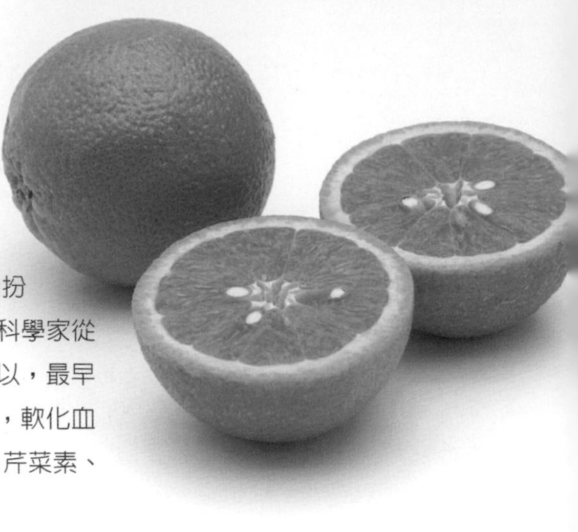

類黃酮素

有效維護血管健康

類黃酮素是酚類化最大的一群，在植物當中扮演著很重要的角色，類黃酮首先被一個匈牙利的科學家從柑橘皮裡發現，因為有維護血管健康的特性，所以，最早被命名為維生素 P。類黃酮素具有抗發炎、抗菌，軟化血管的功能，常見的類黃酮素為花青素、前花青素、芹菜素、兒茶素、楊梅素等。

花青素 *Anthocyanin*

花青素（Anthocyanin），來自希臘語 anthos，原意是花，而希臘語 kyanos 意思為青色，所以又稱為花青素，是一種屬於水溶性天然色素，目前大約有 20 種以上的花青素，凡是蔬果中顏色呈現藍色或紫色者大部份都含有這類成分。

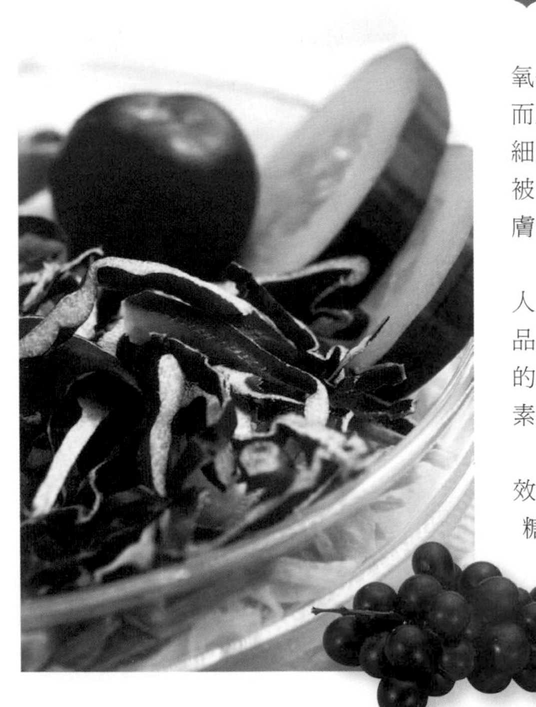

❤ 花青素的美容與保健功效

花青素是一種強效的天然抗氧化劑，它的抗氧化率是維生素 C 的 18 倍，維生素 E 的 50 倍，而且還能減少維生素 C、維生素 E 的消耗，保持細胞的完整性，加強皮膚的新陳代謝，還能修復被自由基傷害的膠原蛋白，延緩肌膚老化，使肌膚看起來更加晶瑩剔透。

花青素還可保護皮膚免受日曬的傷害，歐洲人稱花青素為「皮膚的維生素」、「口服的化妝品」。依近代科學研究，如果人體能防禦自由基的侵害，人類平均壽命可延緩到 125 歲，而花青素的發現，可以說是抗老化的一大躍進。

花青素除了美容、抗老化外，在其他保健功效上均有很好的效果，像是可預防心血管疾病、糖尿病；抗過敏、發炎，並且可保護視力等。

花青素是多酚類黃酮的一種，含花青素的蔬果有茄子、葡萄、藍莓、紫色高麗菜和黑豆等。

前花青素 *Oligomeric Proantho Cyanidin*

前花青素（Oligomeric Proantho Cyanidin）常以 OPCs 來簡稱，前花青素亦是一種有效的抗氧化劑，前花青素可說是植物的二次代謝物，是由一系列的化合物所組成，其中包括了大分子量和小分子量的化合物，小分子量分別為：兒茶素、二聚體、三聚體，大分子量為單寧和聚合物，在葡萄籽和松樹皮的萃取量上較高。

❤ 前花青素的美容與保健功效

前花青素和花青素都同屬類黃酮類，其抗氧化能力遠遠超過維生素 C 與維生素 E，在歐美被譽為「生命長青素」，能有效的消除自由基，對膠原蛋白形成保護作用，延緩皺紋的形成，使皮膚保持光滑有彈性，並且能預防一些因為自由基而引起的疾病，像是動脈硬化、白內障和關節炎等，並且能預防泌尿道感染或胃潰瘍等病症。

含前花青素的蔬果有葡萄、葡萄籽、蔓越莓、蘋果，而紅酒和茶亦含有許多前花青素。

兒茶素 *Catechin*

兒茶素（Catechin）又稱為茶單寧，也是類黃酮素的一種，是無色結晶固體，能溶於水，是茶葉中最主要的多酚類。兒茶素主要成分有四種，分為 EGC、EC、EGCg、ECg，茶葉中以 EGCg 含量最多，而蔬果中的蔓越莓、蘋果、柿子也含有兒茶素。

❤ 兒茶素的美容與保健功效

兒茶素可說是天然的油脂抗氧化劑，其抗氧化的活性優於維生素 E，以一杯綠茶為例，它的抗氧化能力還勝過草莓、花椰菜、紅茶。所以，多喝綠茶，能有效的對抗自由基，有益於皮膚維持光滑年輕，並且可預防黑色素沉積在皮膚上，進而美白肌膚。

兒茶素能有效阻止細菌或病毒附著在健康細胞上，進而對抗細菌與病毒，其抗癌的功效也很卓越，能有效抑制肝癌、口腔癌或胃癌等；兒茶素還能降低血脂質與膽固醇，並且可增強胰島素功能，進而達到降低血糖的功效。

芹菜素 *Apigenin*

芹菜素（Apigenin）是屬於類黃酮素的一種，主要存在綠、黃兩種顏色的蔬菜中，芹菜素顧名思義，主要存在於芹菜、西洋芹中，另外，大白菜和萵苣也含有高量的芹菜素。

❤ 芹菜素的美容與保健功效

芹菜素是一種很好的抗氧化劑，可協助人體的細胞清除自由基，讓皮膚細胞保持年輕有彈性。根據研究顯示，芹菜素亦具有降壓、利尿、活血的效果，能有效的抑制動脈硬化，但因芹菜能抑制血小板凝集，所以如果是在服用抗凝血劑或是血友病患者，就不宜吃太多芹菜素。芹菜素具有能延緩和抑制腫瘤生長的功效，芹菜素亦可抑制一氧化氮或前列腺素 E2 這些誘發發炎反應的物質產生，所以平時若有火氣大、嘴破或失眠等的發炎反應時，多吃些含有芹菜素的蔬菜，就可大大改善。

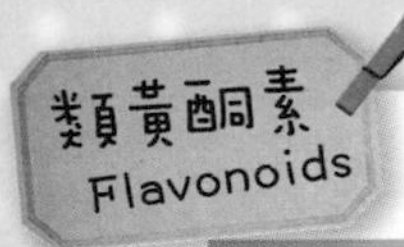

檸檬黃素 *Hesperetin*

檸檬黃素（Hesperetin），檸檬黃素亦是屬於類黃酮素的一種，主要存在於橙、黃色的或是維生素C含量較高蔬果中。檸檬黃素主要存在於檸檬、葡萄柚、柳丁等柑橘果皮。

❤ 檸檬黃素的美容與保健功效

檸檬黃素是抗氧化高手，能活化維生素 C，強化毛細血管的組織，改善皮膚瘀青，並可以強化皮膚，抵抗日曬，防止皮膚病變。檸檬黃素能清除血管中壞的膽固醇——低密度脂蛋白（簡稱 LDL），預防心血管疾病及中風的發生。

檸檬黃素也能有效的對抗多種病毒，如果感冒時，吃點檸檬黃素的水果，可有助於增進人體的免疫力，檸檬黃素亦能抑制芳香酶的活性，減少雌激素合成。人體若分泌過多的雌激素會增進乳癌細胞的成長，而芳香酶則能合成雌激素。

楊梅素 *Myricetin*

楊梅素（Myricetin），是屬於類黃酮素的植化素，存在紅、藍紫色、綠、橘、白各種顏色的蔬果中，如葡萄、菠菜、蔓越莓、大蒜等。

❤ 楊梅素的美容與保健功效

楊梅素優越的抗氧化能力，並不遜色於 β 胡蘿蔔素、維生素 C、維生素 E。楊梅素可清除自由基，能維持血管的健康與彈性，避免低密度脂蛋白（簡稱 LDL）卡在血管壁上，造成血管硬化。楊梅素也能讓血糖與肝臟細胞合成肝醣，或與脂肪細胞合成脂肪，使血糖不會停滯於血管中，造成高血糖。根據醫學研究顯示，如果男性在飲食中，增加高量的楊梅素，其發生攝護腺癌的機率也會減低，所以建議男性應多吃含有楊梅素的蔬果。

白藜蘆醇 *Resveratrol*

白藜蘆醇是屬於多酚化合物，是一種天然的植物抗生素，能防禦各種細菌和病毒，多存在於紅、藍紫色蔬果中，像是葡萄、桑椹、藍莓等，此外紅葡萄酒和中藥的虎杖也是白藜蘆醇良好的來源。

❤ 白藜蘆醇的美容與保健功效

早在 1939 年，日本人從植物白藜蘆的根莖裡提取了這種物質，命名 Resveratrol。

白藜蘆醇是一種強效的抗氧化劑，可以防禦紫外線對皮膚的傷害，美白肌膚，並且可以對抗發炎。根據研究顯示，白藜蘆醇可以活化老化基因 Sir2，有助於延緩老化，延長壽命。白藜蘆醇還具有預防壞的膽固醇—低密度脂蛋白氧化卡在血管壁，能防止血栓，預防心血管疾病，而許多實驗研究也發現，白藜蘆醇可以降低癌細胞活性，抑制腫瘤生長，並且是抗菌、對抗病毒的高手。

柚素 *Naringenin*

柚素（Naringenin）亦是屬於類黃酮類的一種，最常見於橘紅色的蔬果中，尤其柑橘類果皮、果肉皆有這種豐富的柚素成分，常見含有柚素的蔬果有橘子、檸檬、葡萄柚等。

❤ 柚素的美容與保健功效

柚素亦是一種強效的抗氧化劑，可以掃除人體內自由基，讓身體充滿年輕的活力，柚素能強化肝臟機能，把即將要形成的致癌物排出體外，預防癌症的形成，並能降低血液中膽固醇的含量，預防心血管疾病。

芸香素 *Rutin*

芸香素（Rutin）也是屬於類黃酮中的一種，可以說是槲皮素的變身，即是當槲皮素再加上一個雙醣基以後，就變成了槲皮素，芸香素大致存在紅色、綠色、橙色的蔬果中像是蘆筍、番茄、柑橘類的水果，而杏仁及紅茶也都含有芸香素。

❤ 芸香素的美容與保健功效

芸香素除了是抗氧化的高手外，它還能維持另一個抗氧化物質麩胱甘肽的穩定，亦能減少維生素 C 的消耗，如果與維生素 C 合用，能更有效利用膠原蛋白，使肌膚顯得白嫩、有彈性。芸香素和槲皮素一樣，可說是最天然的抗組織胺，能抑制過敏症狀，趕走壞的膽固醇，暢通血管，預防心血管疾病、腦中風等。

槲皮素 *Quercetin*

槲皮素（Quercetin），屬於類黃酮類的植化素，槲皮素分子小溶解力強，廣泛存在各種顏色的水果中，像洋蔥、蘋果、甜椒、藍莓及蔓越莓都含豐富槲皮素。

❤ 槲皮素的美容與保健功效

槲皮素的抗氧化能力遠超過維生素 C 和維生素 E，是很強的抗氧化劑，能保護皮膚內膠原蛋白被破壞，延緩皺紋的生成，且能對抗因自由基而引起的心血管疾病等。槲皮素能強健體質，有對抗病毒的功效，能抗發炎，減緩關節炎的症狀。根據醫學研究顯示，槲皮素對肺癌與攝護腺癌的預防有很好的效果。

山柰酚 *Kaempferol*

山柰酚（Kaempferol）屬於類黃酮類的植化素，廣泛存在各色蔬果中，含山奈酚的蔬果有蘋果、橘子、花椰菜、葡萄等，紅茶和綠茶也是良好的山奈酚來源。

❤ 山奈酚的美容與保健功效

山奈酚也是優異的抗氧化高手，能維護細胞充沛的健康與活力，根據一項女性健康研究顯示，飲食中含越多山奈酚，罹患卵巢癌的機率越低。

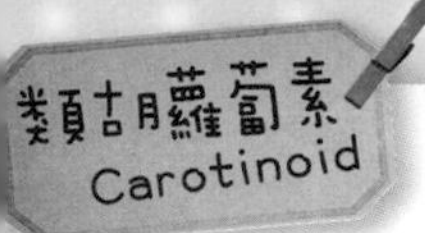

類胡蘿蔔素

適量攝取有效預防慢性病

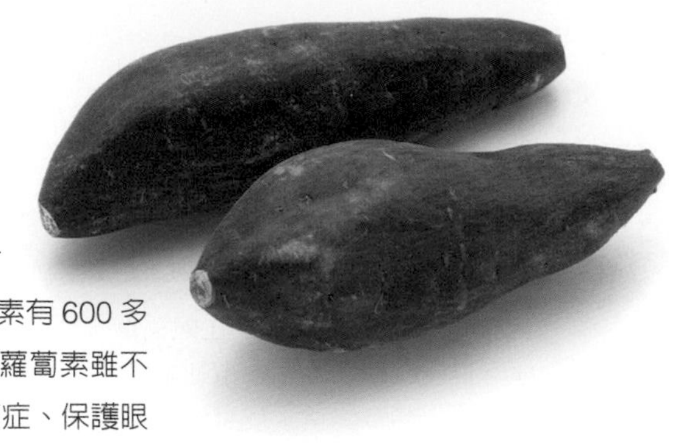

類胡蘿蔔素為脂溶性色素，須藉由脂肪才能使人體吸收，目前發現在植物內的類胡蘿蔔素有 600 多種，但只有 20 多種證實存在於人體內，類胡蘿蔔素雖不是人體必需的元素，但適量攝取能有效於防癌症、保護眼睛、血管，並且預防各種慢性病。

β 胡蘿蔔素 *Beta-Carotene*

β 胡蘿蔔素（βeta-Carotene）是類胡蘿蔔素的一種，β 胡蘿蔔素是維生素 A 的前驅物，維生素 A（VitaminA）又稱視黃醇（一種醛衍生物視黃醛），是維持眼球黃斑部正常的重要營養素，主要存在黃色、橘色、綠色的蔬菜當中，像是胡蘿蔔、地瓜、番茄、花椰菜、菠菜、芒果、哈密瓜等。

❤ β 胡蘿蔔素的美容與保健功效

β 胡蘿蔔素是兩分子的維生素 A 結合而成的，可以保護視網膜，是預防乾眼症、夜盲症重要的營養素，具有很強的抗氧化能力，可以協助清除體內的自由基，降低自由基攻擊 DNA 的機會，加速細胞中 DNA 的修復速度，維持細胞的運作正常，達到預防老化、心血管疾病、癌症的功效。

β 胡蘿蔔素會分解轉化成維生素 A，所以維生素 A 除了有助於眼疾治療外，還能促進骨骼發育，保護皮膚、牙齒、頭髮的健康，並有助於祛除老人斑，讓皮膚與毛髮都能維持有光澤與彈性。而維生素 A 也是表皮及黏膜生長的重要因子，有口腔潰瘍或是角膜破損時，多吃一些含 β 胡蘿蔔素的蔬果，可以加速傷口、表皮的癒合。

α、β 胡蘿蔔素的好

相信關心健康大眾對 β 胡蘿蔔素都是耳熟能詳，但是你聽過 α 胡蘿蔔素嗎？它的化學結構其實與 β 胡蘿蔔素相似，只是作用在皮膚和肺部更有效果，它對眼睛也很有幫助喔！α 胡蘿蔔素存在於紅蘿蔔、南瓜、橘子等蔬果中。

辣椒紅素 *Capsanthin*

辣椒紅素（Capsanthin）又名辣椒色素，辣椒紅素常被用於食品的天然食用色素，在辣椒製品、麵條、糕餅、臘肉、香腸中皆可著色，是深紅色黏性油狀液體，可溶於大多數非揮發性油中，但幾乎不溶於水，是類胡蘿蔔素的一種，主要存在於紅甜椒、辣椒當中。

❤ 辣椒紅素的美容與保健功效

辣椒紅素的抗氧化能力，在類胡蘿蔔素當中可說是佼佼者，辣椒紅素能清除過多的自由基，以達到抗老化的作用，辣椒紅素能強心活血，促進血液循環，使臉色看起來紅潤有光采，用辣椒紅素來美容，能擴張皮膚的微血管，使皮膚發紅、發熱。辣椒紅素還能加速脂肪的新陳代謝，促進人體消耗能量，進而達到瘦身消脂肪的功能。

辣椒紅素因有抗氧化作用，能刺激細胞傳達訊息的基因，當器官癌變時，細胞傳遞訊息就會停擺，辣椒紅素可使傳遞訊息變得更活潑。此外，辣椒紅素還能提高人體的免疫能力，預防動脈硬化，並且減除疼痛。

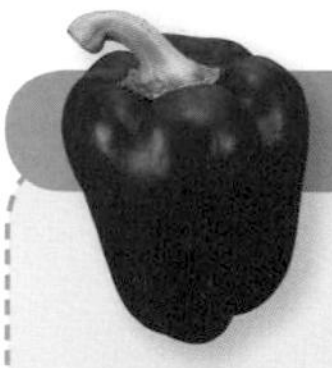

辣椒紅素的好

根據研究證明，含有辣椒素的乳液保養品能有效紓解疼痛，也有抗發炎的功效。

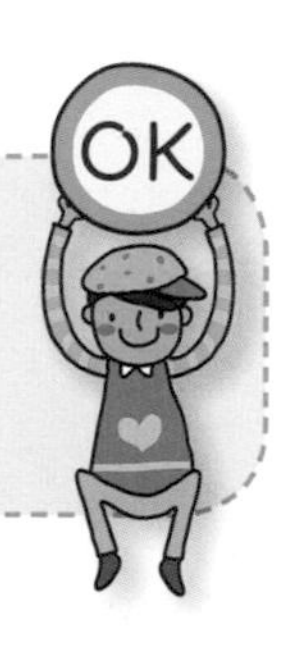

葉黃素 *Lutein*

葉黃素（Lutein）又名植物黃體素，在自然界中與玉米黃素共同存在，葉黃素亦是類胡蘿蔔素的一種，葉黃素與玉米黃素也是構成人眼視網膜黃斑區域的主要色素。

人類的眼睛含有高量的葉黃素，但葉黃素無法由人體自行製造，必須靠食物來補充。

❤ 葉黃素的美容與保健功效

葉黃素是一種很好的抗氧化劑，其抗氧化能力遠超於維生素 E，可清除存在於眼球視網膜黃斑部與水晶體中的自由基，保護視網膜在吸光時所受到的氧化傷害，避免視力受到損害，能有效的預防視網膜病變、白內障，所以多攝取葉黃素，能促進雙眸晶亮，使你擁有一雙雪亮美麗的雙眼喔！

葉黃素也能清除血液中的自由基，如果血管中低密度脂蛋白太多，因為它是一種壞的膽固醇，很容易被自由基氧化卡在血管上，而葉黃素可以清除血管中的自由基，有效預防並降低心血管疾病的生成。

通常顏色越深綠的蔬菜，葉黃素含量較高，例如菠菜、綠花椰菜，另外，玉米和蛋黃也大量的葉黃素。

茄紅素 Lycopene

茄紅素（Lycopene），其英文名是從番茄的種類分類（茄屬）Solanum Lycopersicum 中得來，是一種天然的色素，屬於類胡蘿蔔素的一種，可說是一種鮮紅色的胡蘿蔔素顏料。茄紅素不溶於水，是一種脂溶性的營養物質。

❤ 茄紅素的美容與保健功效

茄紅素也是非常出色的抗氧化奇兵，雖然不具備維生素 A 的活性，但卻是類胡蘿蔔素中抗氧化最強的，它消滅自由基的活性是 β 胡蘿蔔素的 2 倍、維生素 E 的 10 倍，能對抗自由基的破壞，而且茄紅素能消滅紫外光中的單線態氧，減少黑色素的囤積與延緩皮膚老化，使皮膚看起來更加白皙光滑。

茄紅素也是時下非常流行的一種抗癌色素，其卓越的抗氧化能力已經可以達到預防口腔癌、食道癌、乳癌、胃癌、肺癌和結腸癌的功效，而在多種水果中，番茄降低攝護腺癌的罹患率效果最好。

茄紅素亦能保護心血管、降低血中膽固醇的含量，提升人體的免疫能力。含茄紅素的水果有番茄、西瓜、木瓜、橘子、胡蘿蔔、芒果和粉紅色的葡萄柚等，顏色越紅表示含茄紅素越多。

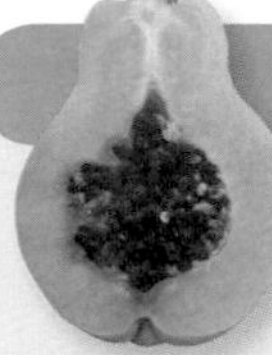

茄紅素的好

◎茄紅素的穩定性高，是屬於油溶性，如果加點橄欖油下去烹調，可以釋放更多的茄紅素。

◎在一些化妝品中，含有從胭脂樹中萃取的紅木素，即是茄紅素的前導物。

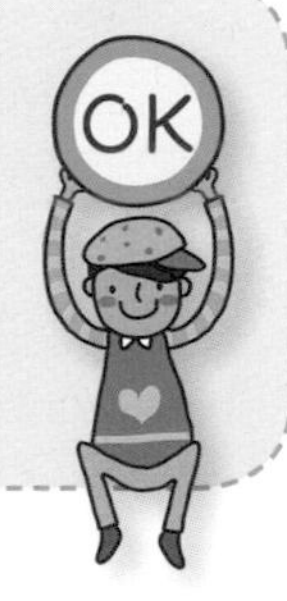

玉米黃素 Zeaxanthin

玉米黃素或玉米黃質（Zeaxanthin）是葉黃素的異構體。玉米黃素亦是屬於類胡蘿蔔素，和葉黃素存在於眼睛的視網膜，主要存在於黃斑部份，其他部份則是以葉黃素為主。

❤ 玉米黃素的美容與保健功效

玉米黃素及葉黃素統稱為黃斑色素，在類胡蘿蔔素中，只有這兩種色素存在於我們眼睛的視網膜，根據研究發現，如果增加玉米黃素和葉綠素的攝取，可以減少白內障的發生。玉米黃素多存在橙色與綠色蔬果中，像是玉米、柳橙、南瓜等。

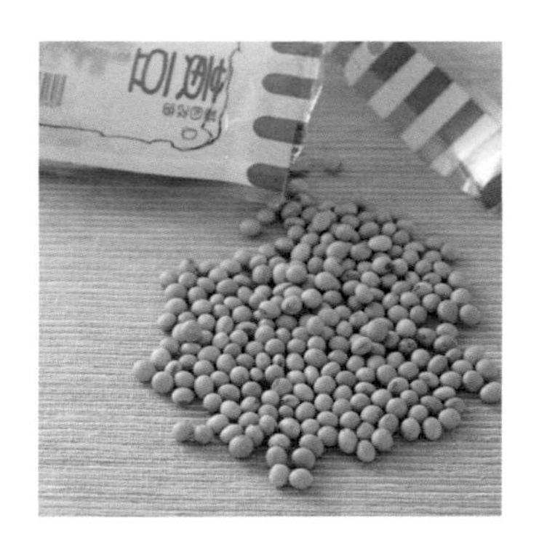

植物性雌激素

較不易發生更年期症候群

常見的植物性雌激素有豆香雌酚、木酚素、異黃酮素等。

大豆異黃酮素 *Soy Isoflavone*

異黃酮（Isoflavone）是黃酮類化合物的一種，主要存在於豆科植物中，其中的大豆異黃酮（Soy Isoflavone）更是近來熱門的植化素。大豆異黃酮顧名思義，來自大豆，像豆腐和豆漿都來自於大豆，而其他含異黃酮的食物有地瓜、芒果等。

❤ 大豆異黃酮素的美容與保健功效

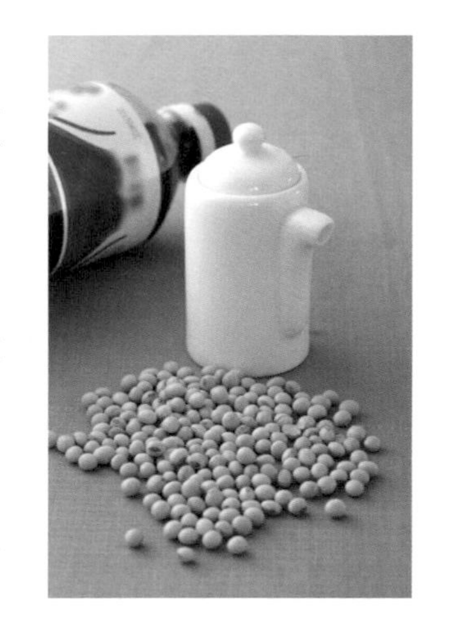

大豆異黃酮有著類女性荷爾蒙的功效，因此大豆異黃酮又稱「植物雌激素」，能夠改善更年期女性雌激素分泌不足，讓皮膚充滿了彈性與水分，也顯得光滑、柔嫩、細膩。

女性多補充大豆異黃酮素，也可以啟動乳房中的脂肪組織，進而達到豐胸效果。

大豆異黃酮對女性的更年期症狀，有很好的抑制與預防效果，像是改善經期不適，改善失眠、頭眩、怕冷、出汗等，而且能改善更年期症候群及骨質疏鬆，增加骨質密度，使更年期的女性，更加青春有活力。

大豆異黃酮因其植化素結構和雌激素相近，所以能對抗乳癌、子宮內膜癌，根據研究顯示，大豆異黃酮對肺癌、結腸癌、攝護腺癌也有很好的抑制與預防效果。

大豆異黃酮也具備抗氧化的作用，能降低人體血清中的低密度脂蛋白（即是壞的膽固醇），而不降低高密度脂蛋白（HDL 即是好的膽固醇），可預防血栓形成，降低心血管疾病發生的機率。

大豆異黃酮素的好

異黃酮又稱為天然植物性荷爾蒙，共有十二種，除了大豆異黃酮較為人所熟悉，一般被公認為較具療效的是金雀素異黃酮和木質素異黃酮。

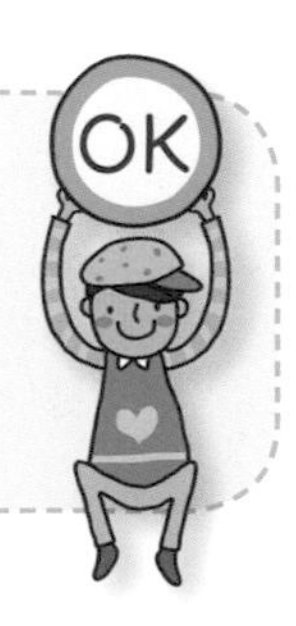

有機硫化物

可預防癌症對抗疾病

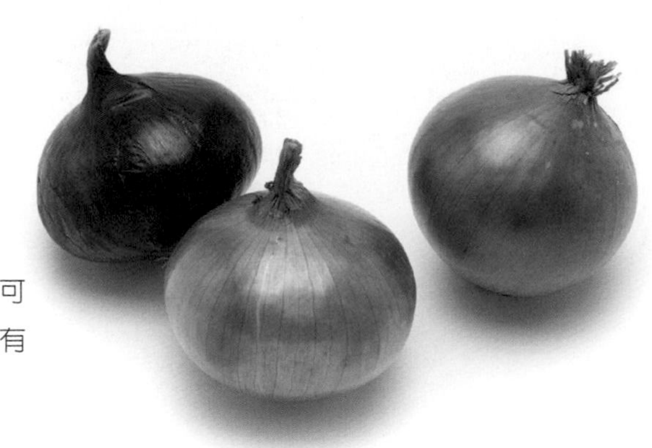

有些有機硫化物會散發獨特的氣味，可預防癌症，對抗疾病，常見的有機硫化物有吲哚、異硫氫酸鹽、麩胱甘肽、蒜素等。

吲哚

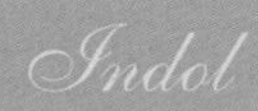

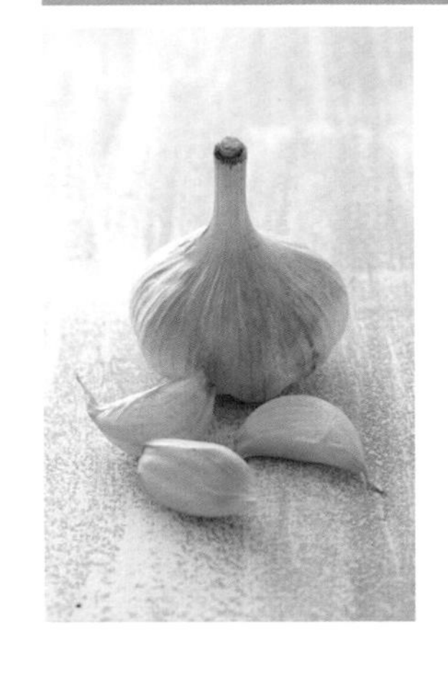

吲哚（Indol）是吡咯（Pyrrole）與苯環相聯的化合物，又稱苯並吡咯。在自然情況下，吲哚存在於人類的糞便中，而在極低濃度下，吲哚卻有花一般的芳香，像茉莉花、水仙花、苦橙花等。吲哚多存在於綠色十字花科的蔬菜中，像是花椰菜、高麗菜、大白菜、小白菜等。

❤ 吲哚的美容及保健功效

吲哚及其衍生物廣泛存在於自然界，吲哚因為有很強的抗氧化作用，能清除體內的自由基，對抗老化，讓皮膚光滑有彈性，並能抑制膽固醇的吸收與沉積，進而達到預防心血管疾病的效果。

吲哚能引導雌激素代謝產物變成無害物質，預防乳癌的發生，並且對抗列腺癌也有很好的效果。

異硫氫酸鹽 *Isothiocyanate*

異硫氫酸鹽（Isothiocyanate）是由含硫配醣體所分解出的物質，同時也是造成十字花科蔬菜有特殊氣味的原因，異硫酸鹽多存在綠色蔬果與十字花科蔬菜中，像是奇異果、花椰菜、高麗菜、酪梨、大白菜、芥藍菜等。

❤ 異硫氫酸鹽的美容與保健功效

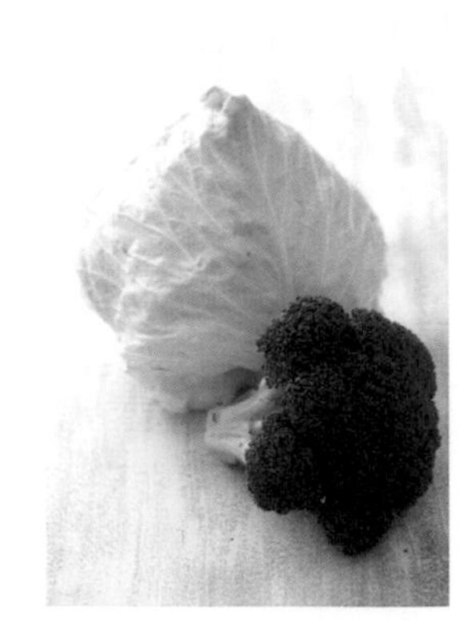

異硫氫酸鹽可誘發肝臟的解毒酵素，將有毒的致癌物質，轉化成無毒排出體外，掃除腸內毒素，預防便祕，使肌膚呈現光澤與彈性。目前研究顯示，異硫酸氫鹽可有效預防胃癌、腸癌、食道癌、前列腺癌等。

麩胱甘肽 *Glutathione*

麩胱甘肽（Glutathione）是由麩胺酸、胱胺酸、甘胺酸所組成的三胜肽，廣泛存在五色蔬果中，像是柳橙、葡萄柚、番茄、菠菜、花椰菜等，也可以從肉類、奶類當中攝取。

❤ 麩胱甘肽的美容與保健功效

根據研究發現，老年人血液內的麩胱甘肽濃度，均明顯低於年輕人，由此可見，麩胱甘肽可維持身體細胞，維持年輕的活力，多補充麩胱甘肽，可以說是灌溉青春的泉源，因為當麩胱甘肽不足時，人體的細胞容易氧化，身體的很多機能會無法順利運作，容易加速細胞的老化。所以，麩胱甘肽具有抗氧化、抗衰老、提升免疫力的功效。

麩胱甘肽是一種強力的抗氧化劑，在身體老化的過程中，可能會累積許多毒素，麩胱甘肽會協助肝臟排毒，能將原本脂溶性的有害致癌物質，轉化成水溶性，方便排出於體外，常被用來當作解毒劑，可以消除包括，環境污染物、致癌劑、放射線照射傷害等毒素的毒性。

麩胱甘肽的好

麩胱甘肽具有美白的淡斑效果，很多廠商運用於香皂與潔膚用品當中，而近來醫美界流行打美白針，可說就含有麩胱甘肽的成分喔！

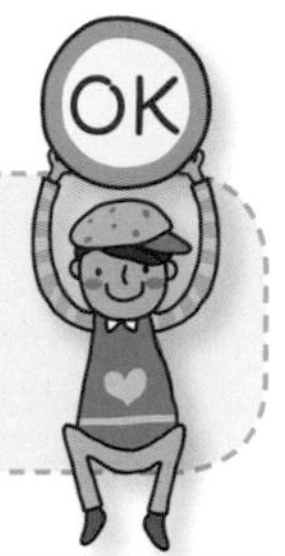

蒜素 *Allicin*

蒜素（Allicin）是一種有機硫化物，具有強烈而特別的氣味，蒜素主要存在於白色和青色的蔬菜中，如大蒜、青蔥等。

❤ 蒜素的美容與保健功效

大蒜的氣味主要來自硫化丙烯（Allyl Sulfides），硫化丙烯能透過口腔表面細胞膜，殘存在口腔內，它可說是最天然有效的抗生素，具有很強的殺菌（能殺害真菌、細菌、黴菌）及解毒能力，可抑制癌細胞生長，增進免疫力。

由於蒜素有很強的抗氧化作用，能去除自由基，是抗老化的好幫手，蒜素能抑制壞的膽固醇附著於血管壁，具有強力抗血栓的活性，能保護心血管，並能增加胰島素的功能，降低血糖。根據研究發現，蒜素能抑制幽門桿菌的生長，有預防胃潰瘍的功效。

蒜素的好

蒜素本身不穩定，而且加熱烹調也容易破壞，所以最好生吃，平時一些涼拌菜或是汆燙海鮮、肉類都可以用生蒜末拌醬油，如不怕大蒜的氣味，平時多吃對身體健康是很有助益的。

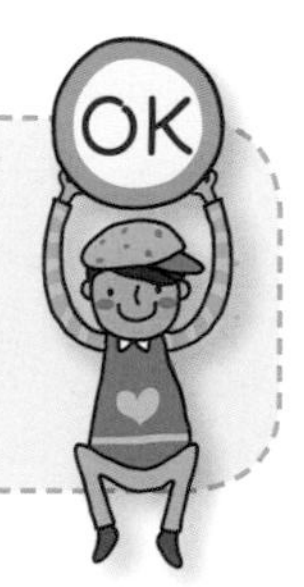

酚酸類

延緩皮膚老化並光滑細緻

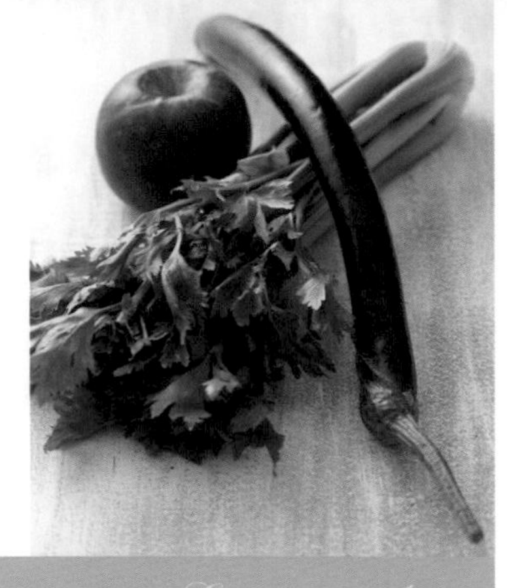

酚酸類大致可分為兩大類，是 hydroxybenzoic acids 與 hydroxycinnamic acids 兩種，常見的酚酸類有鞣花酸、阿魏酸、綠原酸、對香豆酸等，以下舉隅兩種。

鞣花酸 *Ellagic Acid*

鞣花酸（Ellagic Acid）是酚酸類的一種，在植物中是以醣分子結合的形式存在，當人體食入鞣花酸時，鞣花酸才會釋放出來，鞣花酸主要存在於紅色的蔬果中，像是蔓越莓、草莓、紅甜椒、枸杞等。

❤ 鞣花酸的美容及保健功效

鞣花酸是抗氧化的尖兵，能消除自由基，延緩皮膚的衰老，能抑制酪氨酸酶活性，阻斷黑色素生成，具有美白及淡斑的效果，是一種新興的美白新寵兒，目前廣泛用於各種保養品當中。

根據研究指出，鞣花酸能有效抑制致癌物的產生，像是亞硝酸胺、黃麴毒素、芳香胺等，能有效預防與抑制結腸癌、食管癌、肝癌、肺癌、舌及皮膚腫瘤的形成。

鞣花酸亦能夠抑制引起消化性潰瘍的幽門桿菌的活性，能有效保護胃部，並且能降低胃酸分泌量，預防胃潰瘍的發生。

阿魏酸 *Ferulic Acid*

阿魏酸（Ferulic Acid）是酚酸類的一種，主要存在植物的葉子與種子中，廣泛存在五色蔬果中，像是蘋果、葡萄柚、藍莓、玉米、芹菜或茄子等。

❤ 阿魏酸的美容及保健功效

阿魏酸可說是抗氧化與抗老化的高手，除了可捕捉人體產生的自由基外，還可以加強其他抗氧化劑的抗氧化能力。尤其值得一提的是，阿魏酸經過陽光照射後，抗氧化能力會越來越強，可說是最天然的皮膚防曬劑，廣泛被用於皮膚保養品中，能使皮膚白皙、光滑、細緻。

阿魏酸的抗氧化作用，能預防各種癌症的形成，像是乳癌、肝癌、肺癌等，並且能消除壞的膽固醇卡在血管上，有助於降低膽固醇，預防心血管疾病。許多動物實驗研究發現，阿魏酸更具有降血脂與降血糖的作用，能預防高血脂與糖尿病形成。

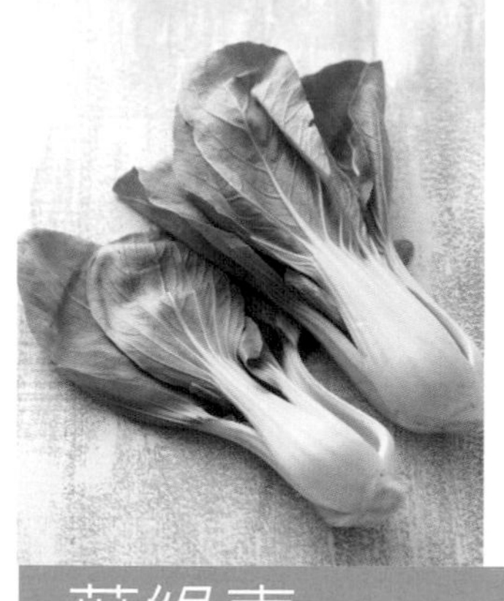

其他類

淨化血液保持血管暢通

常見的植物性雌激素有豆香雌酚、木酚素、異黃酮素等。

葉綠素 *Chlorophyll*

葉綠素（Chlorophyll）是植物主要的色素成分，又被稱為植物的綠色血液，構造與人類血液中的血紅素幾乎完全相同，其中唯一不同的是，葉綠素的中心原子是鎂，而血紅素則是鐵，葉綠素多存在於綠色蔬果中，像是葉菜類蔬菜。

葉綠素不溶於水，只要有充足的陽光和溫暖的環境，植物就可以自行合成葉綠素，透過陽光、空氣和水的光合作用，葉綠素可以為植物製造養分，供其成長。

❤ 葉綠素的美容與保健功效

葉綠素的抗氧化能力和維生素 C 可說不分軒輊，可以消除自由基，預防衰老，並能防禦紫外線，具有美白、去斑的功效，且能加速傷口癒合與修補能力。

根據研究顯示，葉綠素能防菌、抗菌，當口腔或腸道有壞菌成長時，能抑制壞菌成長，並且除臭。還可以增強肝臟的解毒能力，能排除肝、腸、血管的毒素，淨化血液、保持血管暢通，並能排除農藥殘留的毒素與預防黃麴毒素所引起的癌變。

葉綠素進入人體後，有類似血紅素的功能，可增加氧氣的攜帶率，讓全身細胞變得比較有活力，同時可幫助營養吸收，調節血紅素，幫助造血。

建議平時多吃菠菜、青江菜、空心菜、小麥草等綠色蔬菜，都可補充葉綠素。

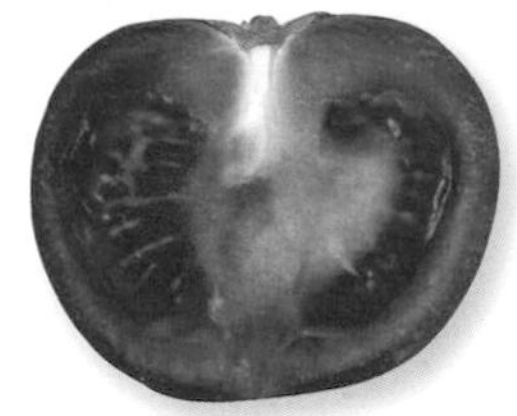

茄紅素亦能保護心血管、降低血中膽固醇的含量，提升人體的免疫能力。含茄紅素的水果有番茄、西瓜、木瓜、橘子、胡蘿蔔、芒果和粉紅色的葡萄柚等，顏色越紅表示含茄紅素越多。

葉綠素的好

有關葉綠素的保健食品和保養護膚、護髮相關產品很多，而多年來生機飲食的熱潮在臺灣不斷，吹起很多人飲用小麥草的風潮。有相關研究顯示，小麥草的結構和人體血液相似，故又稱綠色的血液，小麥草最主要的成分就是葉綠素，常喝可以淨化血液。

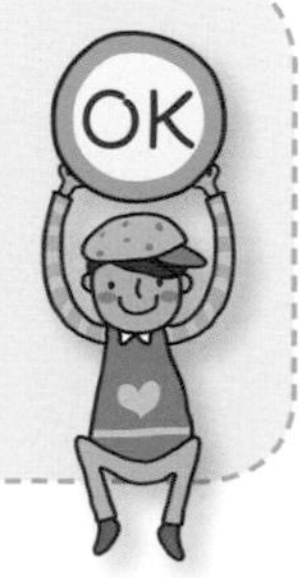

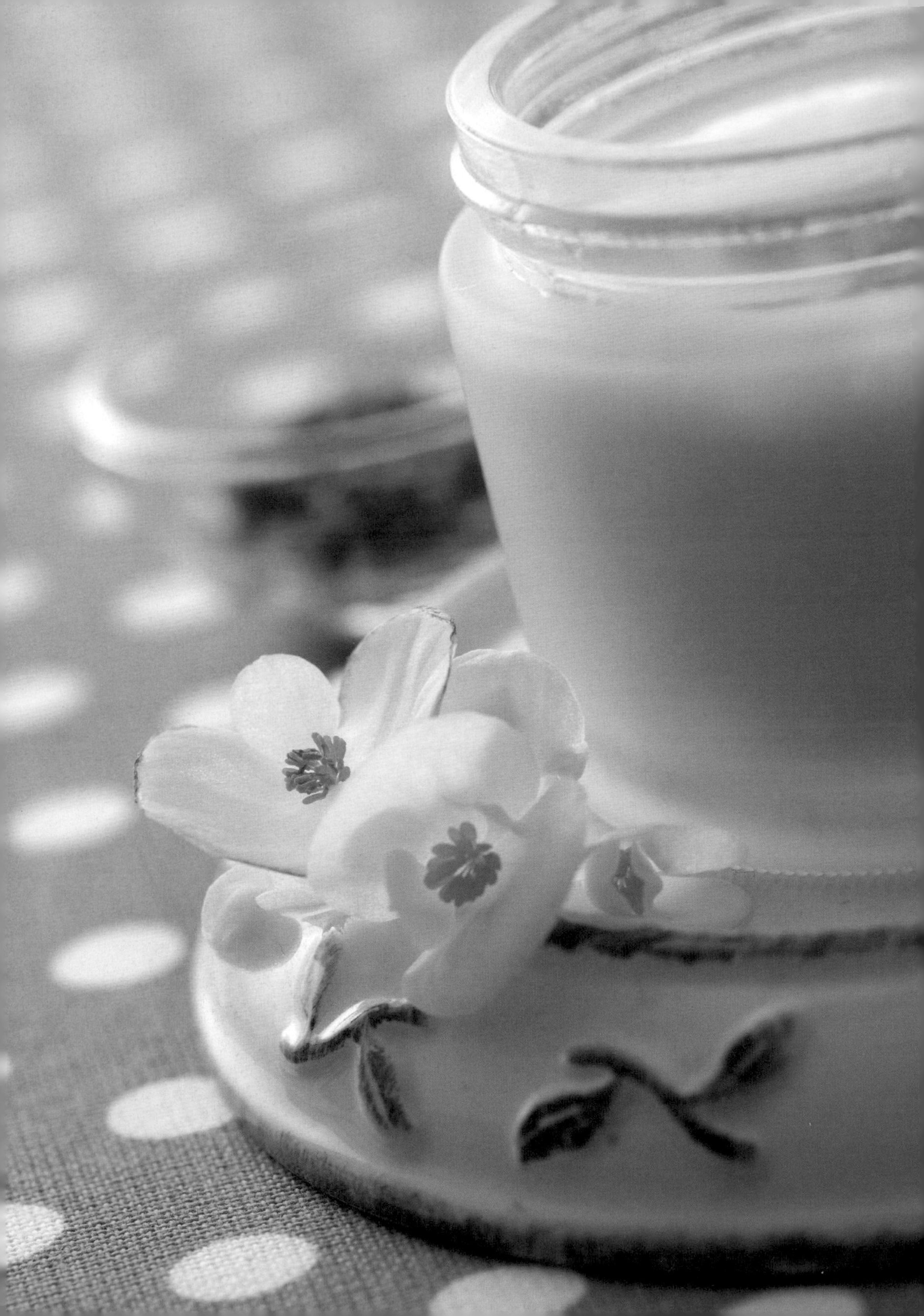

Chapter 3

蔬果不可思議的美麗 DIY

儘管醫療科技與醫學美容發達，崇尚自然保養的風潮卻越來越盛行，用蔬菜水果自製 DIY 保養品，不需要花大錢，又可享用到天然蔬果的營養。近年來樂活族（LOHAS）從西方傳進臺灣，使得「樂活」型態蔚為風潮，用蔬果來 DIY 保養品，即可說是一種樂活的生命型態。

青春美麗好膚質，從建立正確保養觀念開始

哲學家柏拉圖說過：「美是一種自然優勢。」的確，從古自今，幾乎沒有人不希望自己是青春美麗的，而在科技時尚發達的今日，有關美的產業，更是蘊藏著無限的商機，舉凡琳瑯滿目的保養品、美妝、美髮、美甲、塑身、醫美整型……，很多人為了愛美，不惜花費時間、金錢，不惜花費許多代價，我們不得不驚嘆，美麗的力量無限！

雖說，愛美是人的天性，我們還是不免發現，很多同年齡的人，可能因為肌膚、身材的差異而看起來相差了十歲左右，撇開天生麗質的條件不說，後天的保養可能會決定外貌的差異，但也有很多人因為過度保養，賠了健康、賠了銀子，還是變胖，還是皮膚粗糙，還是長痘痘！所以，現在我們就要來談，正確的保養觀念，先建立正確的保養觀念，才能帶來健康美麗的好膚質，也才能苗條輕盈又健康。

5大正確保養觀念

建立了正確的保養觀念，才能由內而外徹底帶來健康美麗的好膚質，體態上也才能纖瘦又健康。

觀念 1　新陳代謝是美膚窈窕的關鍵

新陳代謝是維持漂亮肌膚與窈窕身材的一大關鍵，要新陳代謝變好，就是要營養均衡、多運動、睡眠充足、多吃蔬菜水果。人體的新陳代謝正常，體內不累積毒素，就不容易發胖，皮膚自然有彈性、光澤。

觀念 2　飲食與保養都要回歸自然

近年來，無論是飲食、居住、保養，都掀起了一陣自然風潮，醫療科技越是發達，聰明的消費者就越知道，許多食物與化妝品、保養品都添加了不明添加物，一旦食用或使用過度，會累積在體內無法排出或是對皮膚造成負擔，所以要身體健康，皮膚自然亮麗，就是要食用或使用最天然的食物與保養方式。

觀念 3　戒除不良的習慣

想要擁有苗條的身材，健康有彈性的肌膚，就要遠離一些不良的壞習慣，像是抽菸、喝酒、熬夜、化濃妝、暴飲暴食、愛吃油炸食物等。

觀念 4　注意基礎保養及防曬與空氣污染

有些人平時不注意皮膚基礎保養，卻本末倒置買了一堆化妝品與保養品，如果你覺得越保養皮膚越糟糕，那你可能要注意檢視自己有沒有遠離空氣污染，如出門騎車要戴口罩，出門有沒有穿長袖，或拿傘避免陽光曝曬？平時洗臉有沒有做到深層清潔？晚上回家有沒有卸妝？這些可能都是影響你皮膚好壞的因素。

觀念 5　飲食要均衡，實行蔬果 579

前面已經說過，飲食均衡，皮膚與毛髮才會吸收均衡的營養，也才會呈現自然的光澤，而每天實行蔬果 579 的主張，可以兼顧健康與美麗，讓皮膚自然水噹噹，身材也可以輕鬆達到穠纖合宜的標準喔！

輕食、蔬果汁 DIY

炎炎夏日，看到油膩膩的便當就沒有食慾嗎？假日時，想去附近那間健康可口的生機飲食餐廳吃飯，卻總是坐無虛席嗎？

如果，你平時是忙碌的上班族，還是個不折不扣的外食族，建議假日就來份簡單的輕食搭配蔬果汁，既可以促進食慾，補充纖維質，還能將體內的毒素排出體外。

假如你是個愛下廚又愛美、崇尚健康的人，或是工作型態比較自由的單身貴族，更可以恣意享受輕食、蔬果汁 DIY 的美好時光。

本書特意體恤那些愛美、喜歡吃蔬果卻覺得下廚很麻煩的人，運用最簡單的食材與製作方式，以蔬果為主角，以其他材料為配角，給予你輕鬆、簡便、少負擔的飲食方式，讓你覺得下廚很輕鬆愉快，還可以擁有水嫩 Q 彈的好肌膚與曼妙的身材。

蔬果面膜 DIY

臺灣物產豐饒，可以說是「水果王國」，而某些蔬菜的品種育成更是獨步全球，這幾年，臺灣更成了面膜王國，據報導顯示，面膜的商機已經高達幾十億元，可見，敷面膜幾乎變成了臺灣的全民運動，大眾瘋面膜的程度，說是面膜王國也不為過。

但坊間許多面膜要價並不便宜，其中所含的成分更是值得商榷，而利用蔬果來做面膜可說兼具天然、安全、平價的優點。蔬菜水果是非常優質的天然美容保養品，蔬果當中除了含有豐富的維生素與礦物質之外，其中豐富的植化素也是抗老化的佼佼者，不僅能促進肌膚新陳代謝，更能幫助老廢的角質層順利剝落，進而讓肌膚更為潔白光滑。

用蔬果來做面膜是很容易的，可以選擇一些具有美容養顏成分的粉類，像是杏仁粉、薏仁粉、奶粉，或是雞蛋、蜂蜜、優格這些有美顏功

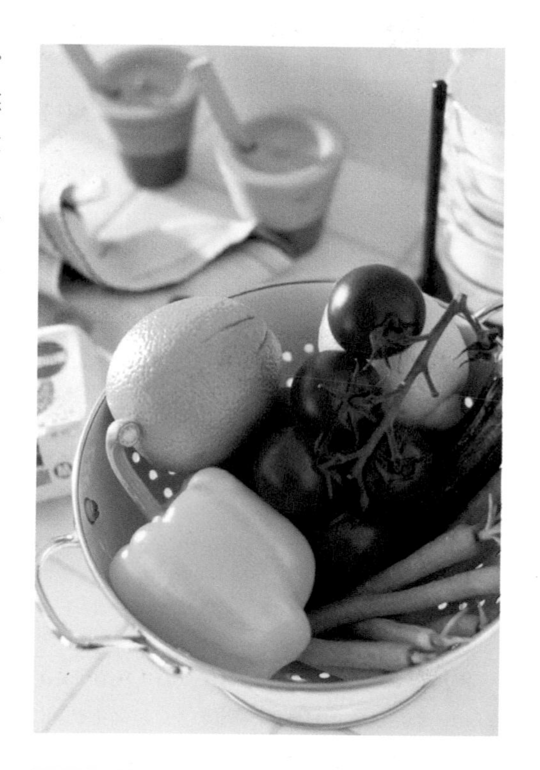

運用**蔬果**來做天然美麗配方

擁有白皙無瑕的肌膚、輕盈窈窕的身材幾乎是所有女性的夢想，運用蔬果的天然美麗配方，可說是最基本天然、安全、無副作用的方式！利用蔬果來做蔬果汁、輕食，可以讓身體吸收不同的營養素與植化素，還能將體內毒素排出體外，既能保有窈窕身材，又能擁有好膚質，利用蔬果來做天然的保養品，讓全身上下享受大自然的恩賜，可以從頭髮、臉部、身體每一吋地方都感受到健康零負擔的呵護，讓你從內而外，做個自然健康的樂活美人。

效的食物和蔬果搭配，就可以發現，原來平時唾手可得的食材，個個都是運用在美容保養上的好幫手！

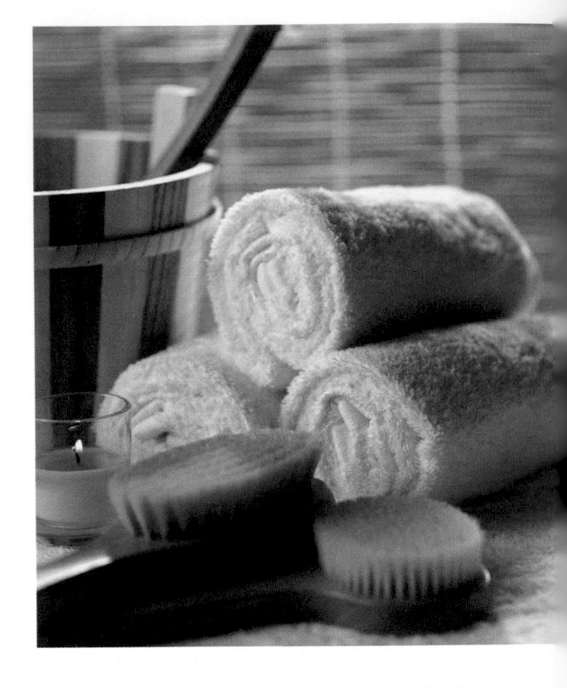

蔬果泡澡 DIY

自古以來，泡澡幾乎就是一種保養與享受的方式，據說像埃及豔后用牛奶或藥草泡澡，保持肌膚的光滑彈性。至今，泡澡除了是清潔、紓壓、享受，也是一種大眾喜愛的肌膚保養方式。

現代人越來越重視休閒享受，近幾年來，臺灣也像日本人一樣，喜歡在冬天的時候，去泡湯，不只可享受暖呼呼的寒冬，也有很多人藉著泡湯，加一些藥草，促進健康、美容瘦身，更有人藉著泡湯連繫彼此的感情。

由於泡澡變成是一種休閒享受，市面上的泡澡用品也是五花八門，而泡澡專用的鹽、精油、藥草更是受到大眾歡迎，相信很多人都知道其實藉由天然的花草、蔬果就可以用來泡澡。用天然的蔬果來泡澡，可以達到清熱降火、排毒瘦身、美白潤膚的功效，像是辣椒、大蒜、番茄、橘子、西瓜、葡萄柚、冬瓜、絲瓜等，都很適合用來泡澡。而不要的果皮，像是西瓜皮、橘子皮、柳橙皮、葡萄柚皮更是適合拿來泡澡，既可廢物利用，又可達到美容養生的雙效功能。

蔬果護髮 DIY

過去，我們在電視廣告上，總會看見擁有一頭烏溜溜秀髮的美女，非常吸引我們的目光。雖然演變至今，染髮與短髮美女已經很普遍，但如果擁有一頭柔順亮麗的長髮，還是可為自己加分不少。

今日髮型沙龍中心隨處可見，各式各樣的髮型讓人目不暇給，我們也許會讚嘆這些髮型設計師的功力，但很多美女、帥哥的頭髮可能在歷經燙、染的造型後，開始出現分叉、枯黃的現象。特別是現代高科技的產品太多，像是電視、電腦的輻射，或是空氣中的環境污染，這些都無所不在的影響著我們頭髮的健康，而許多人喜歡在頭髮上抹一些有化學成分的髮型定型液、髮膠，這些更是容易破壞髮質。

所以要呵護頭髮，光用洗髮精清潔是不夠的，需要再用潤絲精或護髮素才能給予頭髮充分的營養與保護，但是市售的護髮乳、護髮素五花八門，有些成分難以釐清，雖然可能標榜天然，但也難免參有化學成分。如果要給頭髮最天然負擔的營養成分，就選用蔬果或其他的天然配料，可以賦予髮絲天然的營養，像蔬果中所含的維生素 A、B、C，能預防頭髮脫落，防止頭髮乾枯，而蔬果植化素裡，天然的抗氧化成分，也能保護頭髮免受紫外線的傷害，經常給予頭髮一些天然蔬果的呵護，可讓頭髮更加亮麗。

蔬果化妝水 DIY

卸完妝、洗完臉之後，我們的肌膚會呈現脆弱，失水的狀態，所以第一道保養手續，就是擦上化妝水，加強補充水分。此外，很多人一整天坐在辦公室，辦公室的空調會讓皮膚變得很乾燥，而化妝水也可即時為肌膚補充不足的水分。

為什麼要用蔬果做化妝水呢？因為蔬果是天然的植物，蔬果的親膚性佳，其中天然的營養與植化素能參與肌膚的代謝運作，蔬果中的水分與養分也可以滲透到皮膚的角質層深處徹底補充水分，像是黃瓜、檸檬、柳橙這些水果，都有天然的保濕因子，能鎖住水分，讓肌膚保持水嫩細緻。

市售的化妝水可能有分為清潔化妝水、柔軟化妝水、收斂化妝水三種，清潔化妝水顧名思義為清潔功能，柔軟化妝水可使肌膚細膩，柔軟光滑，而收斂化妝水則可抑制油脂分泌，緊縮毛孔。平時選用化妝水時可針對自身的膚質選用其效果，但若選用天然蔬果就可依蔬果本身的功效製成化妝水，而且大部分的蔬果都有促使肌膚光滑、緊縮毛孔、調節油脂分泌的特點。

蔬果潤膚 DIY

隨著四季變換，年齡的增長，以及現在周遭環境的污染、充滿壓力的社會結構，皮膚很難不出一些小狀況，再加上有時要受紫外線的照射，以及工作、人際、情感所帶來的疲憊與壓力，皮膚可能都要面臨惡劣環境的考驗。

想要維持年輕柔嫩的肌膚，除了多吃蔬菜水果，有充足的睡眠，多運動外，對皮膚定期的呵護與保養也是很重要的一環，很多人平時不懂得保養護膚，等到臉上出現細紋和黑斑，身體與手部皮膚開始粗糙，才去坊間買了一堆護膚保養品臨時抱佛腳，結果卻是越保養越糟糕。

本書選用了常見的蔬果與花草、精油來做護膚乳與護手乳，天然的蔬果與花草裡有天然的維生素與植化素，除了能補充肌膚的營養需求，同時能讓皮膚自然產生對抗自由基的防禦能力，而且自己 DIY，還可選擇天然無副作用的材料，讓皮膚享受安全、零負擔的呵護，不僅如此蔬果與花草中的植物精華，還能深入皮膚底層，讓皮膚充滿彈性與光澤，變得白皙亮麗！

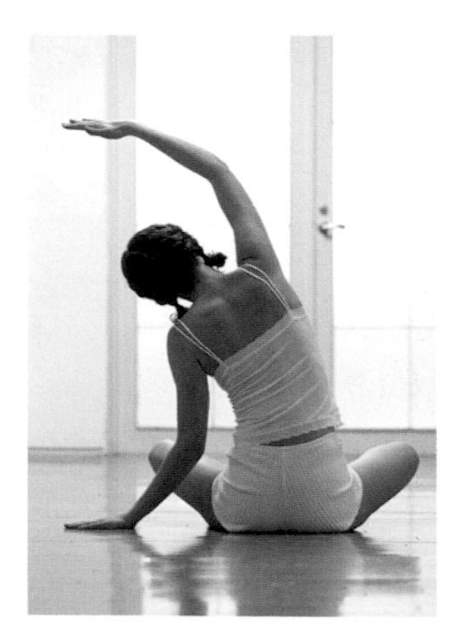
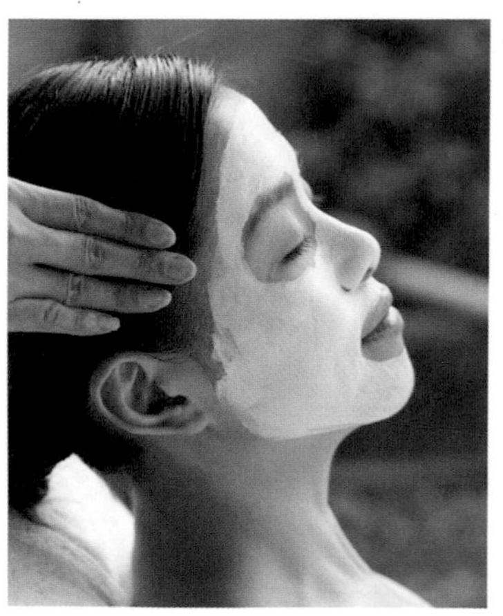
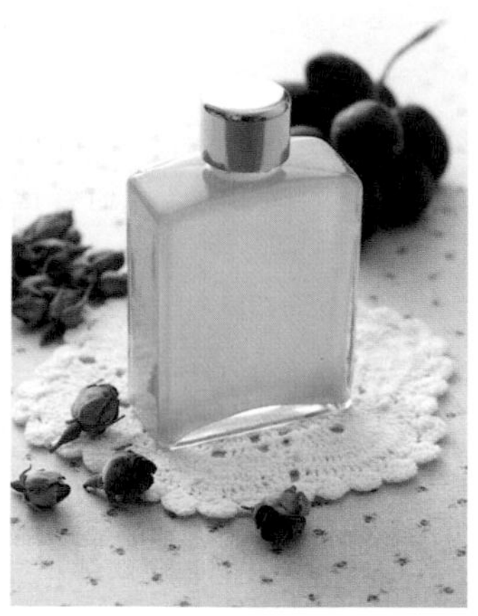

製作輕食、蔬果汁DIY 工具介紹

想要做個自然美麗的優質美女，自己 DIY 食品與保養品絕對是較安心，又有成就感的，若能自備下列這些基本器具，相信製作起來會更加得心應手！

工具	說明
量匙	量匙的作用一般是來秤份量較少的粉狀材料，一般來說，一大匙相當於 15cc，一小匙相當於 5cc。
量杯	主要是用來計量那些份量較大的粉狀材料或液體，一般來說，量杯大部分是以 240cc 為常用容量，有的是用 200cc，如果沒有，也可使用家中的米杯代替。
菜刀、水果刀、波浪刀	可以用來切一些天然的蔬果材料，可以用菜刀切體積較大的水果、蔬菜，而水果刀一般用來切體積較小的水果，波浪刀可切出較有變化的形狀。
磅秤	有彈簧磅秤和電子磅秤兩種，一般來說，電子磅秤會比彈簧磅秤還精準。
果汁機	最好選擇那種超強馬力高轉速的果汁機，能瞬間攪細，以保持蔬果新鮮營養的果汁機。製作蔬果汁時，建議不要將纖維過濾掉，此外，要選擇好拆洗的果汁機為宜。
自動榨汁機	只要將水果剖半，就能將水果放在榨汁機上，用手轉動，擠出汁液，最適合用來榨檸檬、柳丁、葡萄柚。
挖球器	挖果肉用的挖刀，可方便將水果的果肉等量挖出，製作起來比較方便、美觀。
電鍋	電鍋可以用來把食物蒸熟、煮甜湯，非常方便、安全。
煮水鍋	湯鍋適合來煮粥、煮湯、果凍等，非常方便。
各式模具	如果需要製作蛋糕、果凍、甜點，就需要有各式模具，可以做造型，模具多為鋁製，材質輕，導熱性佳，可依自己的喜好使用。

製作面膜、護膚乳、護髮膜DIY

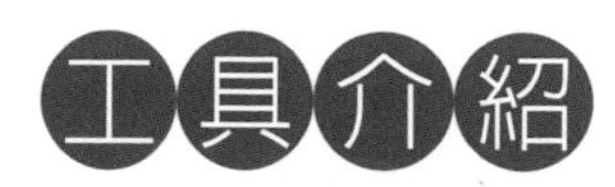

製作面膜與護膚乳時，和製作蔬果汁、輕食一樣，除了需準備量匙、量杯、菜刀、水果刀外，還需要下列一些基本工具。

瓶罐或玻璃器皿	家中的玻璃罐或玻璃瓶皆可，用來盛放面膜汁、護膚霜、護膚乳等。
濾網	在原材料進行榨汁或其他處理後，用濾網將殘渣過濾掉，如果沒有，也可用乾淨的紗布代替。
研磨器	在製作面膜或身體保養品時，有些蔬果、豆類，需要搗爛，或是研磨成細粉，可以用研磨器。
手動攪拌器	手動攪拌器可代替果汁機將水果、蔬菜攪碎，而且不會產生較多的水分，適合製作泥狀的面膜。
面膜紙	可買面膜紙沾 DIY 面膜汁敷在臉上。
面膜刷	可代替手，用來塗抹臉上的面膜，使其更加均勻。
化妝棉、棉花棒	可用來輔助塗唇膜，或是眼膜。
紗布袋、舊絲襪	可用來裝沐浴、泡澡用的果皮、花草等。
沐浴球	沐浴球種類及造型很多，一般購物中心、藥妝店都買得到，有了沐浴球來洗澡，更增添清潔效果及洗澡樂趣。
身體按摩刷	身體按摩刷可在一般購物中心、百貨公司都買得到，有了身體按摩刷，幫助身體按摩，促進血液循環，讓沐浴更放鬆享受。

DIY 材料介紹

在製作這些輕食與保養品之前，先了解我們所需要的基本材料，就能進入有趣的 DIY 保養世界囉！

保養品基本原料

甘油

甘油的英文是 glycerine 或 glycerol，甘油是一種無色、無臭、味甘的黏稠液體，是一種最佳的保濕劑及皮膚軟化劑，可用於製藥、化妝品、香料中。

乳化劑

乳化劑是一種具有親水基和親油基的表面活性劑，它可以讓兩個不相溶的水分及油脂結合起來，在這裡可以製作乳霜、乳液。

檸檬精油

可去精油專賣店買按摩肌膚專用的檸檬精油，以選購100%純精油為佳，檸檬精油能幫助油性肌膚改善油脂分泌，它具有改善暗淡膚色，殺菌美白的功效。

化妝品抗菌劑

化妝品抗菌劑其實就是化妝品的防腐劑，因為本書製作保養品成分大多是油與水，還有蔬果的營養成分，在製作的過程中可能會面臨微生物感染，所以如果保養品要放久一點，建議要添加化妝品抗菌劑可以選擇苯氧乙醇（Phenoxyethanol）、安息香酸、山梨酸等防腐劑，這些成分抗菌性好，而且刺激性低，但使用過多仍會對肌膚產生過敏的疑慮，一定要依照標示成分添加，不可過量。

玫瑰精油

可去精油專賣店買按摩肌膚專用的玫瑰精油，以選購100%純精油為佳，玫瑰精油能激發女性自身的荷爾蒙分泌，增高體內雌激素，並具有舒緩、消炎、鎮靜，促進黑色素代謝的功能。

桂花精油

可去精油專賣店買按摩肌膚專用的桂花精油，以選購100%純精油為佳，桂花精油具撫平細紋功效，可以改善血液循環，使臉色看來紅潤有光采，並能幫助肌膚鎖水保濕，使肌膚更柔嫩光滑。

檀香精油

可去精油專賣店買按摩肌膚專用的檀香精油，以選購100%純精油為佳，檀香精油含有檀香醇、檀香酸，能為肌膚及時補充水分，對老化缺水的肌膚特別有幫助，能使肌膚柔軟，改善皮膚發炎的現象。

增添風味保養材料

洋菜粉

洋菜粉在一般的超市、原料行都買得到，是製作果凍、果醬、羊羹等食品的加工原料，也可以選擇吉利丁粉或吉利丁片加入使用。

水果醋

水果醋是很好的鹼性食物，可以預防血液和體液的酸性化，促進新陳代謝，可以瘦身美容。

洋甘菊

洋甘菊又稱「大地的蘋果」，在一般原料行都買得到，無論是用來泡茶或製作保養品都很適合，可達到消除頭痛、鎮定神經、促進睡眠，還能預防皮膚搔癢，撫平肌膚的細紋。

玫瑰花

玫瑰在一般原料行中藥店都買得到，玫瑰花具有很高美容價值和很好的保健療效。早在隋唐時期，就倍受宮廷貴人的青睞。玫瑰花象徵愛情，為萬花中之女王，其中多種神奇的功效，更為世人所鍾愛。玫瑰可以用來泡茶、護膚、護髮，更有心靈治療的多種作用，無論內用還是外敷，玫瑰能促進血液循環，改善內分泌失調，維持皮膚的光滑彈性等。

桂花

桂花在一般的原料行都買得到，若家中或朋友家有栽種，也可以自採新鮮的桂花。桂花氣味馨香迷人，用在茶飲、果凍或面膜、護膚乳都很適合。桂花用在美容上可以抑制黑色素形成，讓皮膚更加白皙。

蜂蜜

蜂蜜含50%～80%的果糖，以同重量糖類蜂蜜所含熱量，較黑糖、白糖、冰糖為低，是甜度高熱量低的好食品。蜂蜜是最好的護膚美容聖品，無論是添加在飲料當中，還是塗抹在皮膚上，都能得到滋潤的作用。

黃豆粉

黑豆粉在一般大賣場及超市都買得到，黃豆粉含有鈣、鎂、鉀、磷、鐵等礦物質及大量纖維質，加牛奶或優格泡來喝，可改善心血管疾病、改善骨質疏鬆及皮膚粗糙，用來敷臉可以改善過多的油分泌，預防皺紋形成。

薰衣草

薰衣草在一般的原料行都買得到，薰衣草原產於地中海沿岸，薰衣草在古羅馬時期就已是相當普遍的香草，被稱為「香草之后」。薰衣草被廣泛用在茶飲、餅乾、泡澡、面膜中，薰衣草可以紓解焦慮、改善失眠，促進血液循環。

黑豆粉

黑豆粉在一般大賣場及超市都買得到，是內服和外敷的最佳抗老化聖品，可活血美膚、烏髮美白、豐胸瘦身，黑豆還含有豐富的抗氧化劑花青素，能清除體內的自由基，減少皮膚皺紋，達到養顏美容、保持青春的目的。

洛神花

洛神花在一般原料行或中藥店都買得到，洛神花利用價值很高，花、根、種子都可以當成藥用。洛神花有平衡體內酸鹼值、清熱、解渴、保護肝臟、降血壓的作用。其花朵可以用來做為果醬、果汁、果凍、茶包、蜜餞及清涼飲料使用。

綠豆粉

綠豆粉在一般藥妝店及大賣場都可買到，綠豆中含有蛋白質、脂肪、維他命 B 群等豐富營養素，能清熱解毒、去除老廢的角質層。用綠豆來做面膜和洗面乳的對皮膚的效果都很好，綠豆中的天然營養素可以自然的滲透到皮膚底層，尤其油性皮膚用綠豆粉敷臉可以保持皮膚光滑細嫩，不長青春痘，而乾燥皮膚者，則可用蛋黃加綠豆粉使用。

杏仁粉

杏仁粉在一般大賣場及超市都買得到，杏仁粉含有49%的杏仁油，可用於保養皮膚，美容養顏，杏仁內服外用皆適宜，常喝杏仁茶可以改善便秘、皮膚粗糙及預防支氣管炎，用杏仁來敷臉、潤膚保養，則可以除皺美白，常保皮膚白皙柔嫩。

優酪乳

用優酪乳來美容已經是大衆皆知的事情，優酪乳本來就具有協助腸胃道有益菌叢蓬勃生長的優點，因為腸道如果沒有壞菌滋生，就不會累積毒素，皮膚自然光滑細緻。用優酪乳來做面膜、護髮，能去角質，改善皮膚粗糙，並且讓頭髮柔順亮麗。

橄欖油

橄欖油在一般大賣場及超市都買得到，無論是橄欖果還是橄欖葉，都能從中提煉出橄欖油精華。橄欖油無論是用來烹調、護膚、製作面膜、護髮，均是美容美體的好幫手，如果要選用橄欖油來美容護膚、護髮，最好選用頂級的 Extra Virgin，這是橄欖第一次被初榨出的油。

黑芝麻粉

黑芝麻粉在一般大賣場及超市都買得到，黑芝麻粉從古至今就是延年益壽的養生聖品，連宋代的大文豪蘇東坡都以芝麻為抗衰老的養生妙方。黑芝麻粉無論是用來製作果汁增添特殊的香氣與營養，還是用來作面膜與護髮素都很適合，黑芝麻能養顏美容、烏髮潤髮、預防便祕、延緩衰老等。

紅葡萄酒

紅酒在一般超市及紅酒專賣店都買得到，有許多具權威的醫學報導紛紛指出：「每天一小杯紅葡萄酒，可以有效預防動脈硬化與心臟病」，紅酒當中的類黃酮素與丹寧酸，可預防心血管疾病，用紅葡萄酒來泡澡，可以促進血液循環，其中所含的白藜蘆醇與花青素能維持年輕有彈性的肌膚。

小麥胚芽粉

胚芽粉在一般大賣場及超市都買得到，小麥胚芽粉萃取自小麥胚芽菁華，含有豐富的維生素E與谷胱甘肽。常常食用小麥胚芽，能清除自由基，促進新陳代謝，延緩老化，小麥胚芽粉用來敷臉可以預防粉刺、雀斑形成，小麥胚芽中的對胺基安息香酸（PABA）也能改善髮質，讓頭髮烏黑亮麗。

蓮藕粉

蓮藕粉含有澱粉與膳食纖維、維生素、礦物質等，蓮藕粉用來沖泡，可以消暑降火，預防慢性疾病，用蓮藕粉做面膜可以解毒去斑、養顏美容。

山粉圓

山粉圓其實是脣形科山香的種子，其種子加水煎煮後，種子外圍呈現一圈白色半透膜，很像白色的粉圓，故名「山粉圓」。具有清熱解毒、健胃整腸的功效，在中部山區的山產店常見出售，在超市與原料行也買得到。

牛奶

從古至今，牛奶就是衆所皆知的美容聖品。發展至今日，牛奶無論用來打蔬果汁、做輕食，還是用來作面膜、泡澡，都能達到美膚去皺的效果。

Chapter 4

27道 輕食、蔬果汁的彩妝秀

炎夏溽暑之際，也是愛美或減肥者最適宜瘦身的時機，而輕食與蔬果汁正是讓人食指大動的最佳選擇。輕食是講求清淡、自然、無負擔的飲食，簡單地說，就是採取低油、低鹽、低糖，多吃高纖維食物的飲食，而這正是營養過剩及三高、肥胖者過多的現代人所需要的飲食型態，更是愛美、想減肥人士的最佳選擇。

製作蔬果汁六部曲

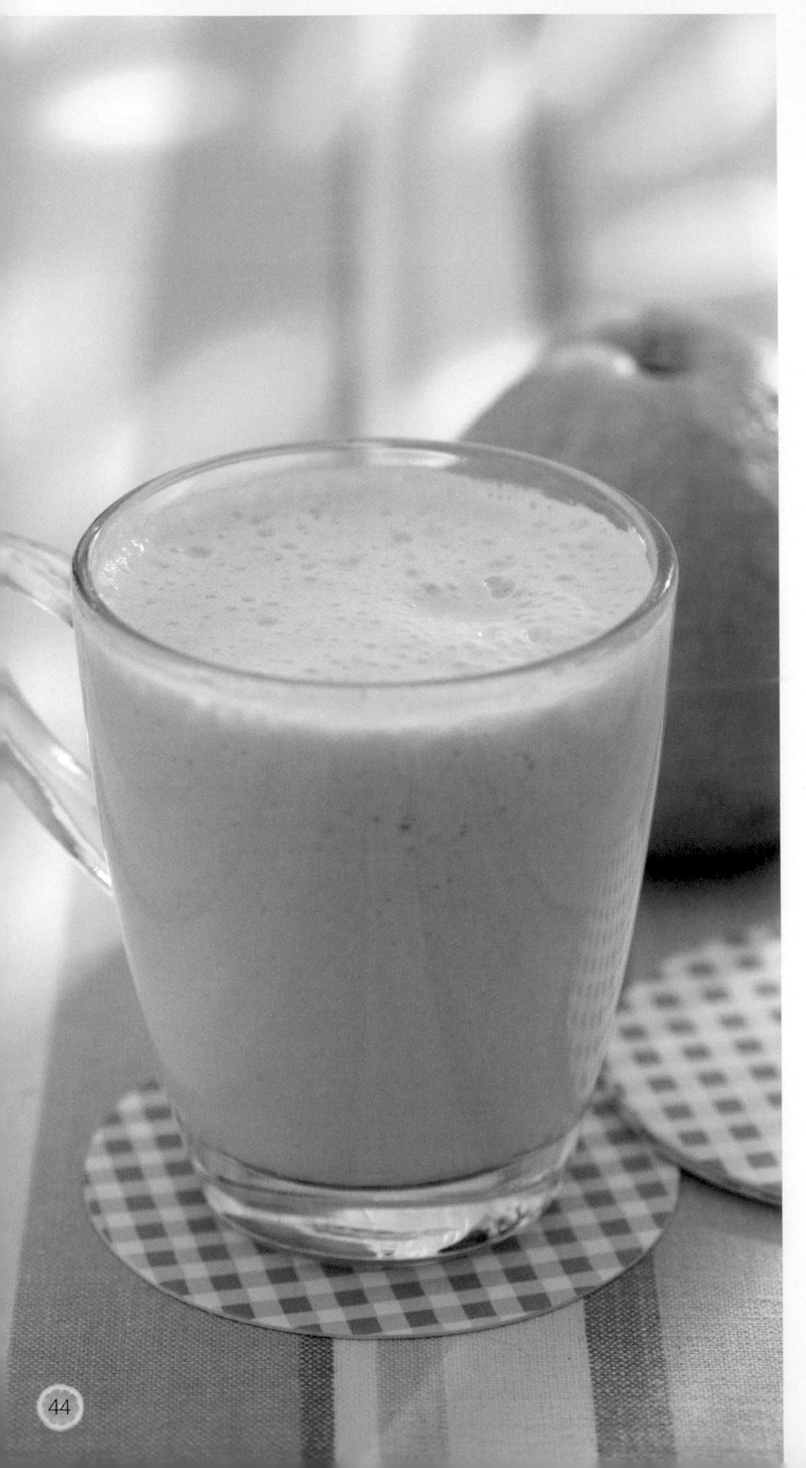

蔬果汁都是生食，所以最好選擇經過認證，沒有經過農藥污染的有機蔬果，盡量購買當令的蔬果，也比較沒有噴灑農藥的危險。

為避免農藥殘留，蔬果一定要徹底清洗乾淨。

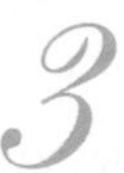

巧妙運用不同的蔬菜、水果一起搭配，可以充分攝取到維生素、植化素及纖維質。

盡量縮短製作時間，製作的時間越長，蔬果汁的營養素也越容易流失。

榨完蔬果汁盡速飲用，最好能在 15 分鐘以內飲用完畢，蔬果渣也要一起飲用，因為裡面豐富的纖維質，可以促進胃腸蠕動，預防便秘。

每天清晨喝一杯，可以補充纖維質及植化素，能強健體質，增進免疫力。

製作輕食六部曲

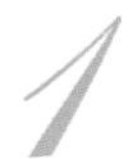

食材的選擇應多選擇高纖食物，像是蔬菜水果、五穀雜糧等。

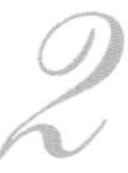

應該盡量減少人工添加物，並且採取低鹽、低糖、低油的方式。

食材盡量不油炸、不油煎，多用蒸、煮、汆燙、炒的方式進行。

每餐盡量多攝取不同種顏色的蔬菜、水果。

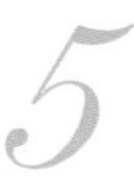

盡量用五穀雜糧代替白飯，因為白飯熱量較高，營養素及纖維質相對比五穀雜糧低，建議改以五穀飯、薏仁、糙米、地瓜、燕麥等高纖高營養的五穀根莖類來代替主食。

可選擇豆製品以增加蛋白質，並且可以添加一些未經加工就有輔助風味的食材，像是橄欖油、堅果、果乾、芝麻等。

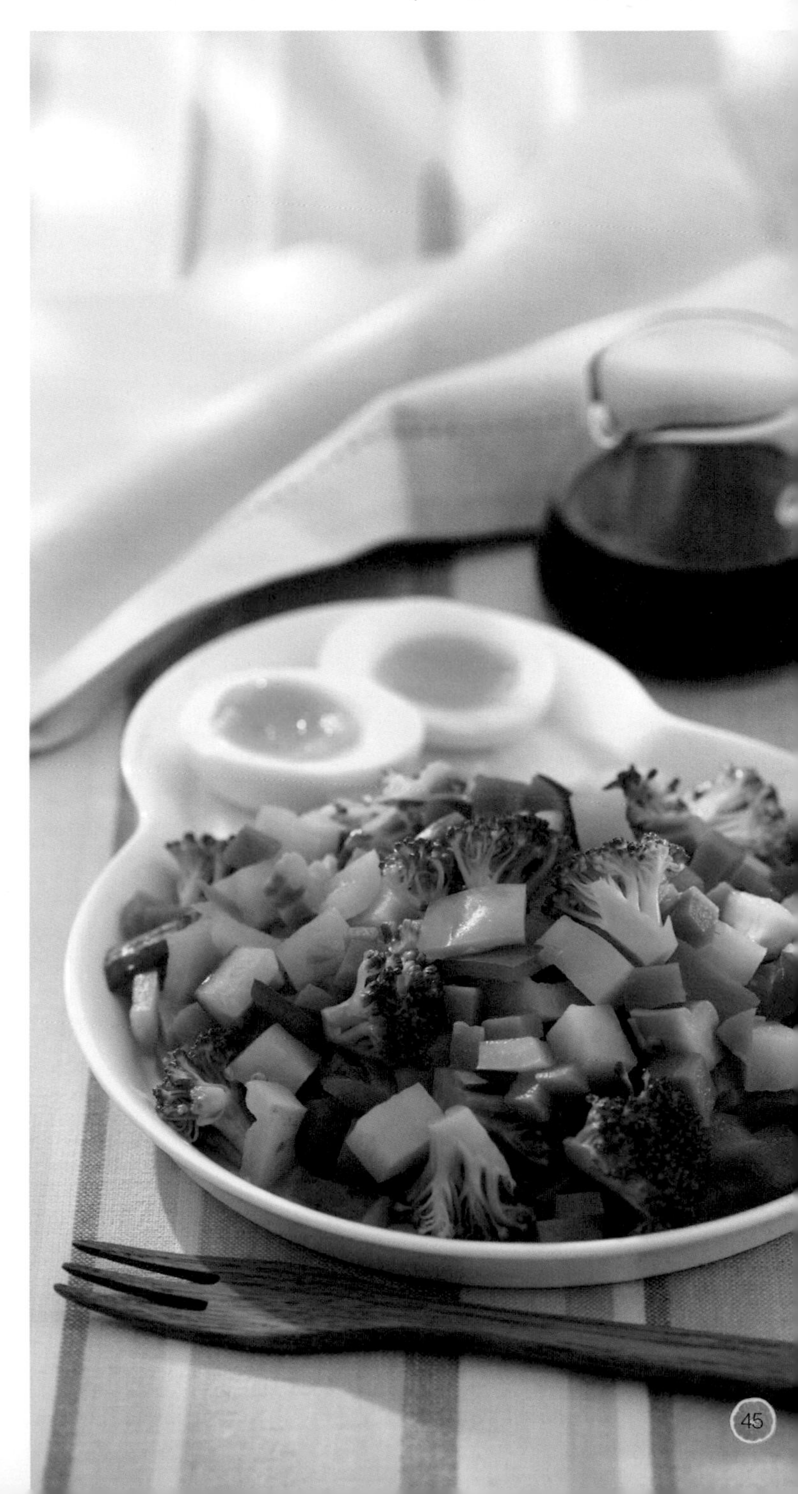

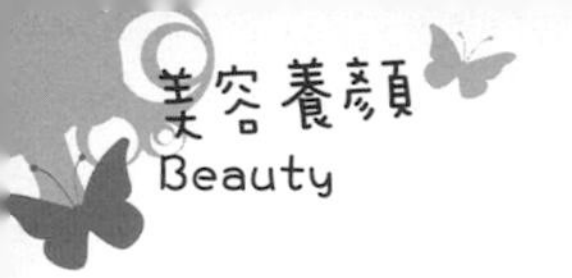

藍莓優酪乳

❤Blueberry+Yoghourt❤

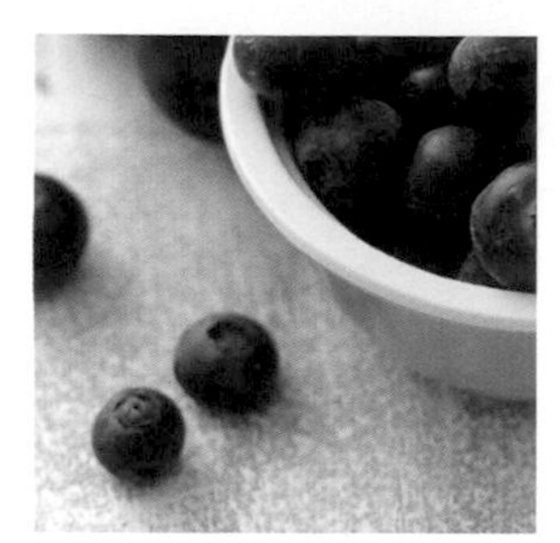

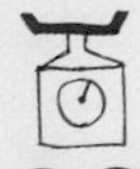

材料

藍莓‧‧‧‧‧‧‧‧‧60公克
優酪乳‧‧‧‧‧‧‧‧200cc

藍莓 營養的祕密

藍莓富含豐富的維生素C及多種抗氧化的植化素，如花青素、前花青素、槲皮素等，能抑制癌細胞生成，並且能活化眼部機能，保護眼睛。據研究顯示，藍莓幾乎是所有新鮮水果中抗氧化能力最高的，如果想要維持青春美麗，不受疾病侵擾，常吃藍莓絕對錯不了！

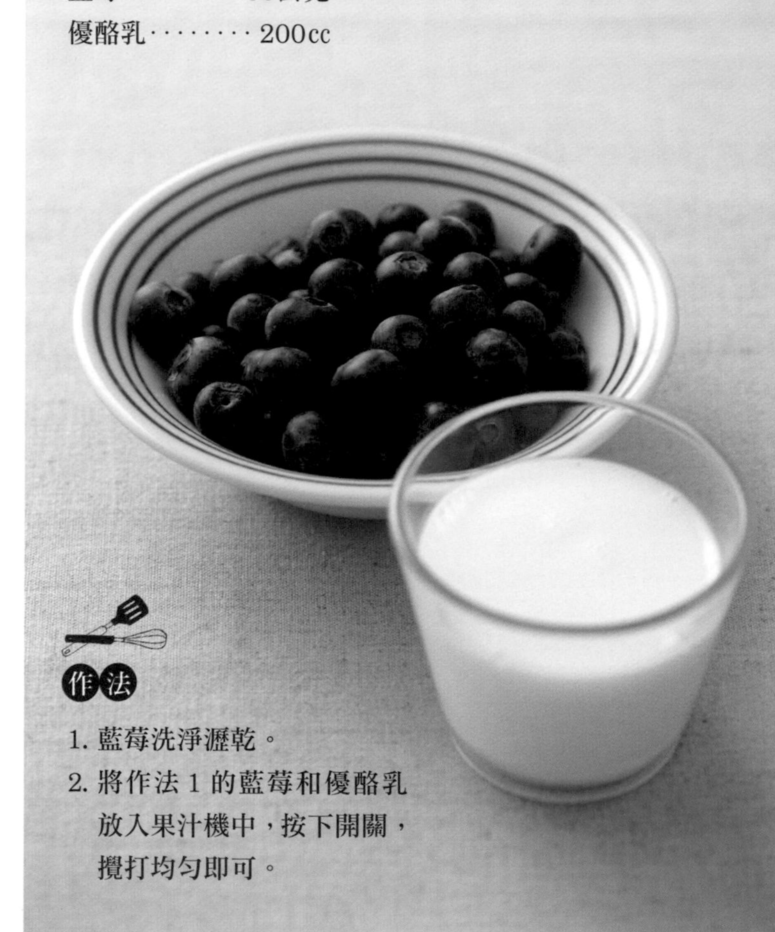

作法

1. 藍莓洗淨瀝乾。
2. 將作法1的藍莓和優酪乳放入果汁機中，按下開關，攪打均勻即可。

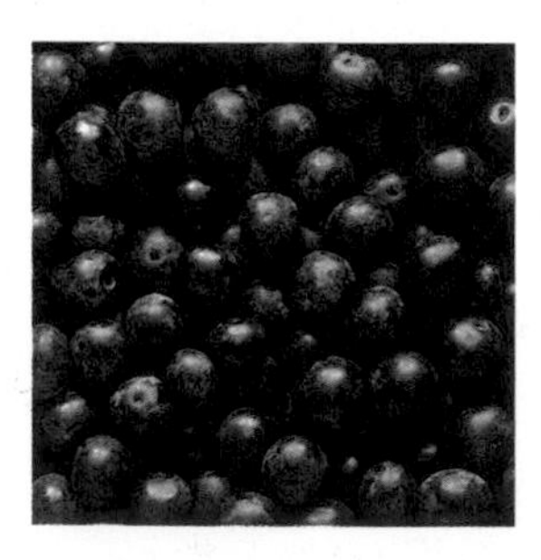

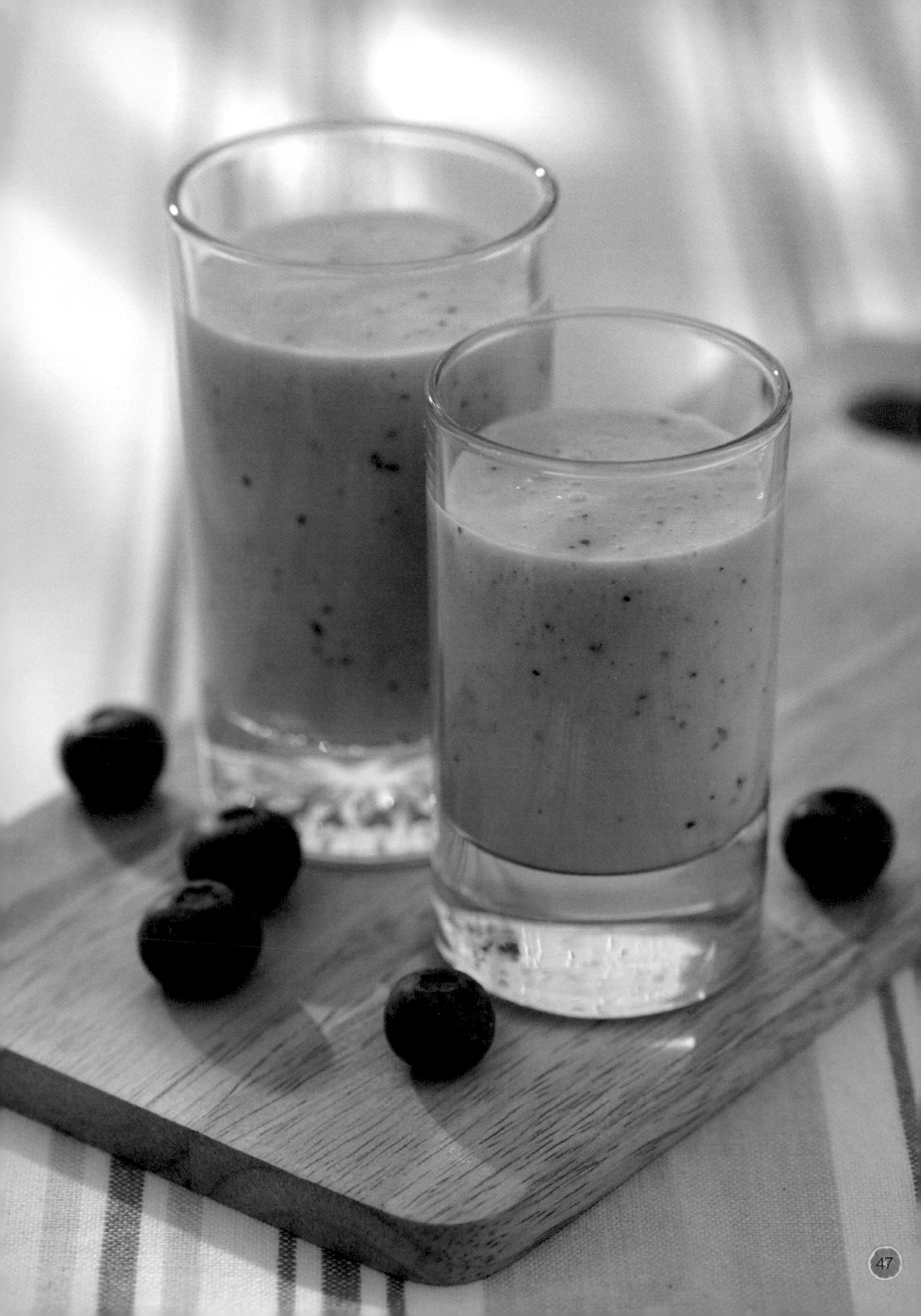

香蕉芝麻牛奶

❤Banana+Sesame+Milk❤

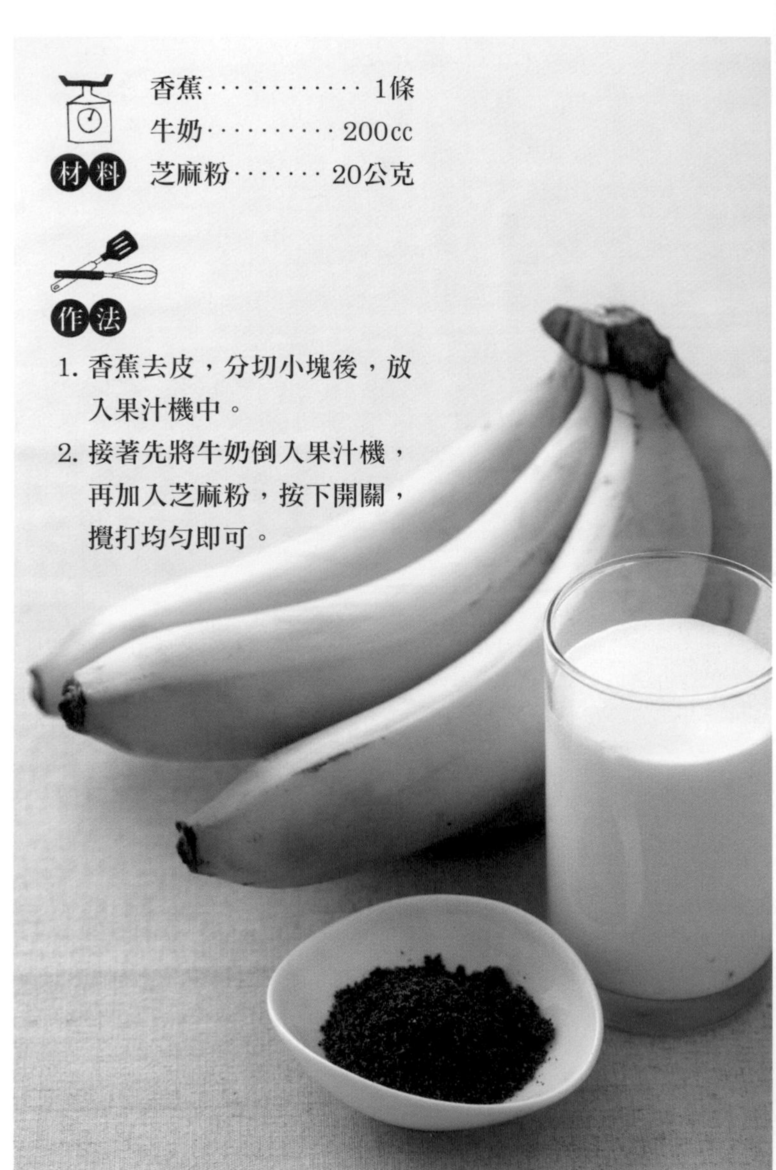

材料

香蕉…………1條
牛奶…………200cc
芝麻粉………20公克

作法

1. 香蕉去皮，分切小塊後，放入果汁機中。
2. 接著先將牛奶倒入果汁機，再加入芝麻粉，按下開關，攪打均勻即可。

香蕉・芝麻營養的祕密

◎香蕉中含豐富的色胺酸，能安定神經，改善失眠，而其中的芸香素更能防止血液中的膽固醇氧化，促進血液循環，綠原酸具有很高的抗氧化作用，能讓細胞維持年輕，進而改善膚質，有助於延緩老化。

◎芝麻當中含有芝麻素，具有保護肝臟，防止皮膚產生皺紋，並且美化肌膚的效果。

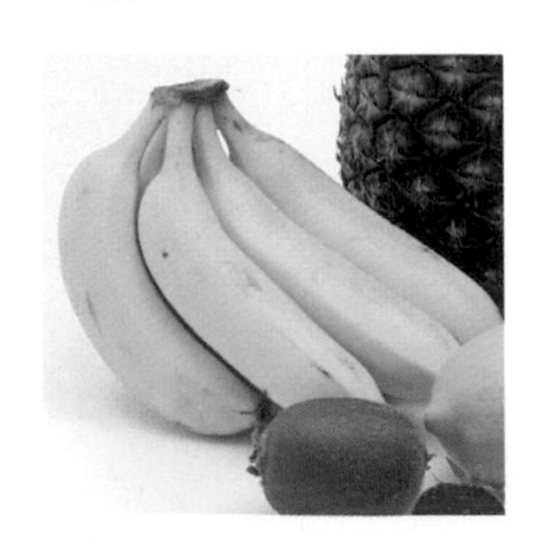

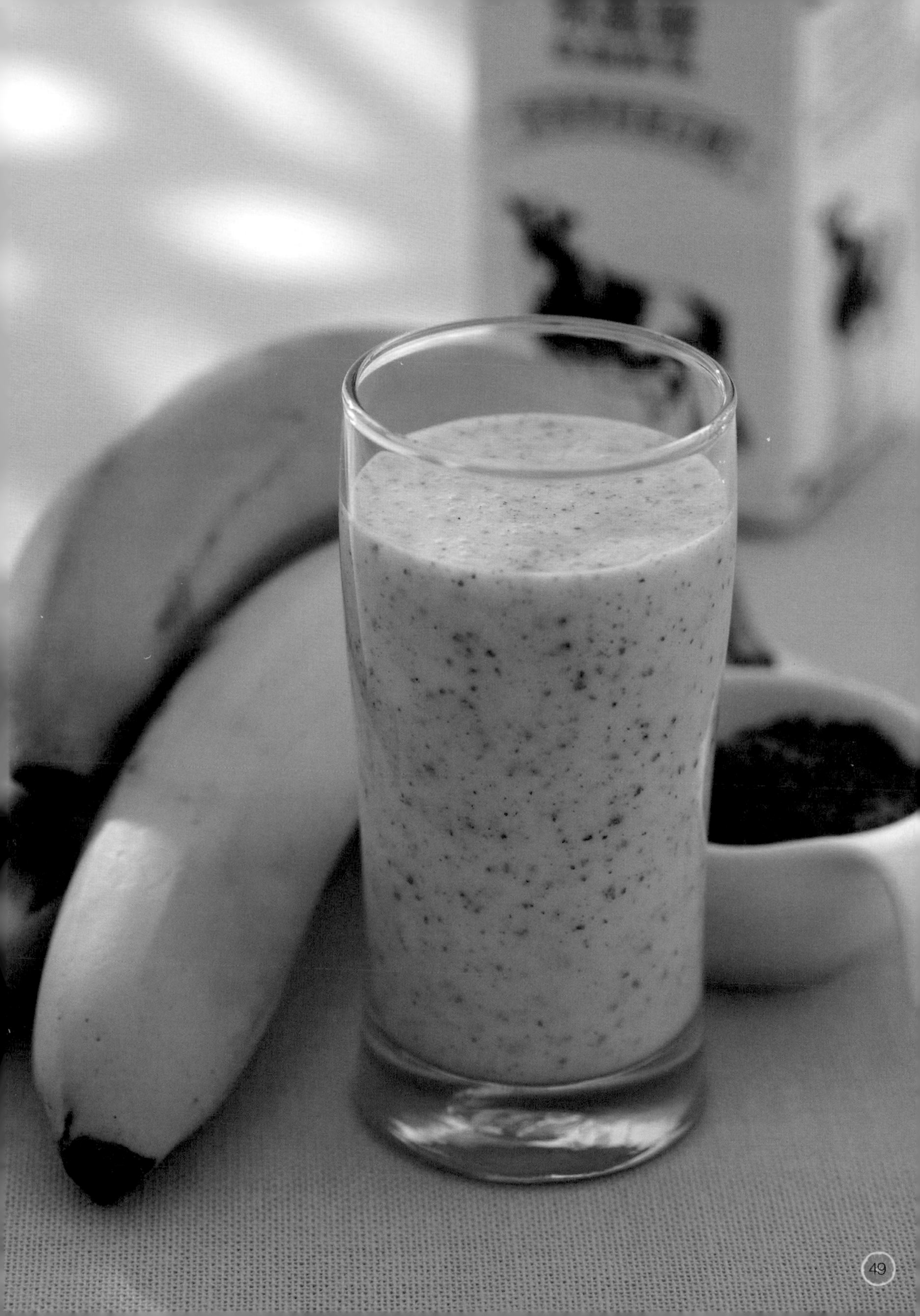

番茄活力飲

❤Tomato❤

材料

小番茄‥‥‥‥‥5個
小黃瓜‥‥‥‥1/2條
蘋果‥‥‥‥‥1/2個
高麗菜‥‥‥‥‥少許

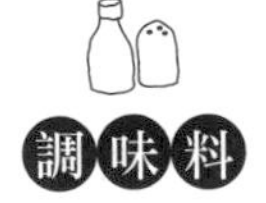

調味料

蜂蜜‥‥‥‥‥‥少許

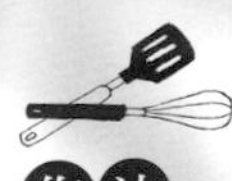

作法

1. 所有蔬果洗淨後，先將小番茄、小黃瓜和蘋果切片，高麗菜直接用手撕碎。
2. 接著將所有材料一起放入果汁機中，按下開關，攪打均勻，再加入蜂蜜拌勻即可。

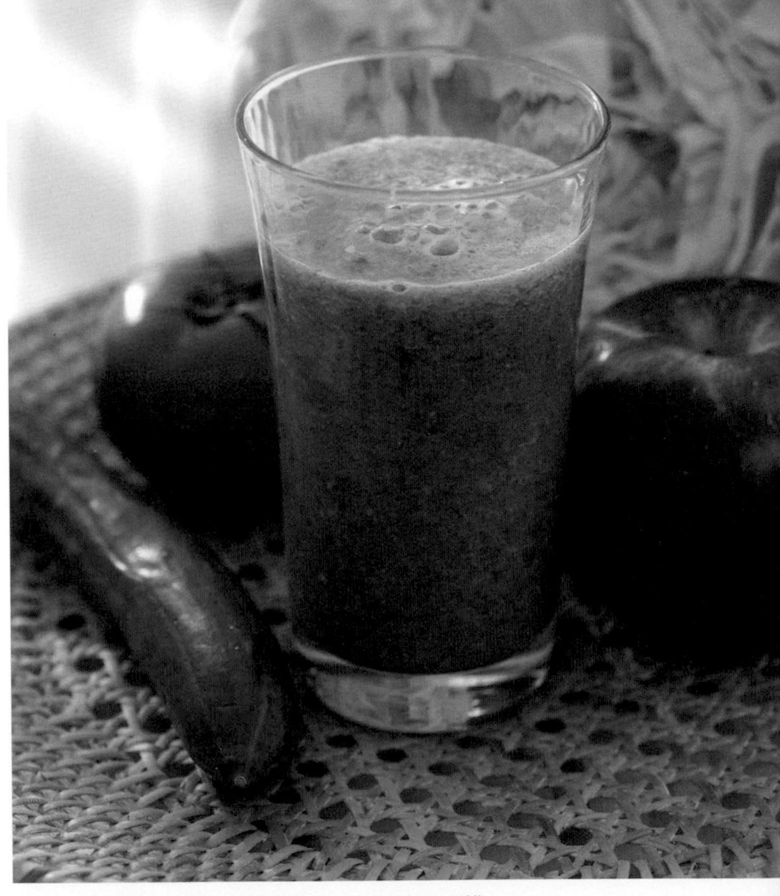

備註：用黑糖取代蜂蜜，飲用起來的滋味也很不錯。

番茄・小黃瓜・蘋果・高麗菜 營養的祕密

番茄中的維生素A、B、C、E能和其中的茄紅素一起作用，可預防紫外線的傷害，可美白護膚。而小黃瓜的維生素C能促進鐵質吸收，蘋果中的果膠及芸香素、槲皮素，都能使肌膚維持光滑有彈性，而高麗菜豐富的纖維質能通便潤腸，促進排毒，改善皮膚粗糙。

青江菜蘋果汁

❤Green Pak choi+Apple❤

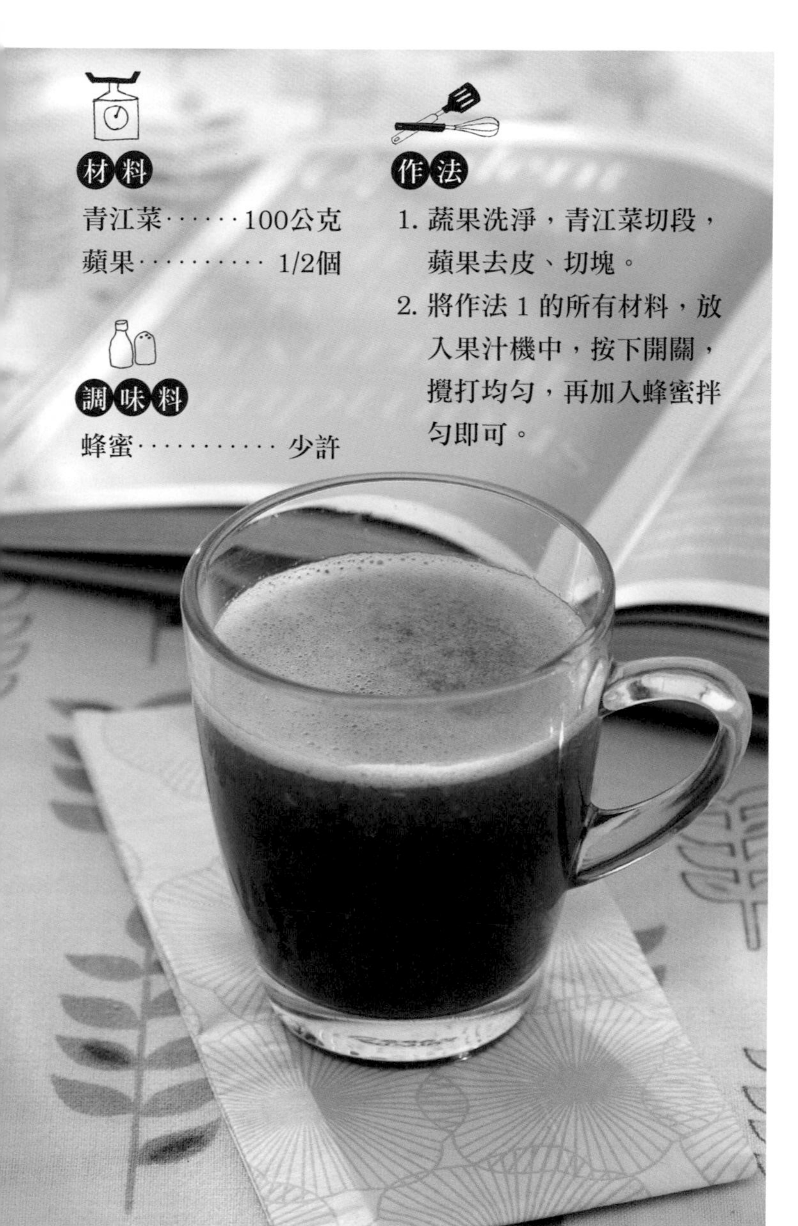

材料

青江菜⋯⋯100公克

蘋果⋯⋯⋯⋯ 1/2個

調味料

蜂蜜⋯⋯⋯⋯ 少許

作法

1. 蔬果洗淨，青江菜切段，蘋果去皮、切塊。
2. 將作法 1 的所有材料，放入果汁機中，按下開關，攪打均勻，再加入蜂蜜拌勻即可。

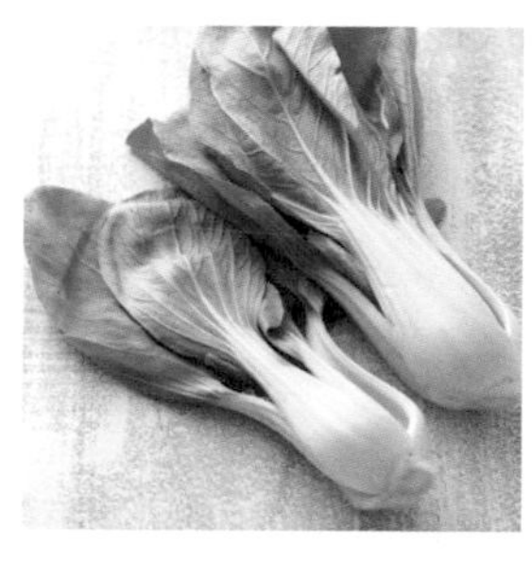

青江菜 營養的祕密

◎青江菜含有豐富的維生素C、B1、B2、β胡蘿蔔素、纖維質，能減少皺紋形成，預防老化，滋潤皮膚，還能改善便秘，防止脂肪與體內毒素堆積，達到瘦身減肥的作用。

◎青江菜打成汁較苦澀，建議加點黑糖或蜂蜜，不只可以增加口感，還能提供皮膚更多的滋養黑糖因為未精製過，可保留較多的礦物質，並且可以促進血液循環，比一般精製過的黃糖、白砂糖，營養價值更高，且熱量更低。

繽紛甜橙沙拉盅

❤Orange Salad❤

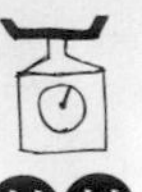

材料

柳橙…………1個
蘋果………50公克
西瓜………50公克
番茄………50公克
葡萄乾……20公克

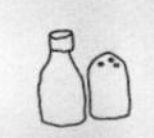

調味料

優格………10公克

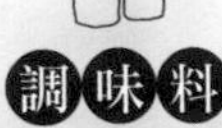

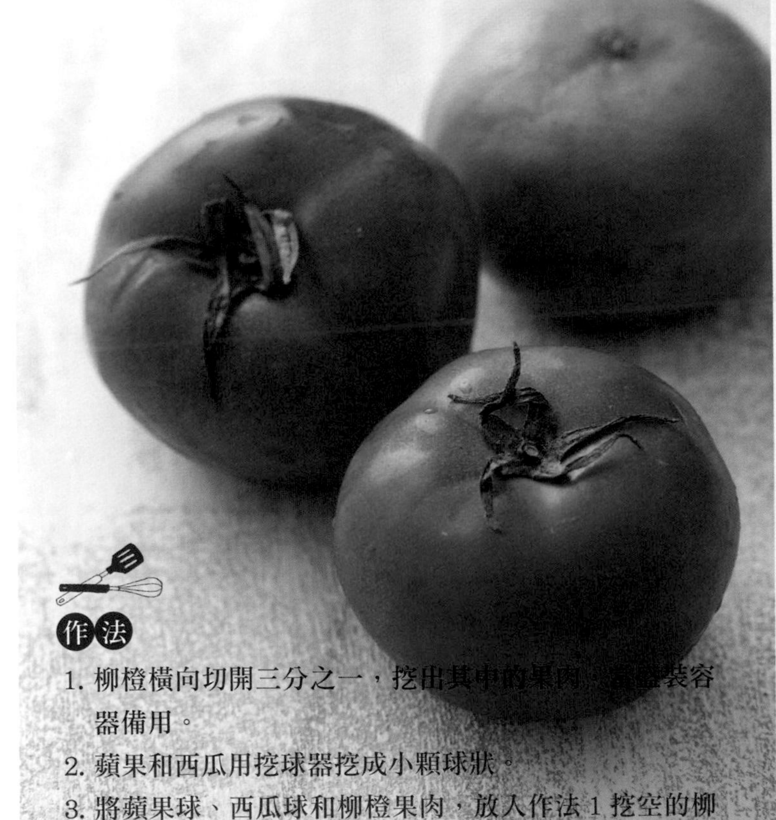

作法

1. 柳橙橫向切開三分之一，挖出其中的果肉，留盅裝容器備用。
2. 蘋果和西瓜用挖球器挖成小顆球狀。
3. 將蘋果球、西瓜球和柳橙果肉，放入作法1挖空的柳橙中，撒上葡萄乾，再淋上優格即可。

西瓜・蘋果・番茄 營養的祕密

◎西瓜中含有豐富的茄紅素與β胡蘿蔔素，可以保護肌膚免於受紫外線傷害，其中大量的水分，也可維持肌膚水嫩光滑。

◎蘋果中的維生素C與阿魏酸、楊梅酸結合，能美白肌膚。

◎番茄中豐富的茄紅素與纖維質，能抗氧化且排毒體內毒素，改善粗糙皮膚。

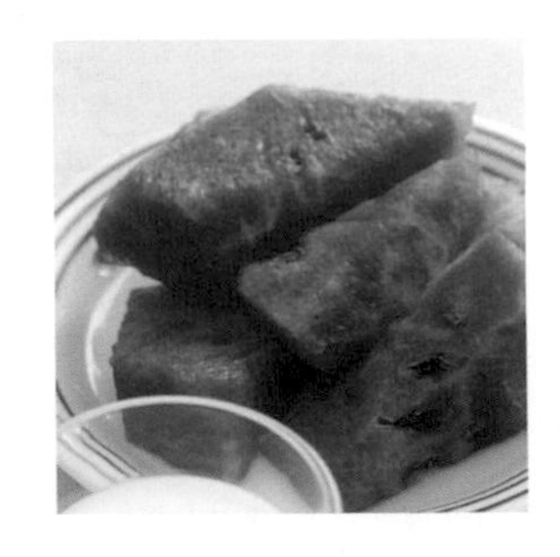

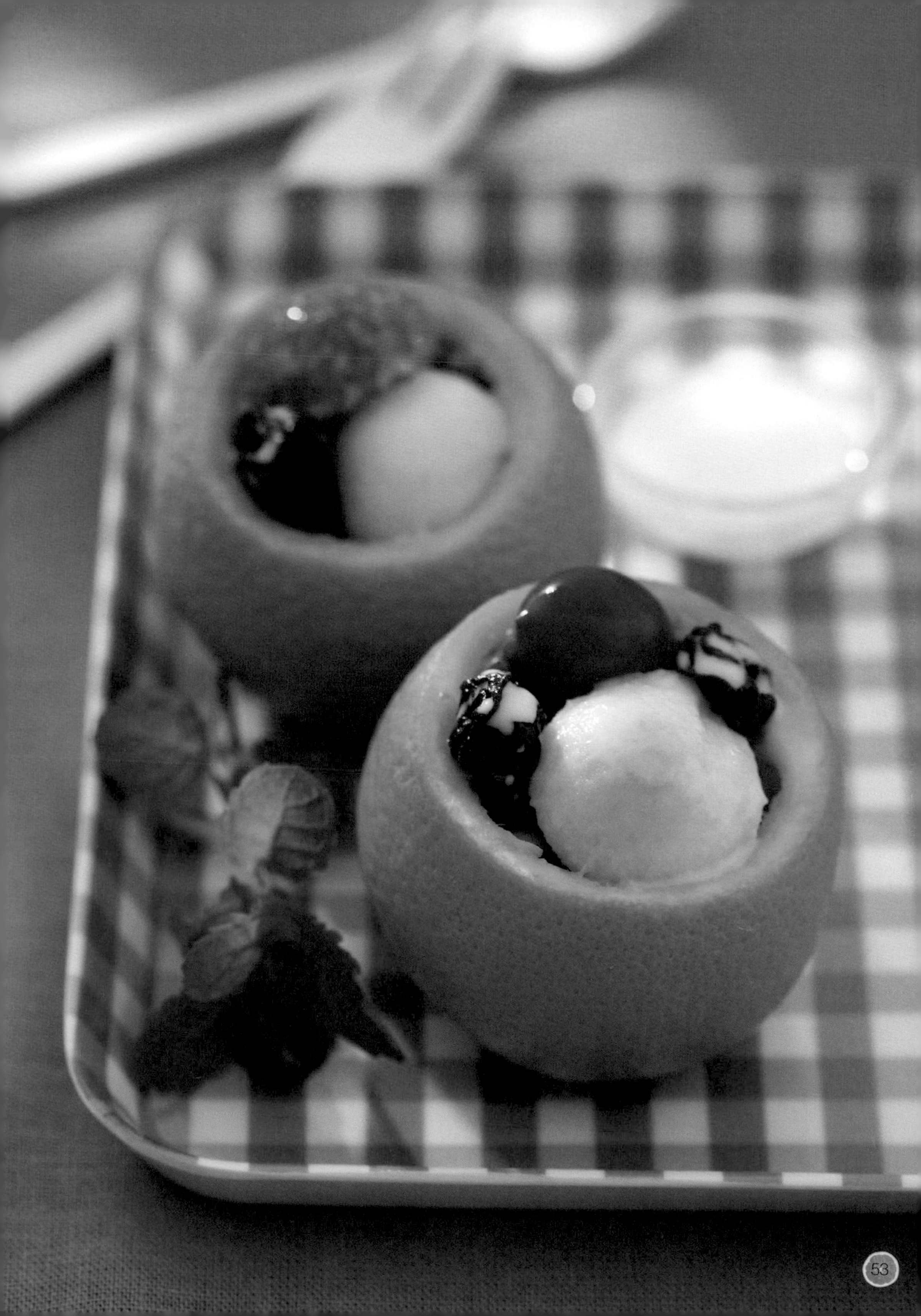

綠茶西米露

❤Green tea+Tapioca Pudding❤

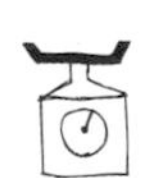

材料

西谷米······100公克
牛奶··········150cc
綠茶粉·······20公克
熱開水·········30cc

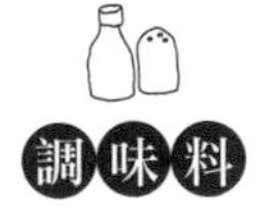

調味料

糖水··········100cc

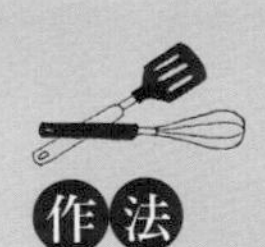

作法

1. 取鍋加入適量的水煮滾後，放入西谷米，用中火煮至透明後，再撈起放涼備用。
2. 抹茶粉與熱開水一起調勻，加入牛奶，再加入適量糖水，待涼，再放入西谷米即可食用。

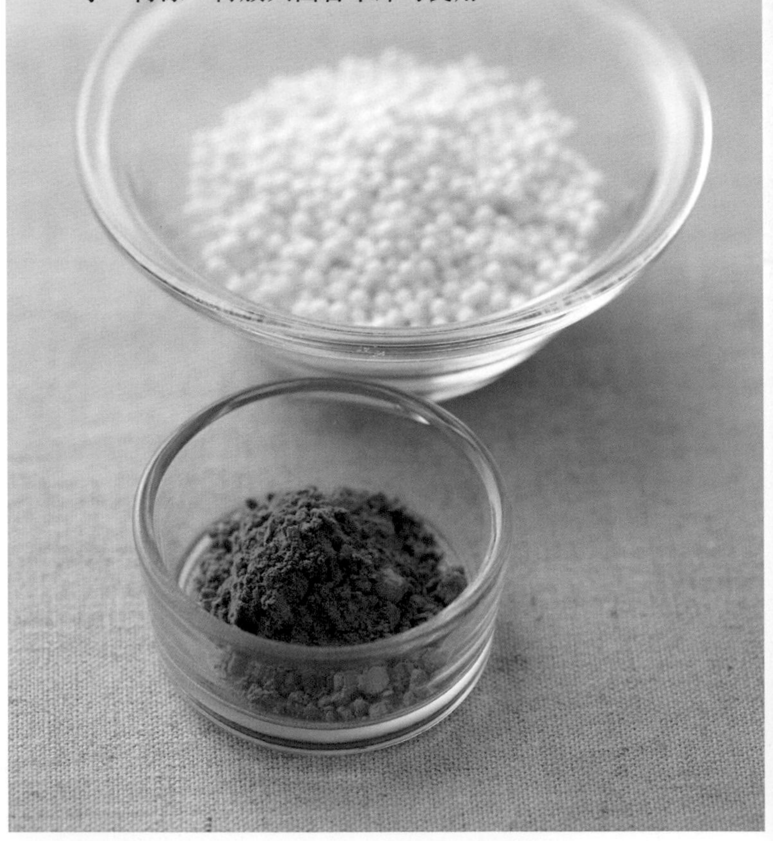

備註：煮西谷米時記得要不停的攪動，不然很容易黏鍋燒焦。

綠茶粉 營養的祕密

綠茶粉當中含有豐富的維生素C及兒茶素，兒茶素的抗氧化作用是維生素E的20倍，能預防紫外線損傷皮膚，並且具有抗菌消炎的作用，是內服外用兼宜的最天然保養品。

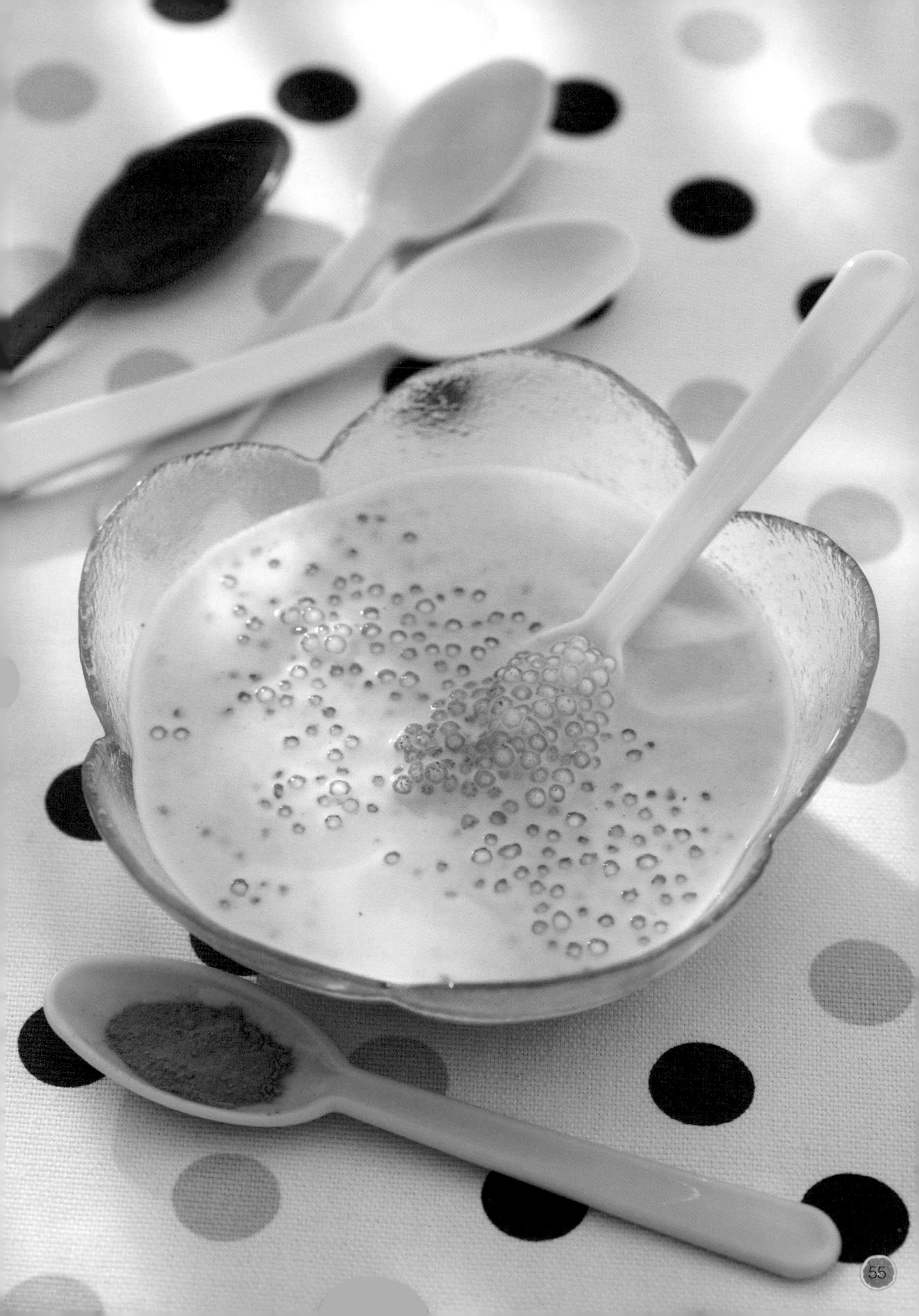

綠花椰牛奶

❤Broccoli+Milk❤

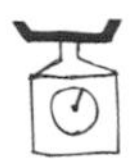

材料

綠花椰菜······5小朵
牛奶··········100cc

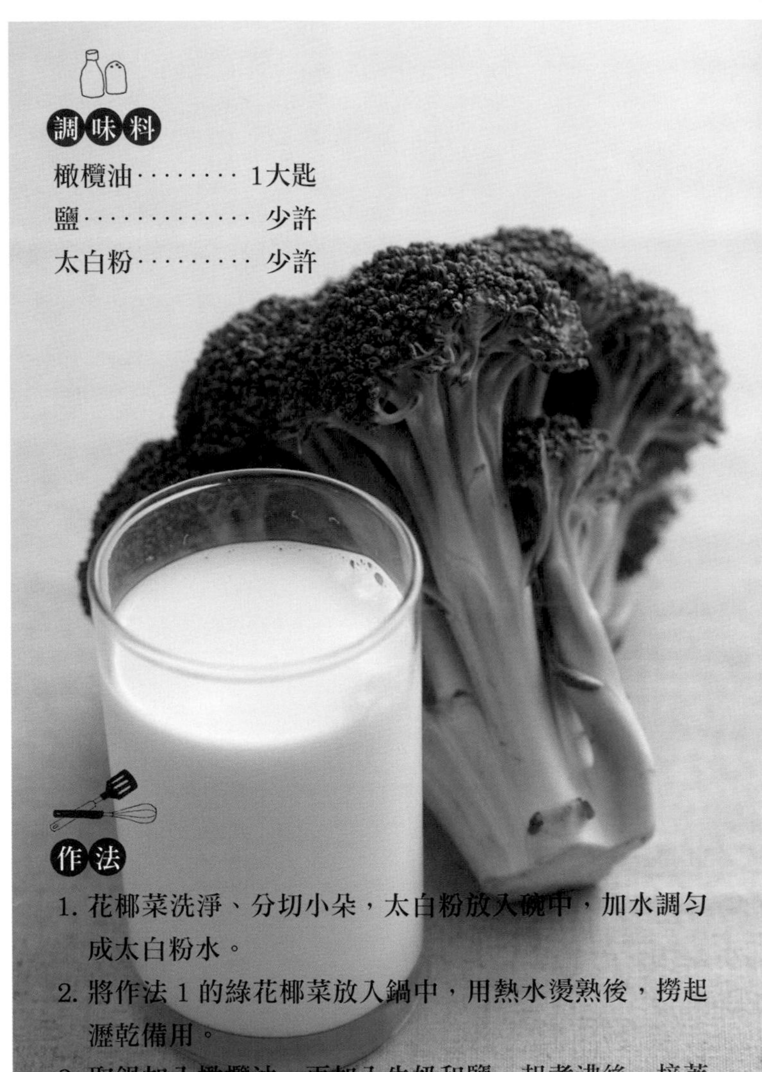

調味料

橄欖油········1大匙
鹽············少許
太白粉·········少許

作法

1. 花椰菜洗淨、分切小朵，太白粉放入碗中，加水調勻成太白粉水。
2. 將作法 1 的綠花椰菜放入鍋中，用熱水燙熟後，撈起瀝乾備用。
3. 取鍋加入橄欖油，再加入牛奶和鹽一起煮沸後，接著放入作法 2 的綠花椰菜，再加入太白粉水勾芡即可。

花椰菜 營養的祕密

◎花椰菜是屬於十字花科植物，其維生素 C 的含量也很高，是番茄的 8 倍，芹菜的 15 倍，其中的吲哚更是防癌尖兵，但吲哚為水溶性，所以不建議花椰菜在水中煮太久。

◎花椰菜容易生蟲，而且容易殘留農藥，在食用前最好先浸泡鹽水，並用清水多沖洗幾次。

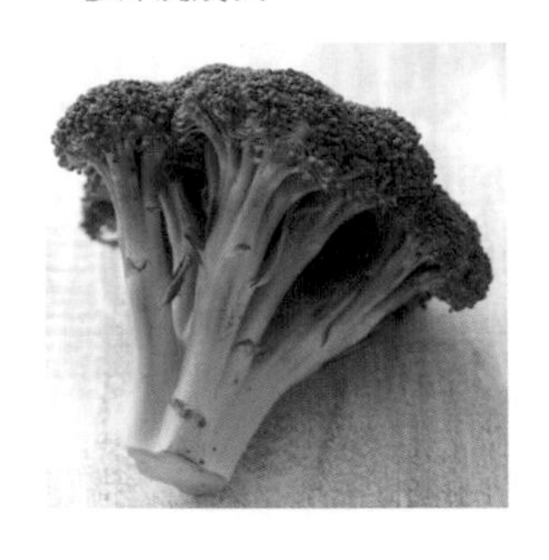

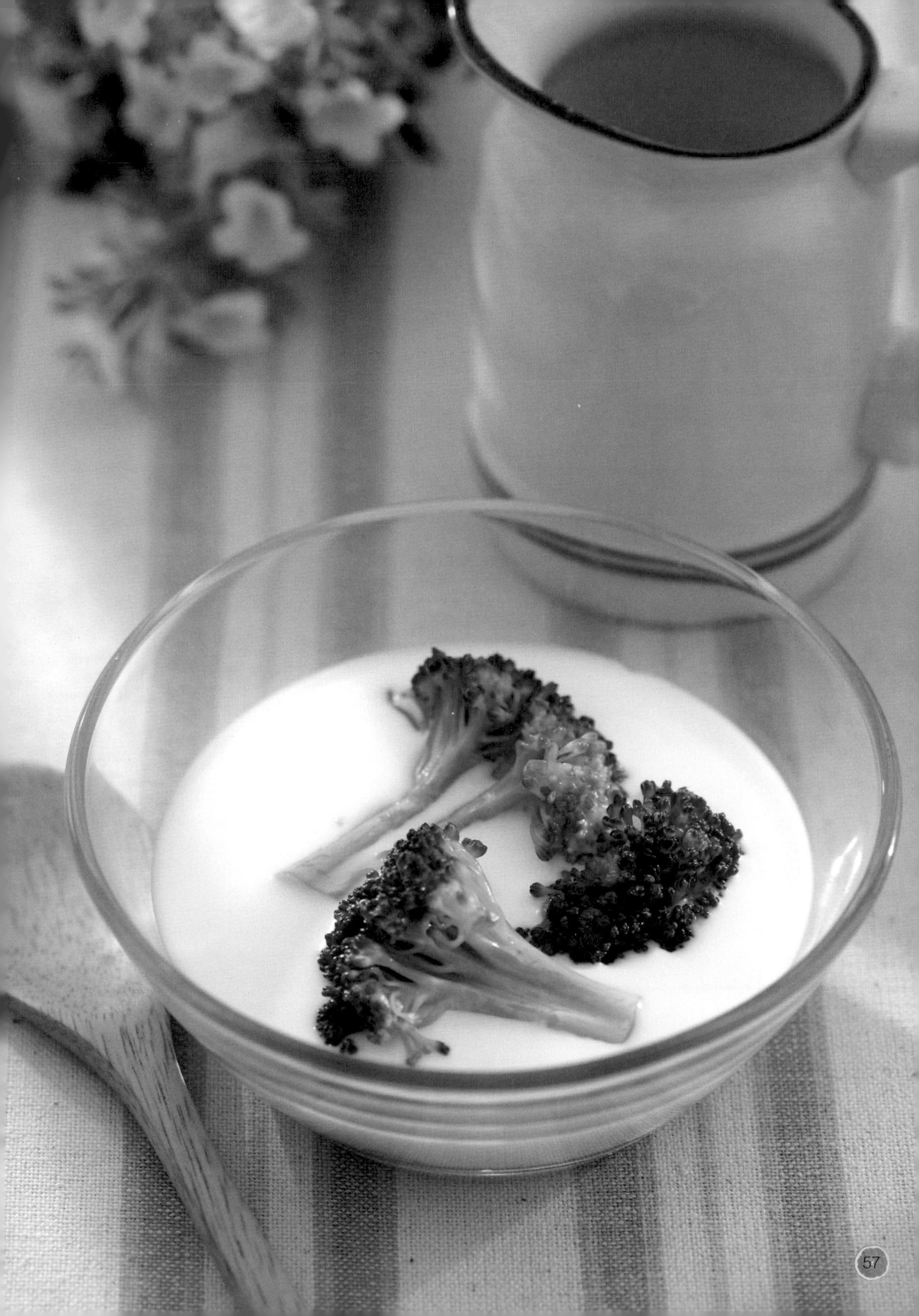

地瓜燉白木耳

❤Sweet potato+Tremella❤

材料

地瓜‥‥‥‥‥‥ 2條

銀耳‥‥‥‥‥ 5～6朵

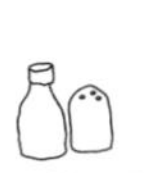

調味料

冰糖‥‥‥‥‥‥ 少許

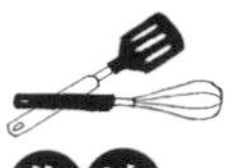

作法

1. 地瓜去皮、切塊；銀耳泡軟、切小朵。
2. 準備一鍋水，先放入銀耳，用小火煮30分鐘。
3. 續於作法2鍋中加入作法1的地瓜丁，用小火讓地瓜續煮約10分鐘，接著再加入冰糖調味即可。

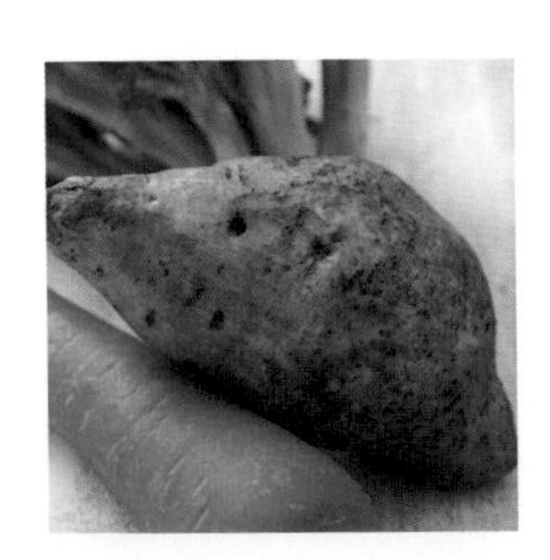

地瓜・白木耳 營養的祕密

◎地瓜含有豐富的β胡蘿蔔素及麩胱甘肽，能增加眼睛及皮膚的抗氧化能力，使眼睛明亮有神，皮膚白皙光滑，其中豐富的膳食纖維更能促進腸胃蠕動，預防腸道毒素堆積，使身體健康，皮膚細胞顯得年輕、有活力。

◎白木耳豐富的胺基酸和膠質，能使皮膚保水度增加，充滿水嫩彈性，堪稱平民的燕窩。

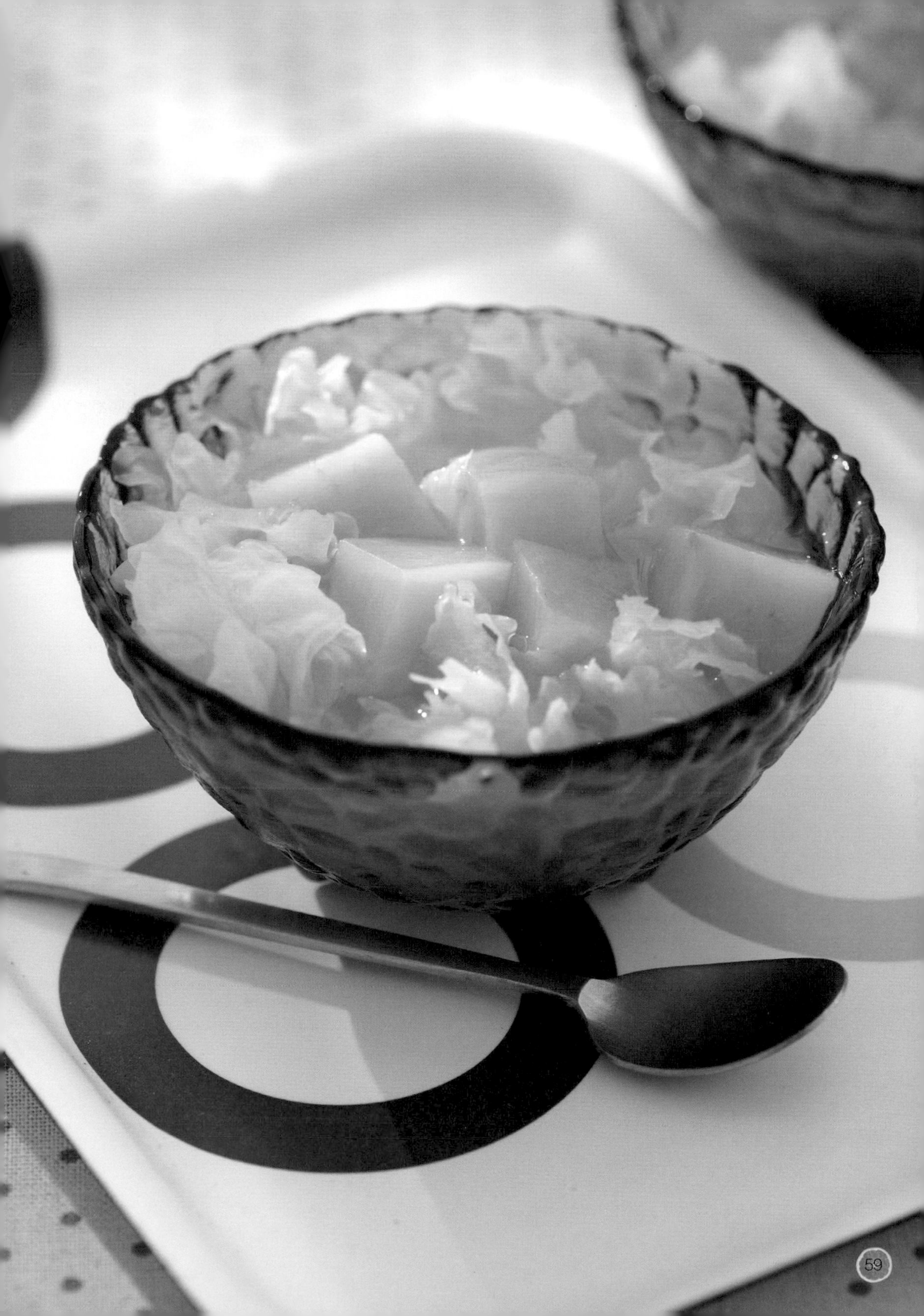

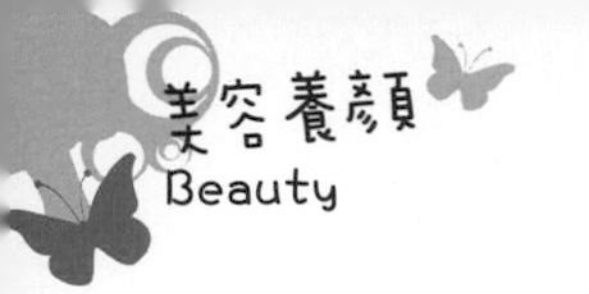

南瓜籽地瓜泥

❤Sweet Potato+Pumpkin Seeds+Rains❤

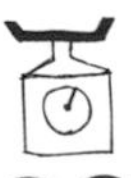

材料

地瓜…………1條
南瓜籽仁……少許
葡萄乾……10公克

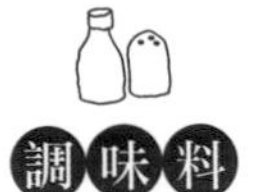

調味料

橄欖油……1/2小匙
胡椒粉………少許

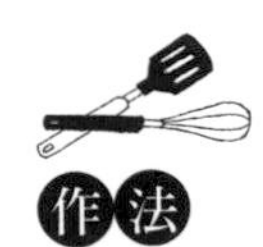

作法

1. 地瓜去皮，蒸熟備用。
2. 將作法 1 的地瓜搗成泥狀，加入調味料拌勻。
3. 再撒上南瓜籽仁和葡萄乾即可。

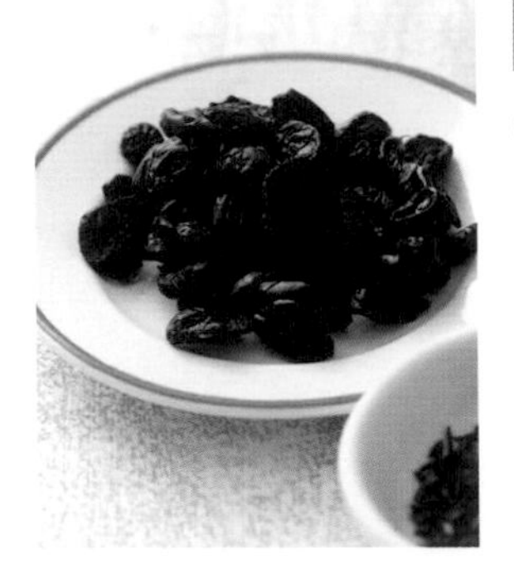

地瓜・南瓜籽仁・葡萄乾 營養的祕密

◎地瓜是美容養生的最佳食材，很多人用地瓜來排毒瘦身，地瓜豐富的膳食纖維的確能排除宿便，預防痘痘生成，維持皮膚光滑，但烹調地瓜最好是用水煮或用烤的，不要用高溫油炸。另外，地瓜中含豐富的醣類，吃太多還是會發胖，千萬不要以為多吃地瓜就能減肥喔！

◎南瓜籽含豐富的亞麻仁油酸、鐵質及維生素E，能改善血液循環，預防皮膚粗糙，尤其男性若多吃南瓜子，更有助於維持生殖系統前列腺的健康。

◎葡萄乾所含花青素和鐵質，也是女性維持臉色白皙紅潤的最佳法寶。

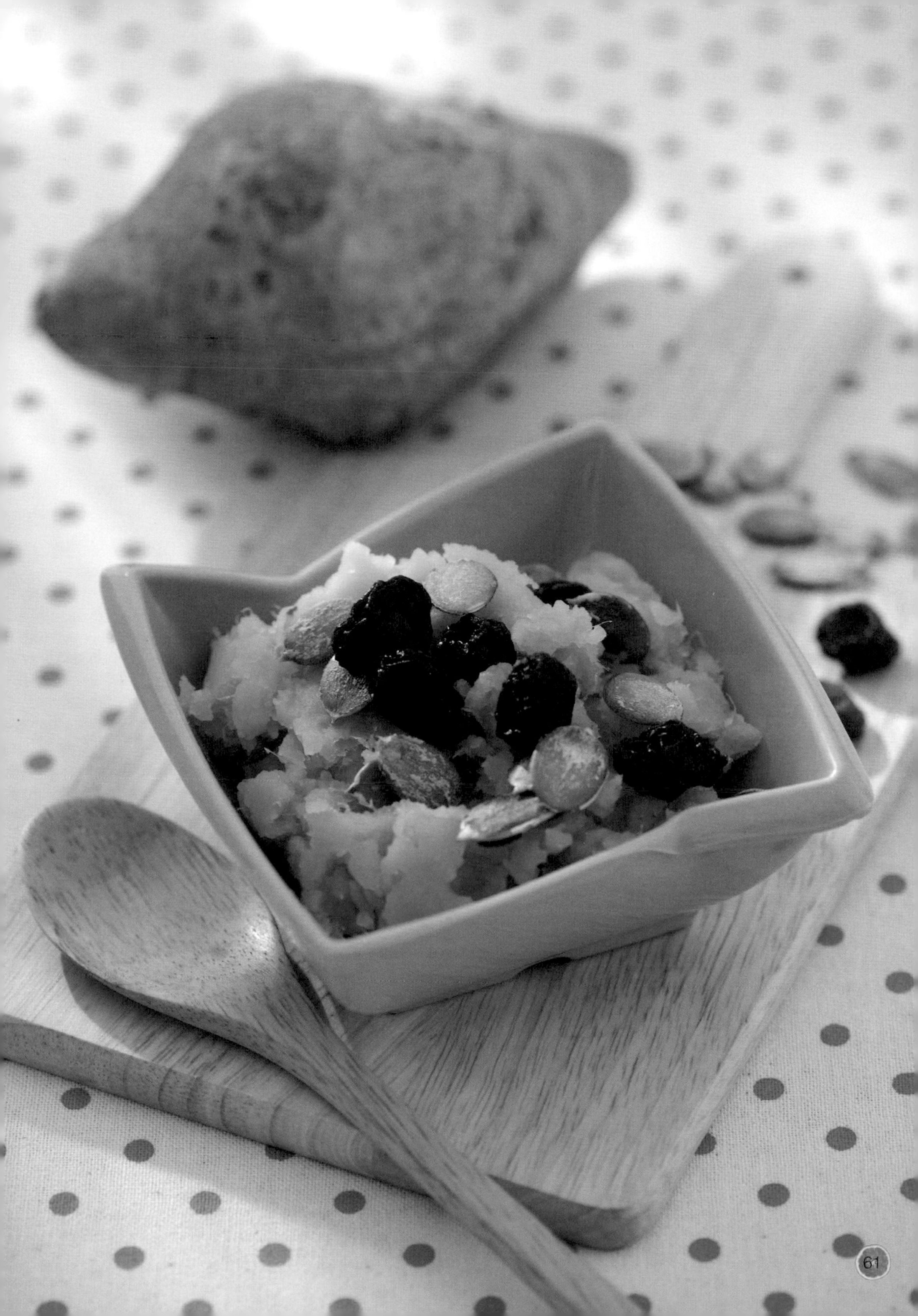

苦瓜鳳梨排骨湯

❤Bitter melon+Pineapple❤

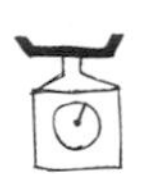

材料

苦瓜‥‥‥‥‥‥ 1條
鳳梨‥‥‥‥‥‥ 3片
排骨‥‥‥‥‥‥ 少許

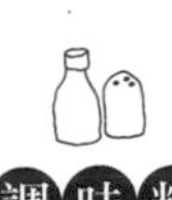

調味料

鹽‥‥‥‥‥‥‥ 少許

作法

1. 將排骨放入沸水中汆燙去血水，撈起沖水備用。
2. 苦瓜去籽、切塊；鳳梨切塊，備用。
3. 準備一鍋水，放入苦瓜塊、鳳梨片和排骨，用大火煮沸，再改轉小火煮 20 分鐘。
4. 最後加鹽調味即可。

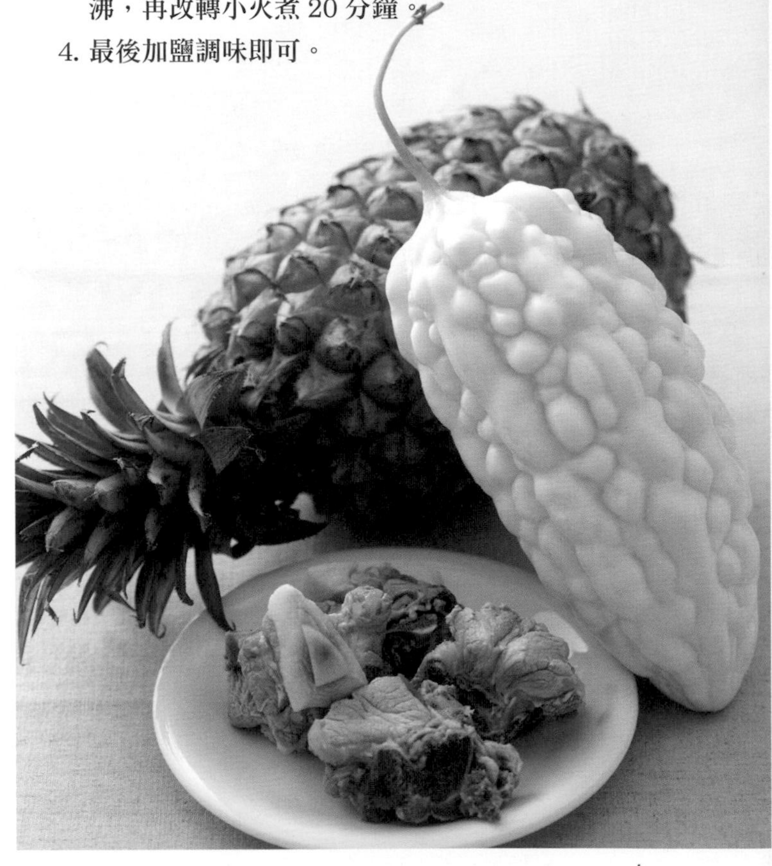

鳳梨・苦瓜 營養的祕密

◎鳳梨中所含的蛋白質分解酵素，與排骨一起烹調，有助於分解肉類的蛋白質，幫助消化吸收，鳳梨也含有豐富的維生素 C 與 β 胡蘿蔔素，能維持皮膚與眼睛的健康。

◎苦瓜當中含有豐富的維生素 C 及膳食纖維，能促進新陳代謝，加速體內毒素的排出，有助於維持肌膚的彈性。

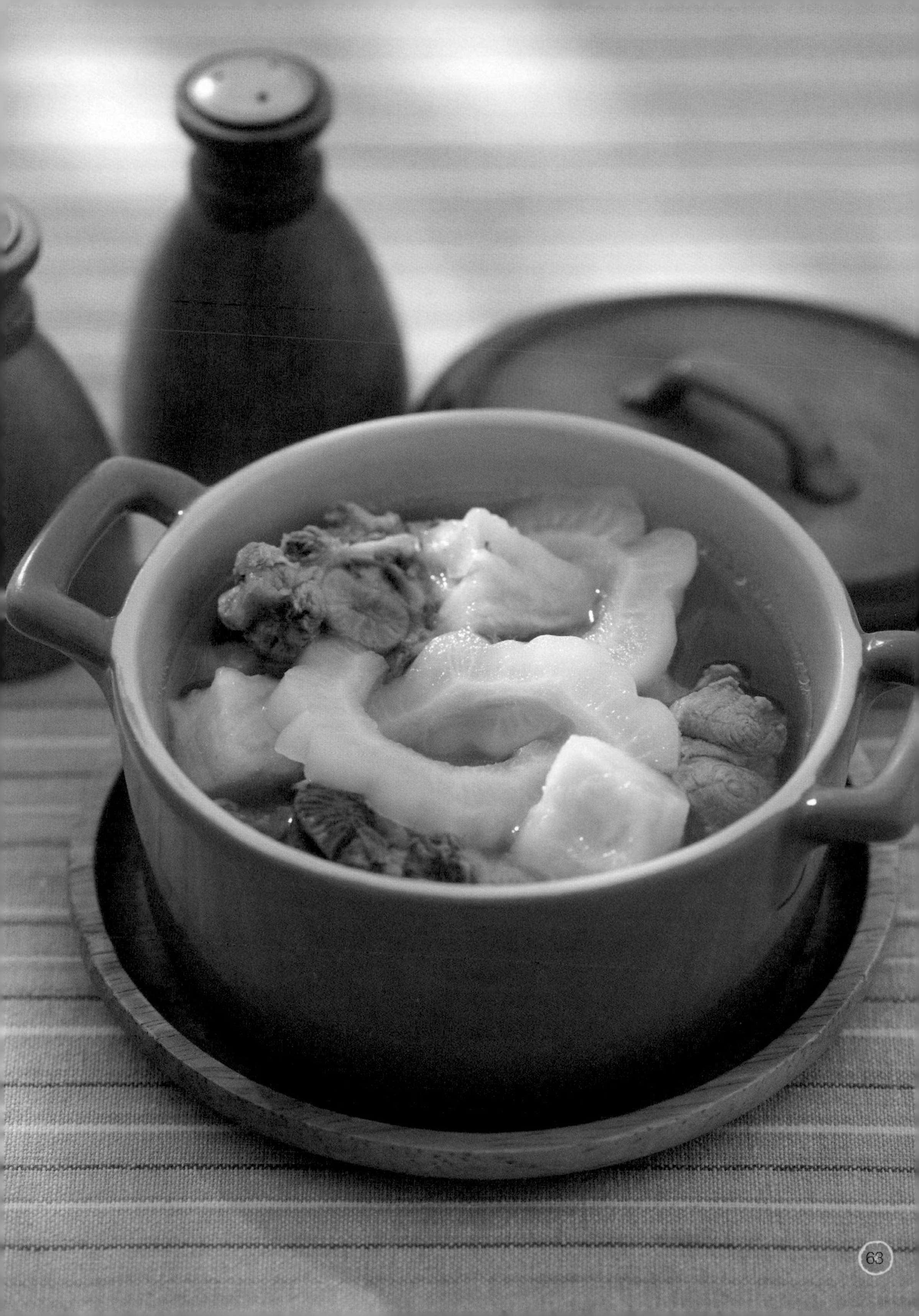

三彩水果醋飲

❤Blueberry+Pineapple+Watermelon❤

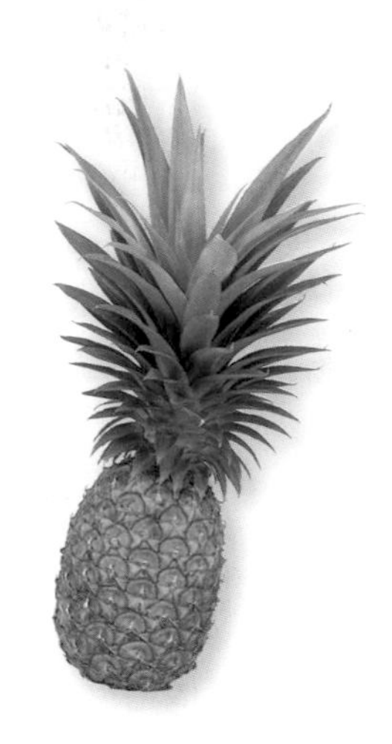

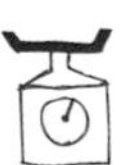

材料

藍莓·········3～5個
鳳梨···········少許
西瓜···········少許
梅子醋·········適量

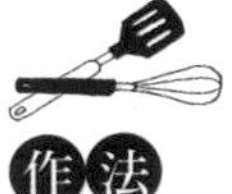

作法

1. 水果洗淨，西瓜、鳳梨切小丁，放入杯中，再放入藍莓。
2. 最後將梅子醋倒入杯中拌勻即可。

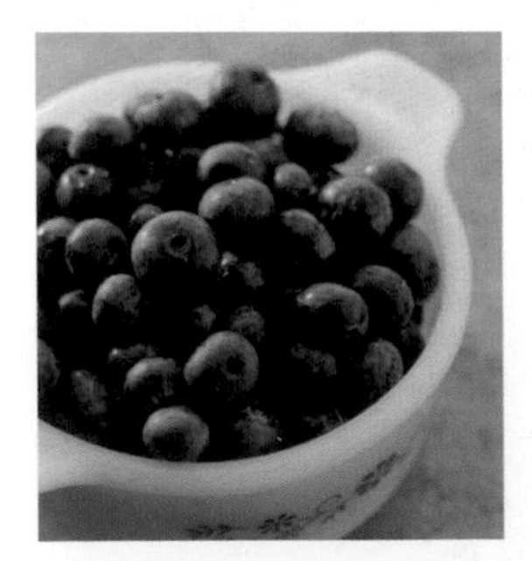

藍莓・鳳梨・西瓜 營養的祕密

◎根據最新研究顯示，藍莓可以預防心血管疾病及代謝症候群，而對改善腹部脂肪更是有顯著的功效。

◎鳳梨含有豐富的鳳梨酵素，能有效的分解脂肪，可以在餐後適時的吃鳳梨或飲用鳳梨汁。

◎西瓜水分含量多，熱量不高，可生津利尿，預防便秘，是夏季用來減肥的好水果。

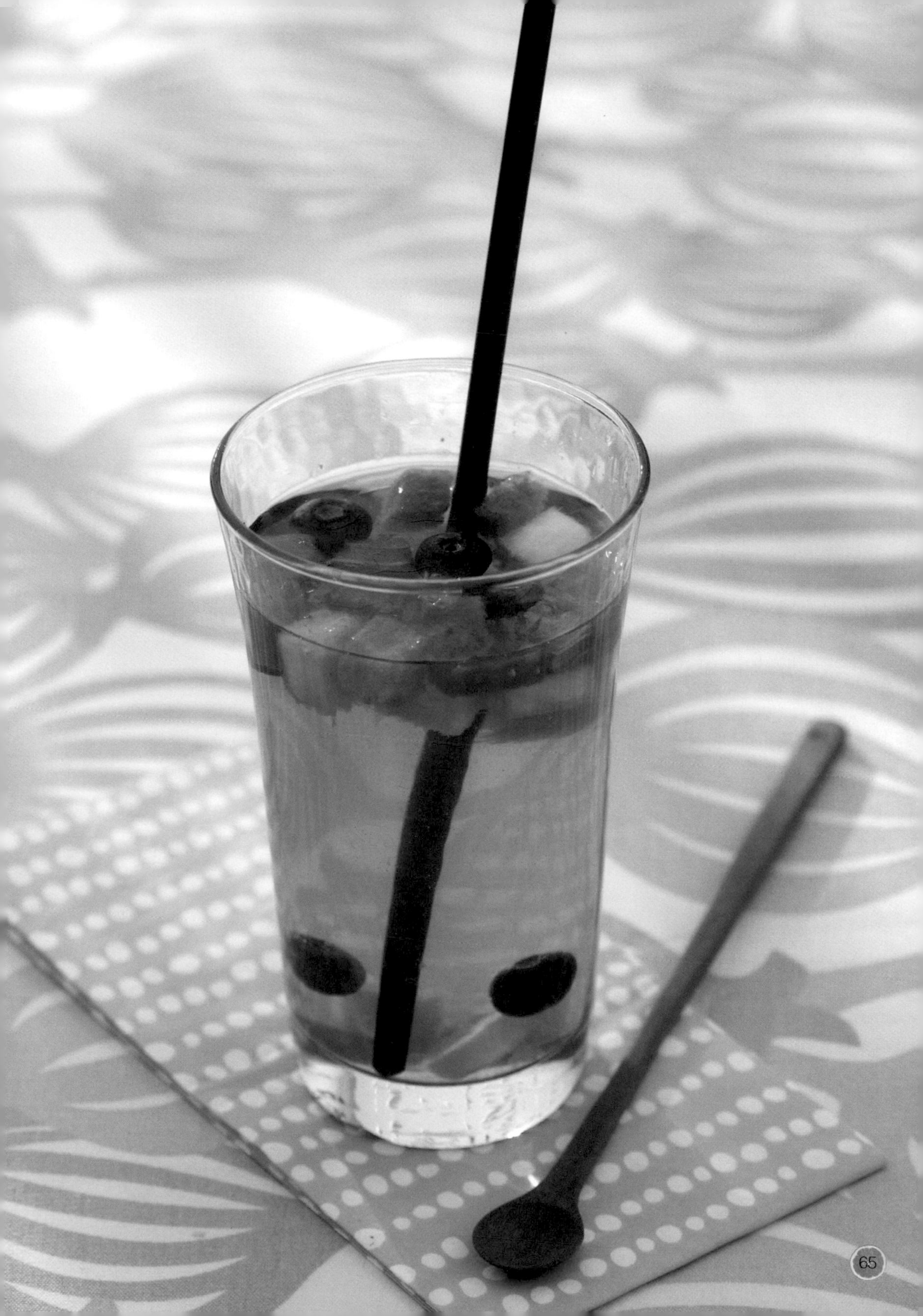

芭樂豆漿

❤Guava+Soybean milk❤

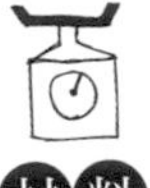

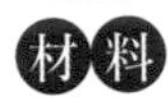

芭樂 ·········· 1/2個
蘋果 ·········· 1/4個
豆漿 ·········· 200cc

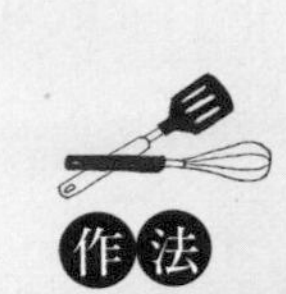

1. 芭樂和蘋果洗淨、切塊。
2. 將作法 1 的所有材料，放入果汁機中，再加入豆漿和水，按下開關，攪打均勻即可。

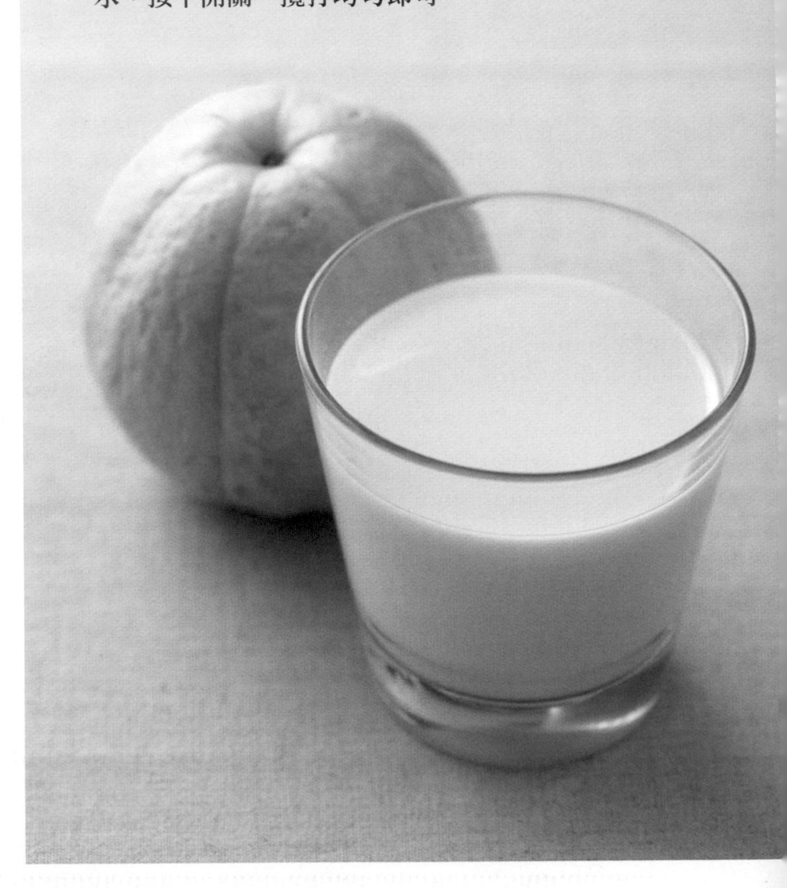

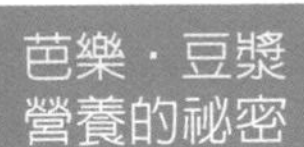

◎芭樂中的β胡蘿蔔素、芹菜素、楊梅素等，具有很高的抗氧化作用，能預防老化與糖尿病、高血壓等慢性疾病的形成。熱量低纖維多的芭樂是健康瘦身的最佳水果。

◎豆漿含豐富的鈣質與大豆異黃酮，能預防骨質疏鬆症，並且能抗老防癌。

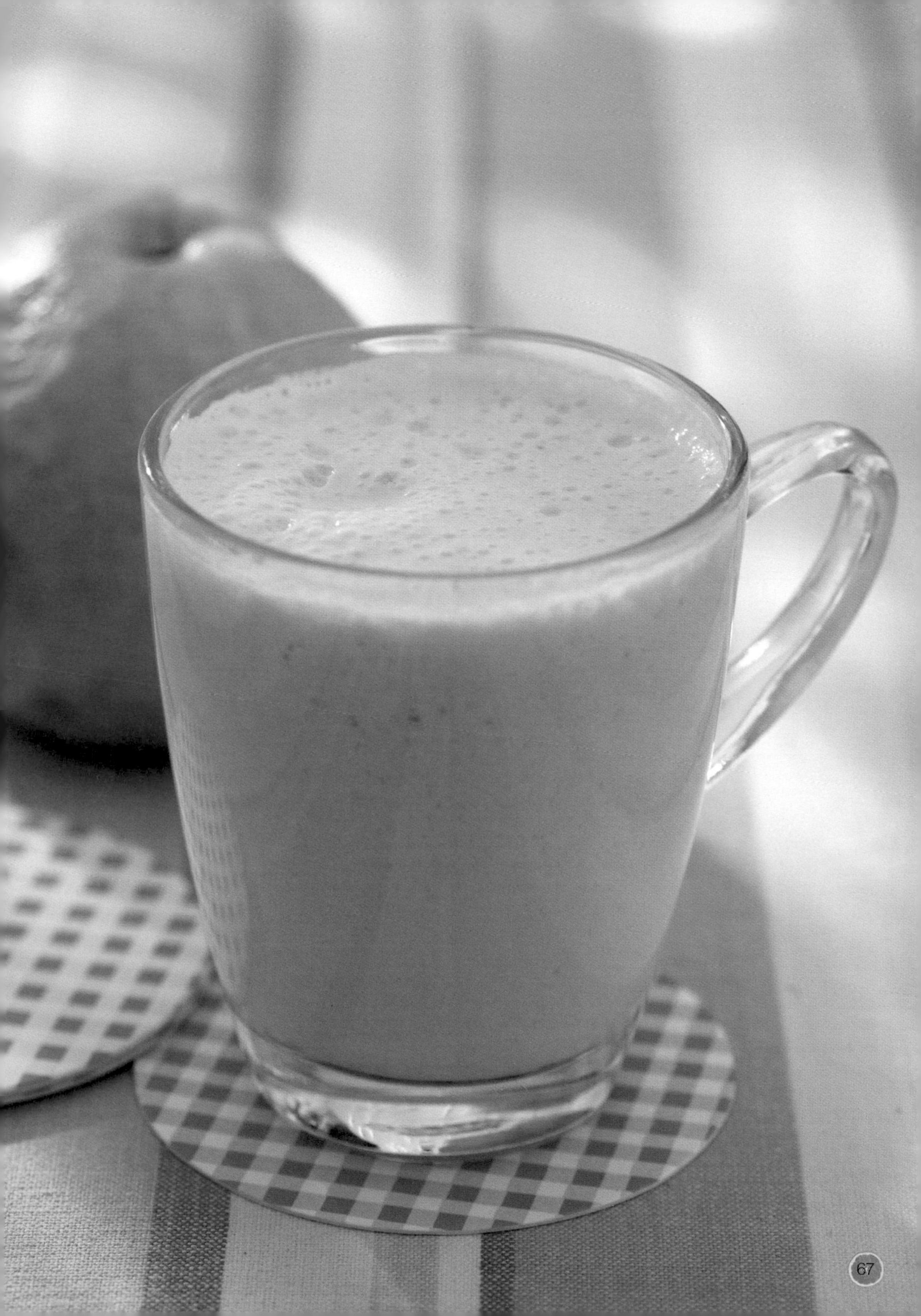

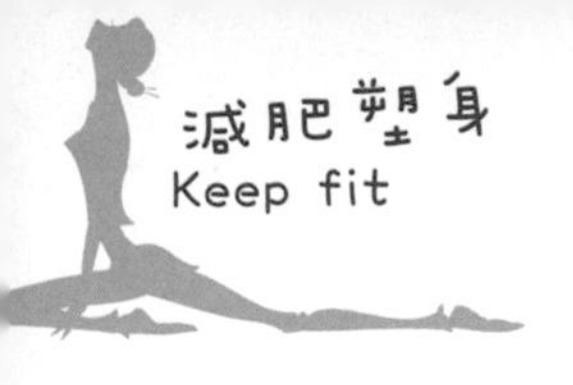

西瓜優酪乳

❤Watermelon+Yoghurt❤

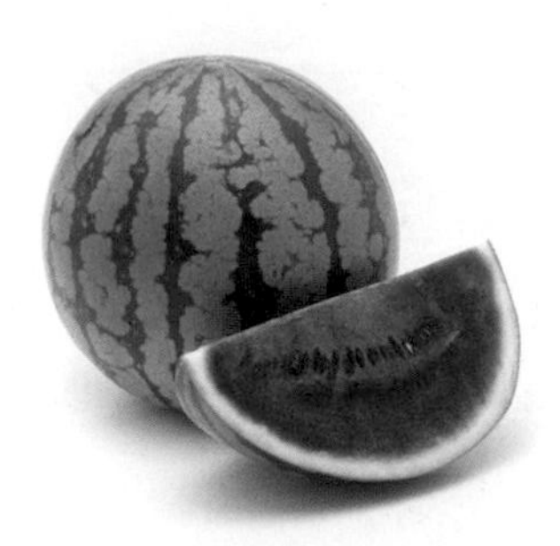

西瓜．無糖優酪乳營養的祕密

◎100公克的西瓜只有30大卡的熱量，而且90%是水分，吃了不容易發胖。西瓜可利尿消腫，降火氣，並能消暑解渴，吃西瓜能排除體內過多的水分，能改善高血壓及膀胱炎。

◎無糖優酪乳本身具備像牛奶一樣的營養素，又比牛奶更容易被人體吸收，並可以促進腸胃蠕動，使體內毒素不堆積，加速脂肪燃燒，提高新陳代謝，可以瘦得健康又美麗。

◎如果是要減肥或糖尿病人，不建議選用市售的含糖優酪乳，可以買優格機自製無糖優酪乳，健康又方便。

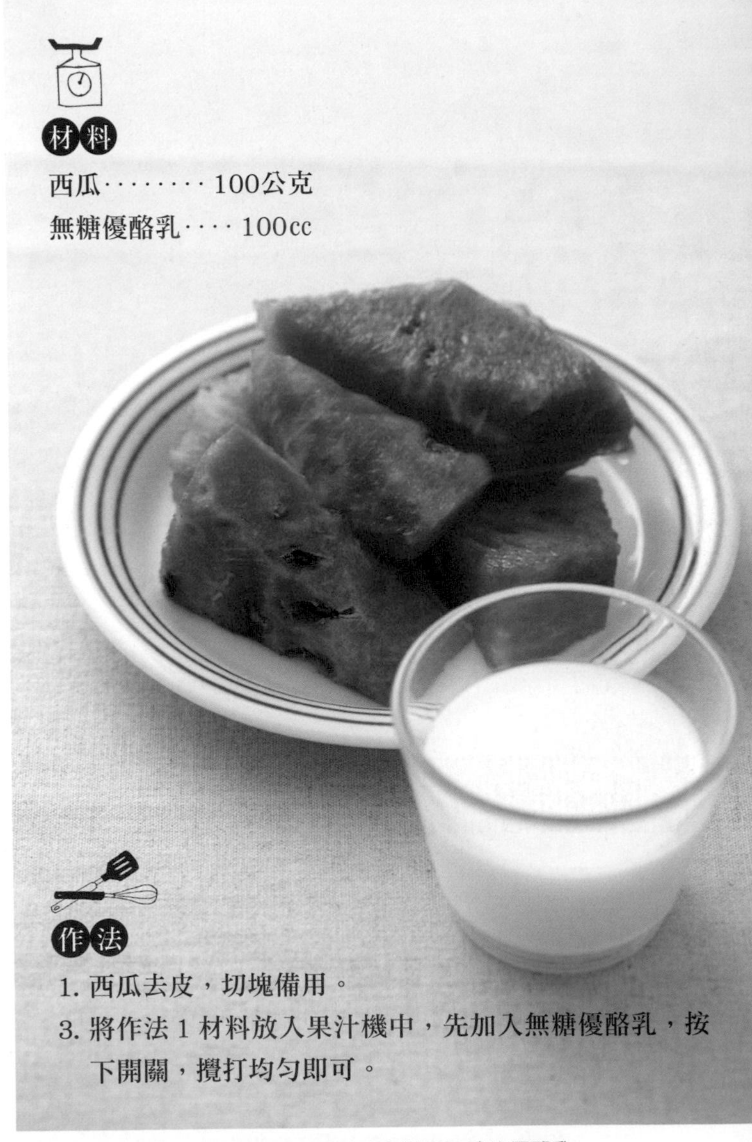

材料

西瓜‥‥‥‥100公克
無糖優酪乳‥‥100cc

作法

1. 西瓜去皮，切塊備用。
3. 將作法1材料放入果汁機中，先加入無糖優酪乳，按下開關，攪打均勻即可。

備註：西瓜的糖分和甜度較高，所以建議搭配無糖的優酪乳。

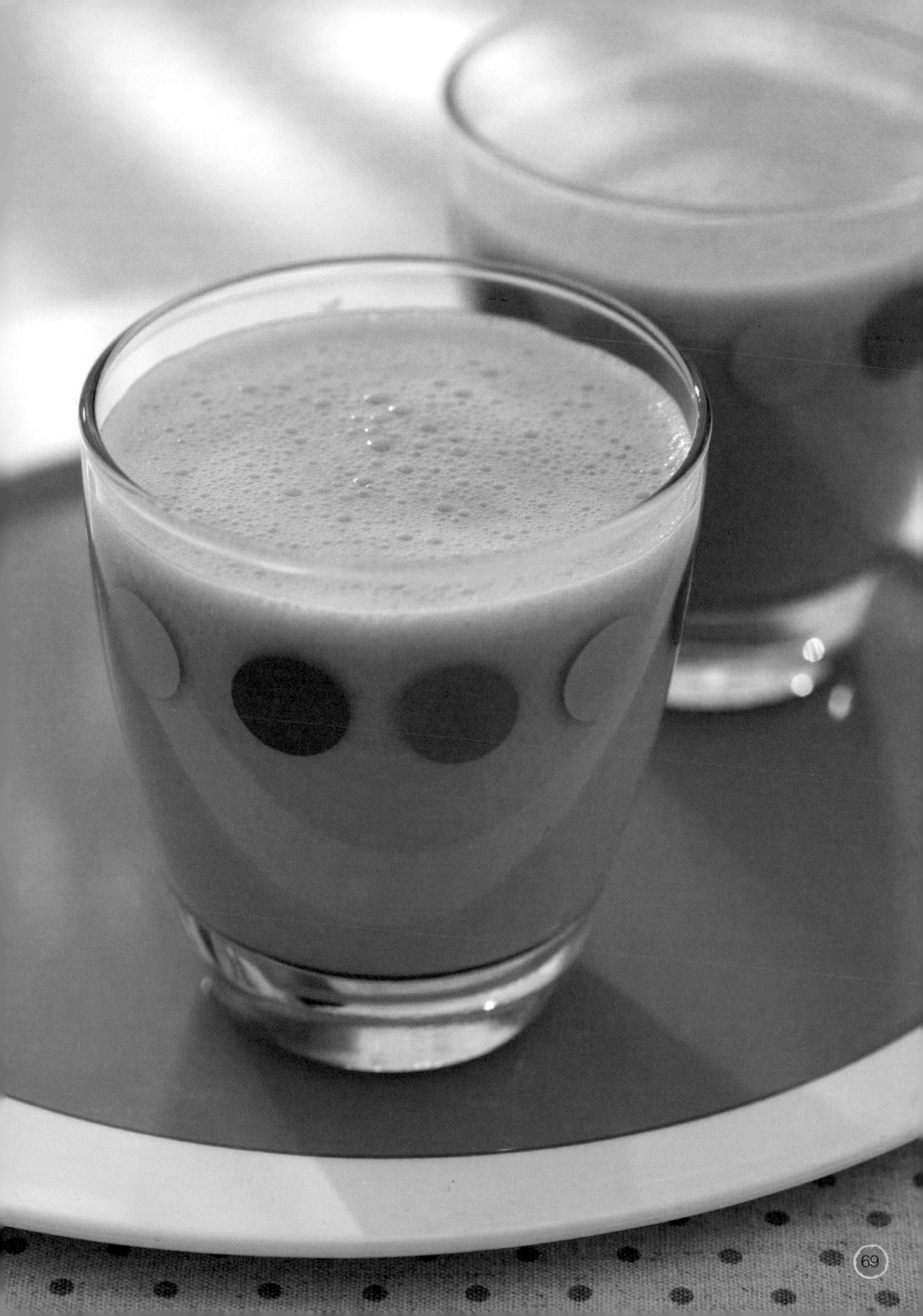

橙汁甜椒西芹

❤Parsley+Pimento+Orange❤

材料

西洋芹⋯⋯500公克
柳橙⋯⋯1個
蒜末⋯⋯少許
甜椒條⋯⋯適量

調味料

糖⋯⋯1大匙
鹽⋯⋯1小匙
水果醋⋯⋯少許
香油⋯⋯少許

芹菜・柳橙營養的祕密

◎芹菜當中的芹菜素能促進血液循環，降低血液中膽固醇的含量，穩定血壓，其中豐富的膳食纖維，更能潤腸通便，幫助身體改善腸道環境。

◎柳橙當中含有多種植化素成分，像是β胡蘿蔔素、玉米黃素、檸檬黃素，能保護眼睛和皮膚，其豐富的膳食纖維也能促進腸胃蠕動，且熱量很低，是減肥者健康瘦身的好食物。

◎這道橙汁西芹很適合高血壓合併肥胖症的人食用。

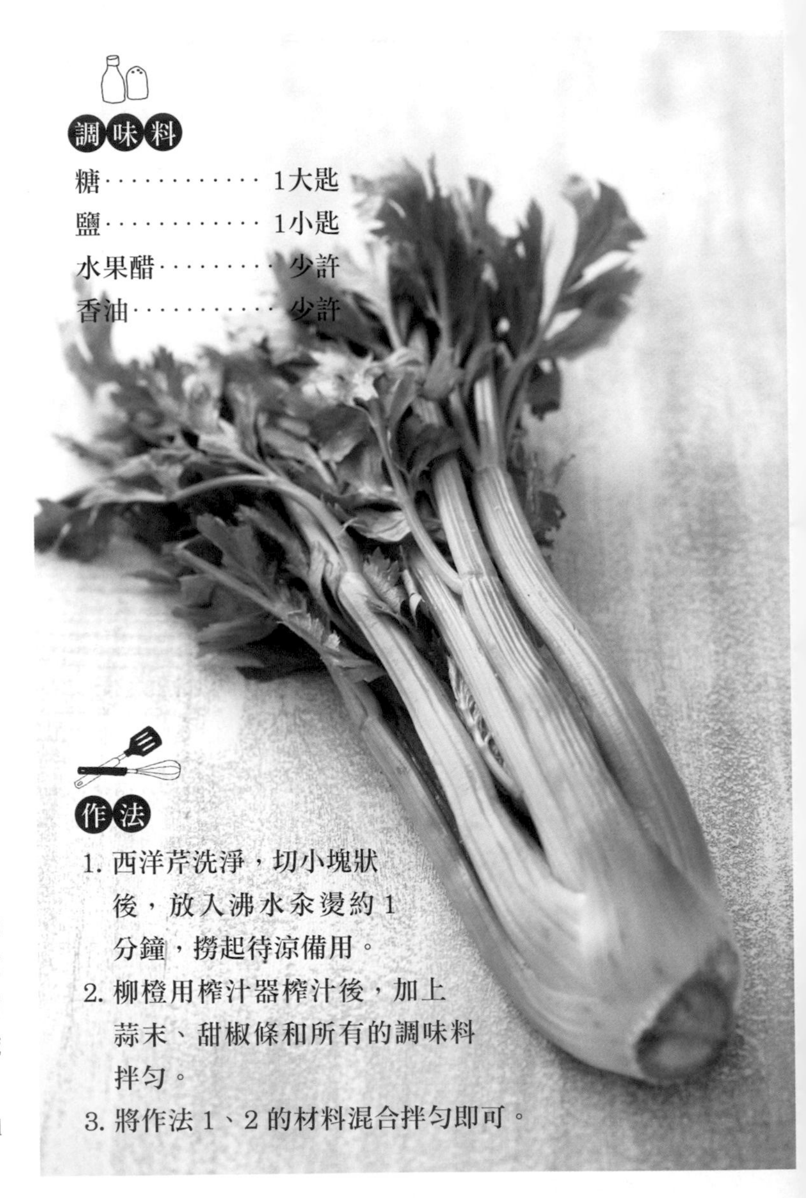

作法

1. 西洋芹洗淨，切小塊狀後，放入沸水汆燙約1分鐘，撈起待涼備用。
2. 柳橙用榨汁器榨汁後，加上蒜末、甜椒條和所有的調味料拌勻。
3. 將作法1、2的材料混合拌勻即可。

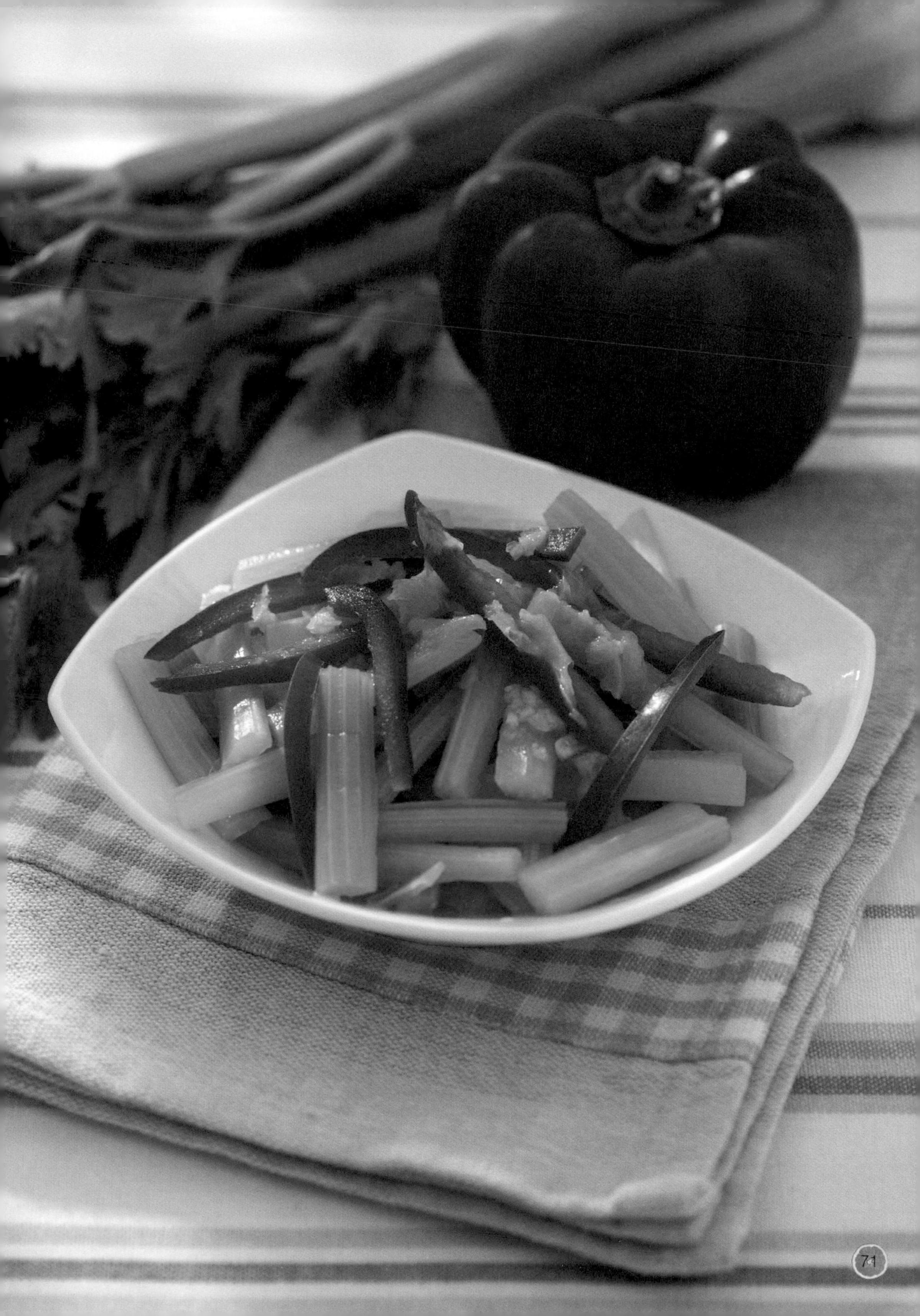

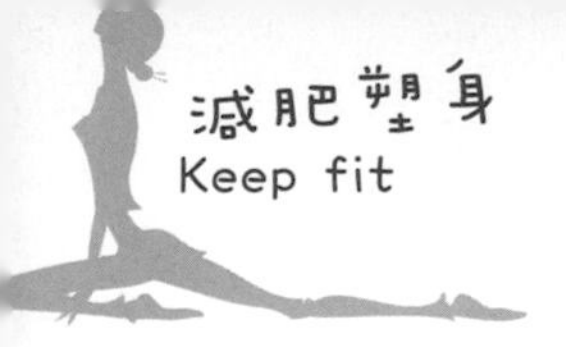

芒果凍

❤Mango❤

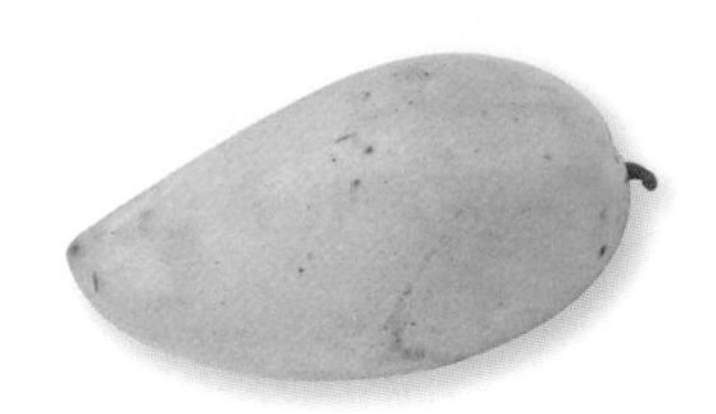

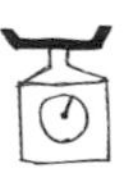

材料

洋菜粉‧‧‧‧‧‧‧10公克
芒果汁‧‧‧‧‧‧‧‧200cc
新鮮芒果‧‧‧‧‧‧‧‧1個
水‧‧‧‧‧‧‧‧‧‧‧‧300cc

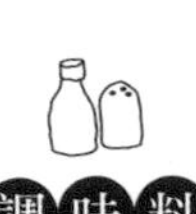

調味料

細砂糖‧‧‧‧‧‧‧10公克

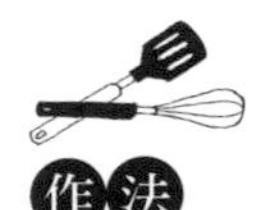

作法

1. 芒果去皮，挖籽後，與芒果汁、水一起加入果汁機中，按下開關，攪打均勻。
2. 將果凍粉和細砂糖拌勻，再加入作法 1 一起煮溶後關火。
3. 待作法 2 降溫後，倒入模型中，待冷卻再放進冰箱中冷藏至凝固即可。

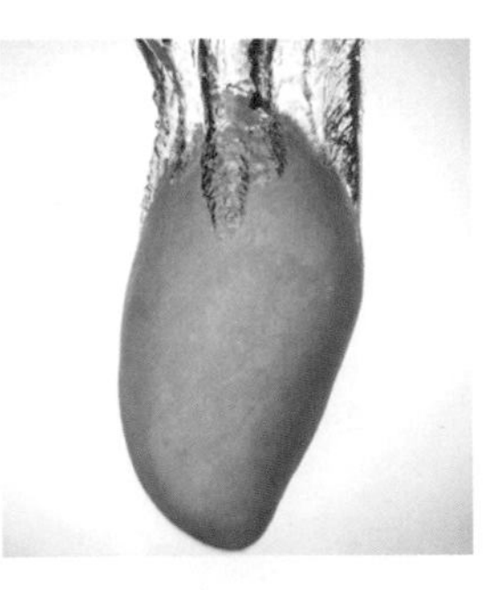

芒果 營養的祕密

◎芒果中的β胡蘿蔔素能保護眼睛，槲皮素與山奈酚均有很強的抗氧化能力，能清除卡在血管中的膽固醇、降低三酸甘油脂的含量，有助於預防心血管疾病，而豐富的纖維質，能加速腸胃蠕動，清除大腸中的毒素，體內不累積毒素，對養顏及瘦身均是最好的幫手。

◎如果是比較要積極減重的人，不建議用市售含糖的果汁做果凍，應用新鮮水果；而果凍的含糖量，也可依個人的需求增減。

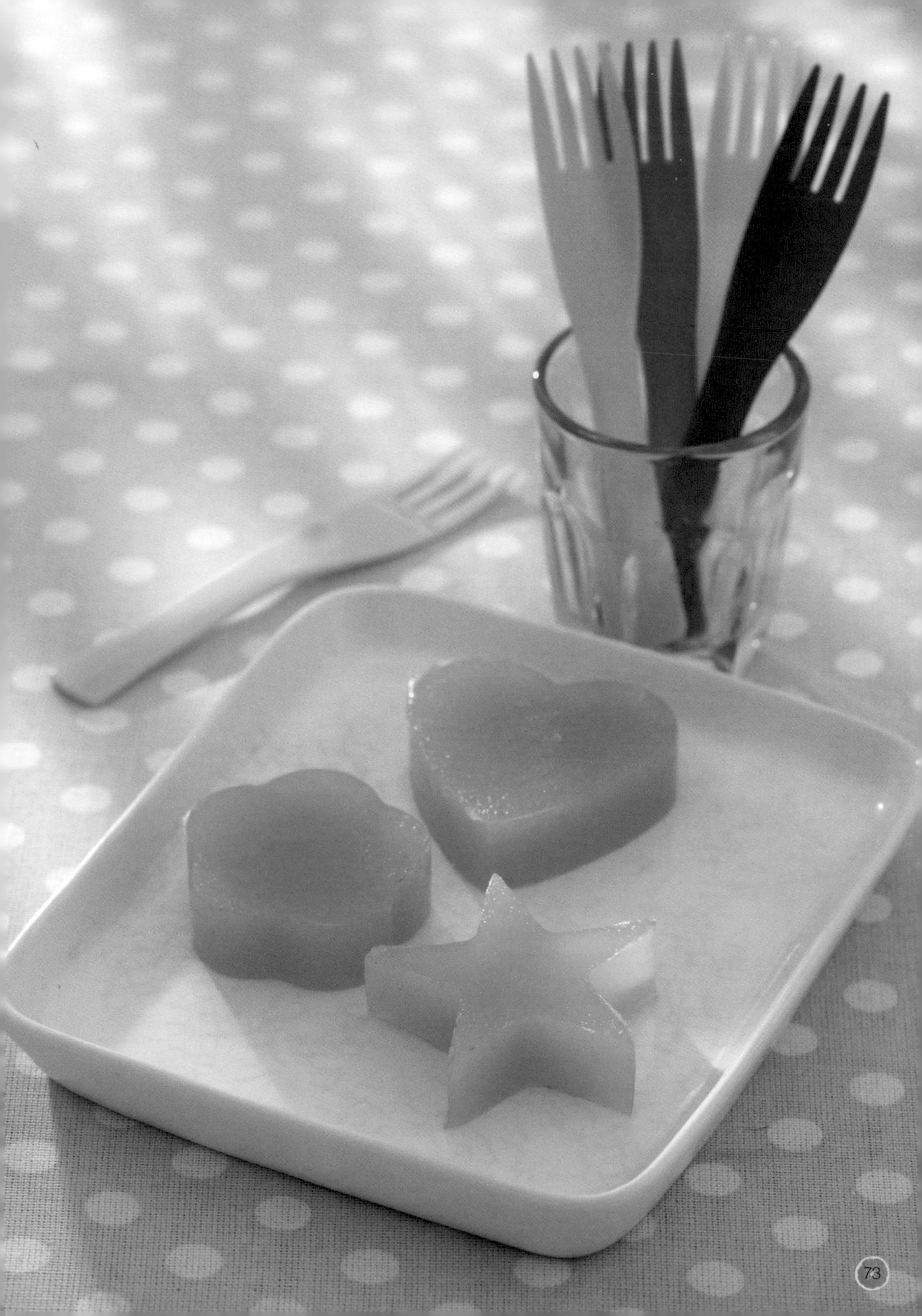

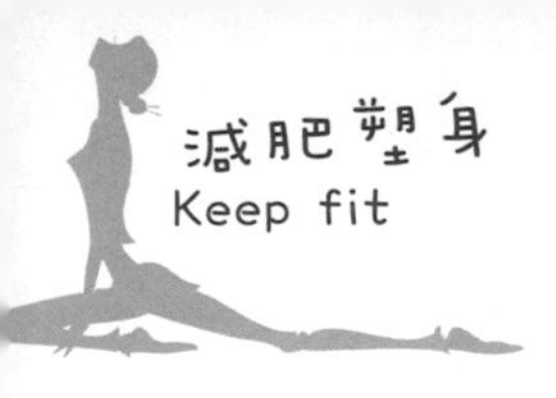

洛神花凍

❤Roselle❤

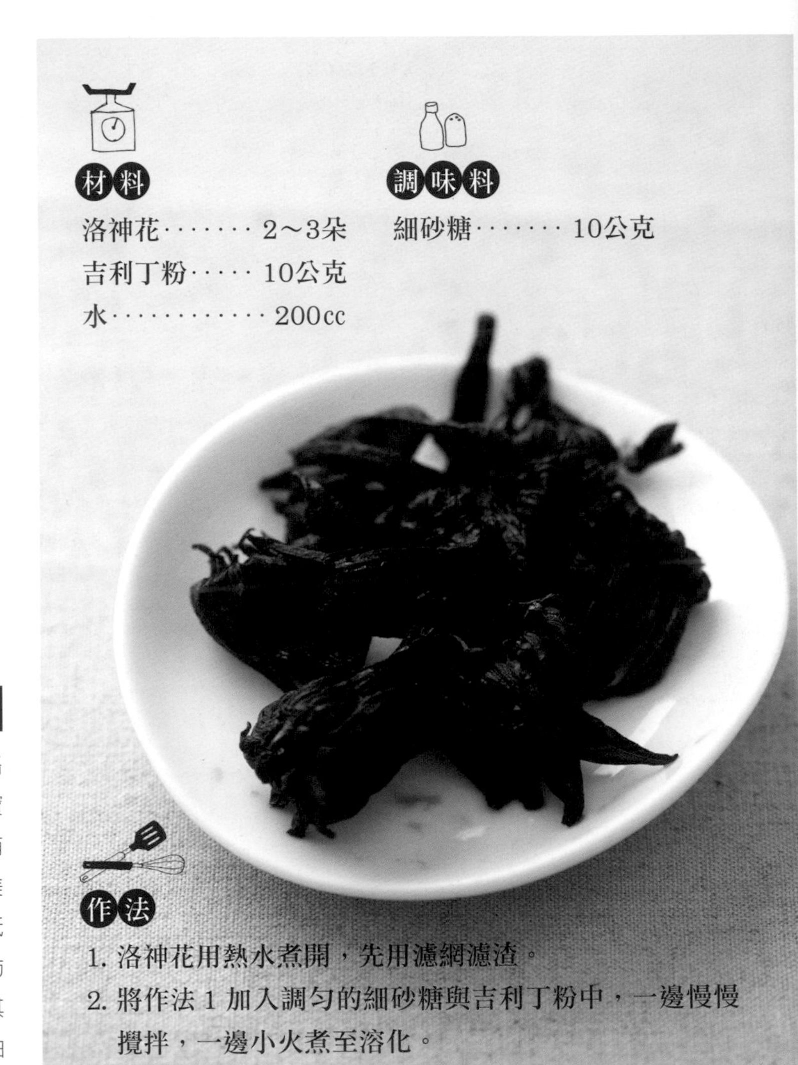

材料

洛神花……2～3朵
吉利丁粉……10公克
水……200cc

調味料

細砂糖……10公克

作法

1. 洛神花用熱水煮開，先用濾網濾渣。
2. 將作法 1 加入調勻的細砂糖與吉利丁粉中，一邊慢慢攪拌，一邊小火煮至溶化。
3. 待作法 2 降溫後，倒入模型中，待冷卻再放進冰箱中冷藏至凝固即可。

洛神花 營養的祕密

洛神花味甘酸、性寒涼，洛神花被譽為植物界的紅寶石，其中所含的花青素具有抗氧化的作用，能養顏美容。此外，洛神花還能降低血液中的三酸甘油脂，預防心血管疾病發生的機率。其中的果酸、果膠，還有解油膩的功效，用洛神花來泡茶、做果凍，少放點糖，可常保身材輕盈苗條。

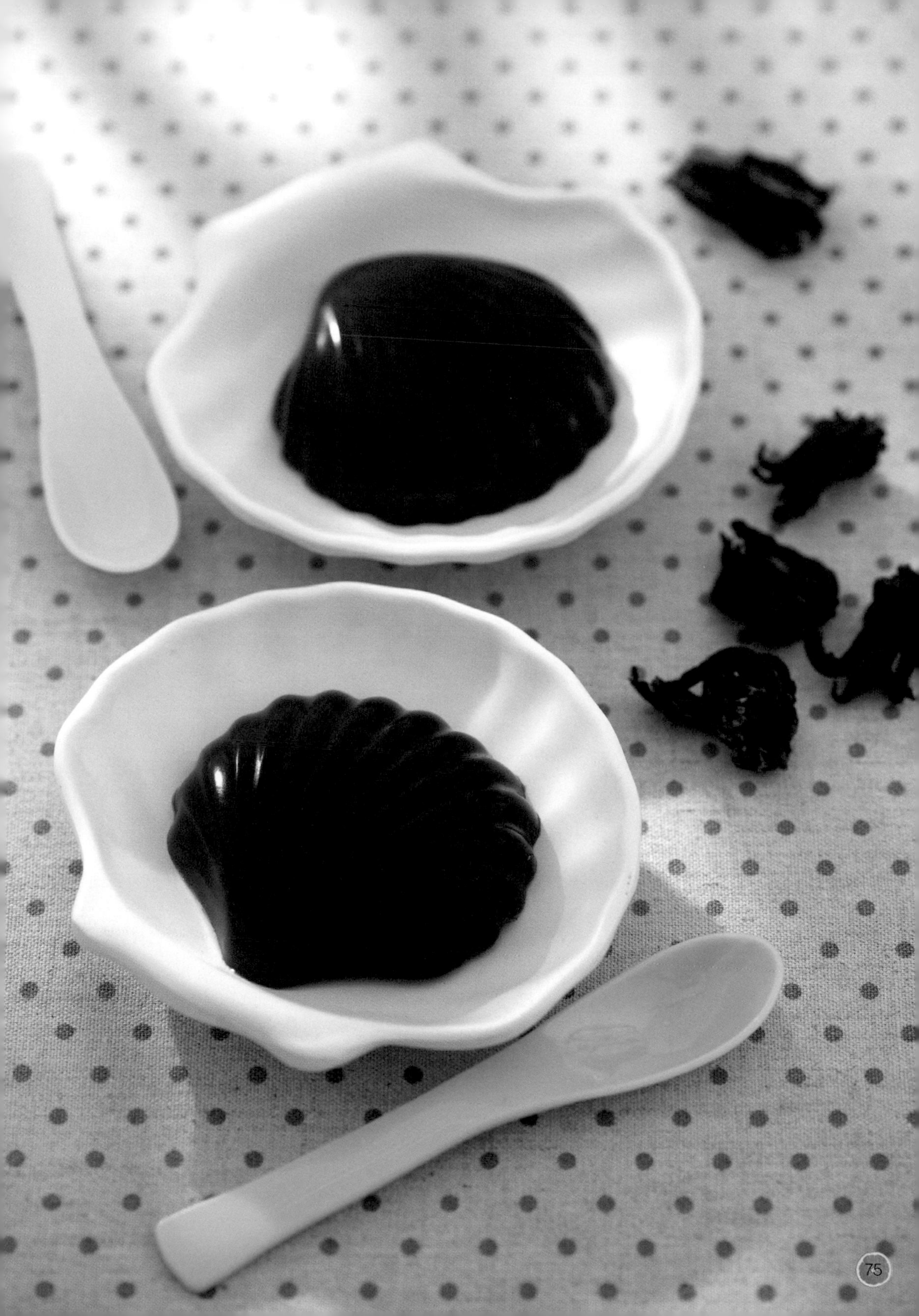

蔬菜糙米粥

❤Vegetables+Brown rice❤

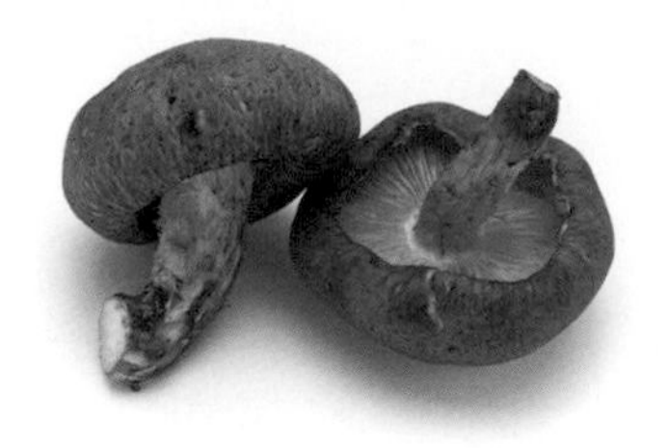

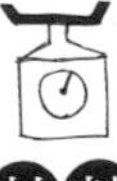

材料

糙米········150公克
香菇·········50公克
紅蘿蔔·······50公克
玉米粒·······50公克
四季豆·······50公克
高湯···········適量
水·············少許

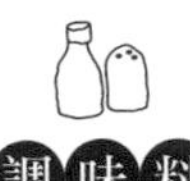

調味料

低鈉鹽········1小匙
香油···········少許

香菇·紅蘿蔔 四季豆·玉米 營養的祕密

◎香菇含豐富的維生素B群及膳食纖維，在香菇的孢子內發現含有抗癌症的干擾素多醣體，是防癌抗癌的好食物。

◎紅蘿蔔含豐富的β胡蘿蔔素、葉黃素、茄紅素的成分及膳食纖維，能去除自由基，並且提高新陳代謝，加速脂肪分解，達到減肥瘦身的效果。

◎四季豆富含鐵質、纖維質、麥角固醇，可改善貧血、便秘，能潤腸通便，排毒瘦身，並能預防心血管疾病。

◎玉米含阿魏酸、葉黃素與玉米黃素，可調解血壓與血糖，並能保護眼睛，改善視力。

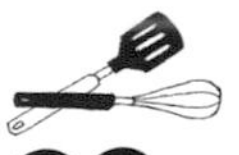

作法

1. 糙米先浸泡 1 ～ 2 小時。
2. 紅蘿蔔、香菇、四季豆洗淨、切丁。
3. 準備一個鍋子，放入高湯，再加少許水，先將糙米放入煮 20 分鐘。
4. 再依序放入香菇丁、紅蘿蔔丁、玉米粒、四季豆丁熬煮 10 分鐘。
5. 接著加入香油和低鈉鹽略煮拌勻即可。

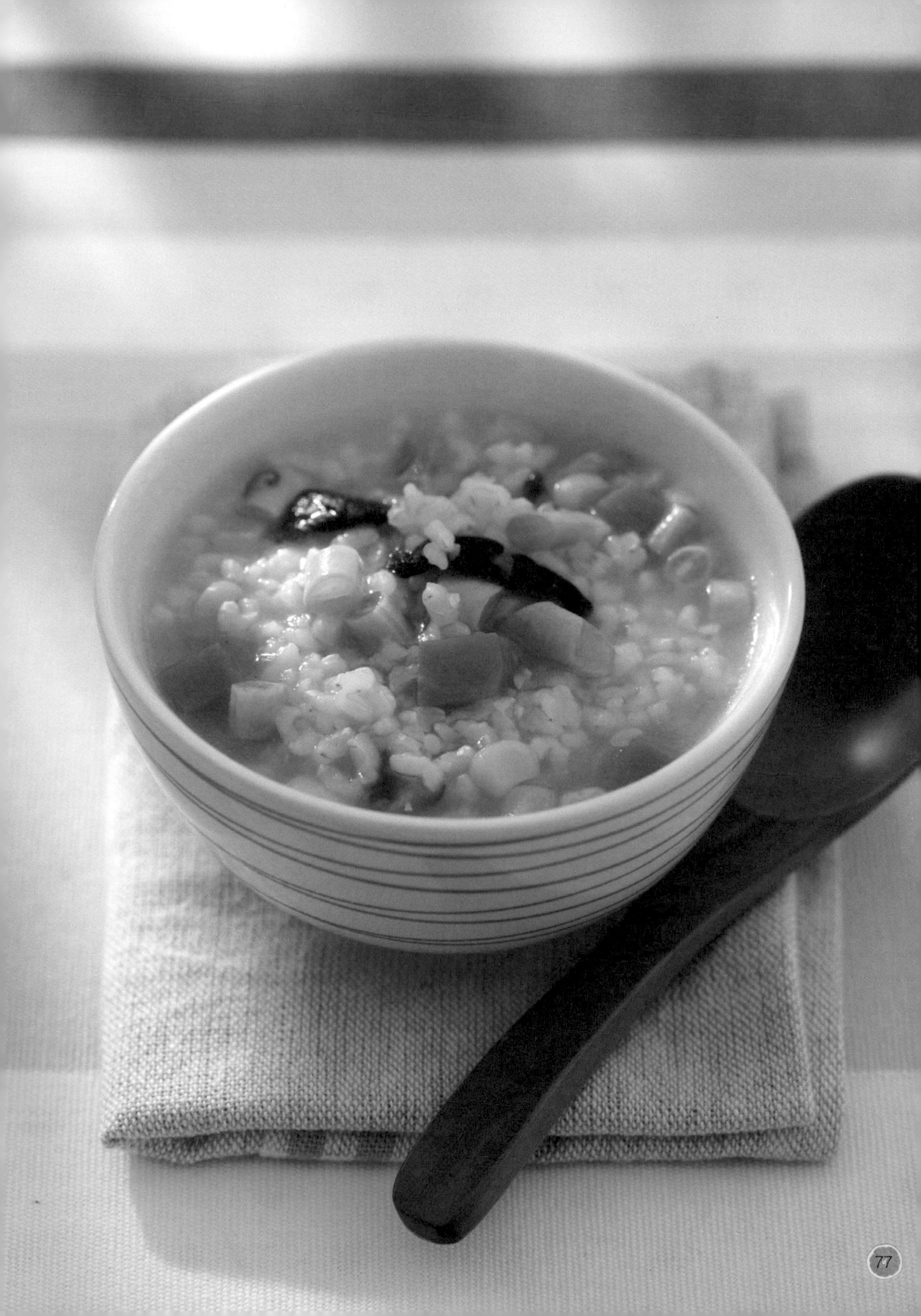

枸杞芹菜薏仁粥

❤Lycium chinensis+
Parsley+Job's tears porridge❤

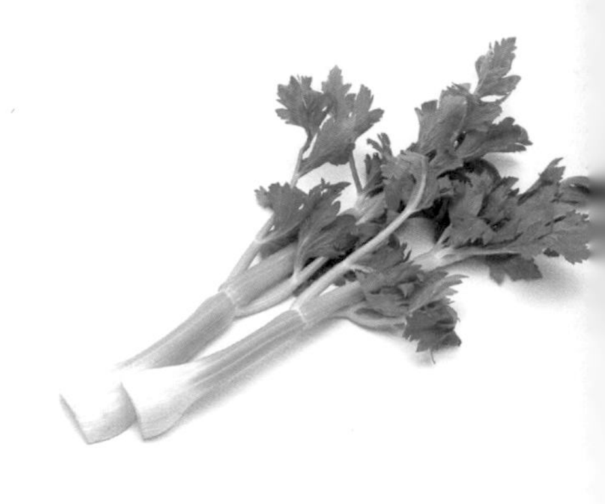

芹菜・薏仁
營養的祕密

◎芹菜當中含有豐富的芹菜素，具有很高的抗氧化能力，並且含豐富的鉀質，能穩定血壓，預防心血管疾病，而且芹菜高纖維、熱量低，是肥胖合併有三高（高血糖、高血壓、高血脂）者的最佳食物。

◎薏仁又名薏苡仁、苡仁、米仁等，薏仁含有豐富的不飽和酸，對於降血脂、降血糖有很好的作用，而薏仁也含有豐富的膳食纖維，可吸附膽汁中專門負責消化脂質的膽鹽，讓腸道吸附油脂的能力變差，防止脂肪與宿便堆積的效果。

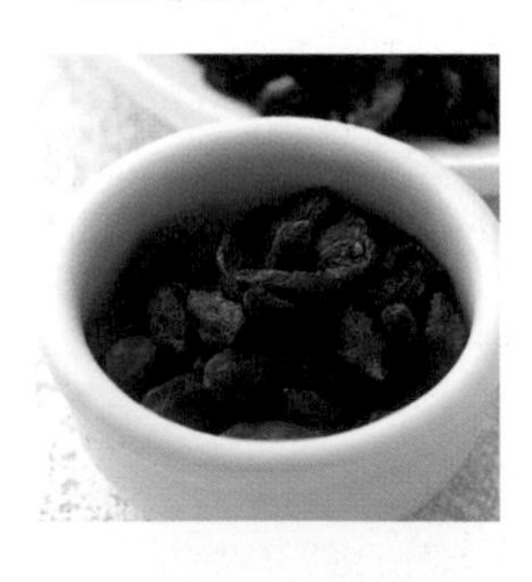

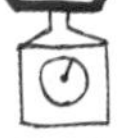

材料

芹菜········100公克
枸杞·········50公克
薏仁········150公克
水·············適量

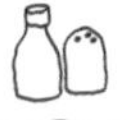

調味料

鹽·············少許
香油···········少許

作法

1. 薏仁先浸泡1～2小時。
2. 芹菜洗淨、切末；枸杞洗淨，備用。
3. 薏仁先放入鍋中，加適量的水熬煮成粥，起鍋前5分鐘加入芹菜末和枸杞，再加入調味料拌勻即可。

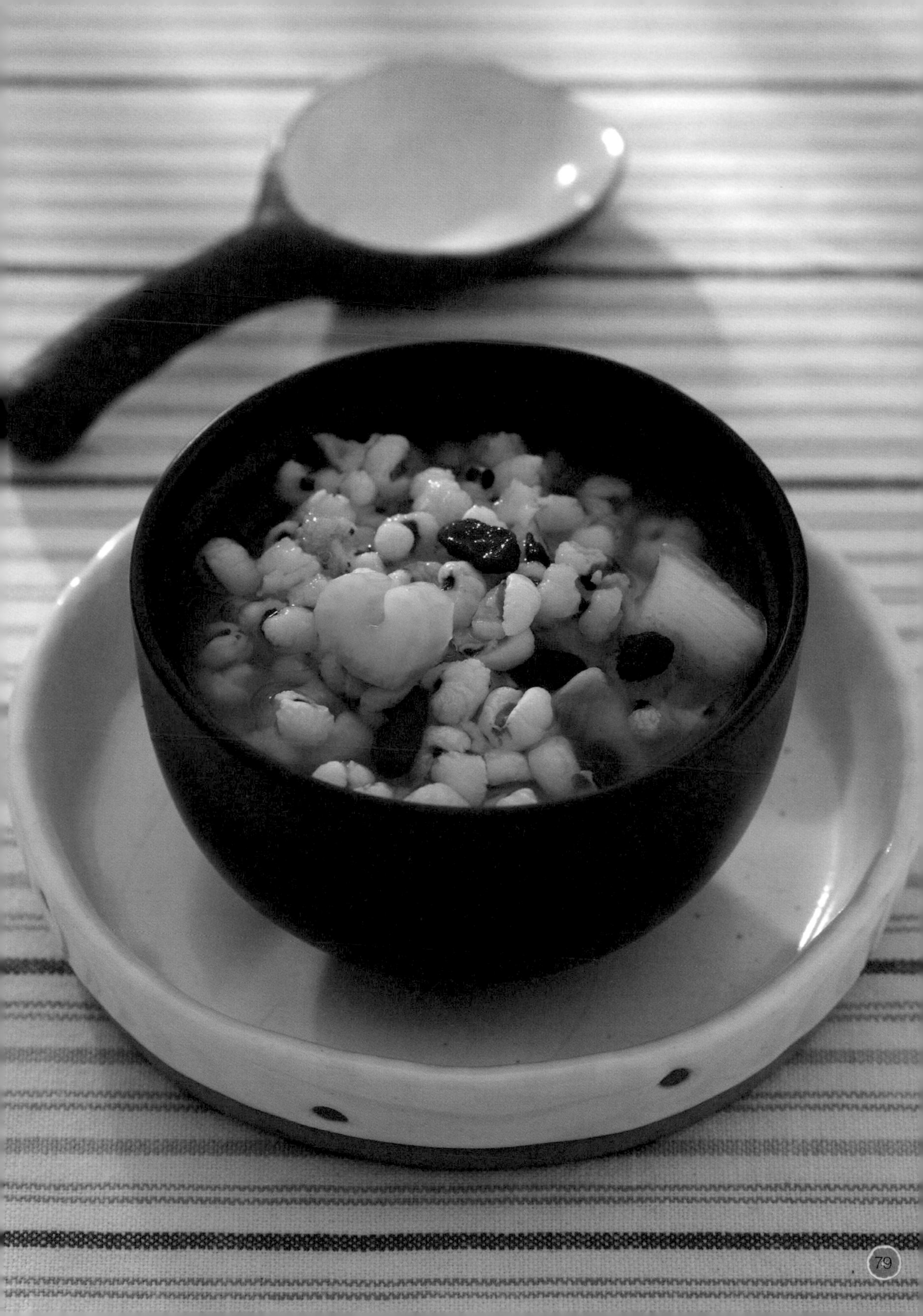

紅蘿蔔玉米排骨湯

❤Carrot+Corn+Spareribs❤

紅蘿蔔・玉米 營養的祕密

◎紅蘿蔔中 β 胡蘿蔔素因為是脂溶性，所以搭配一點油脂烹調會更容易吸收。減肥的人雖然要少吃油脂，但適量的油脂可以改善減肥過度造成的熱量攝取不足並改善皮膚粗糙。

◎如果是在減肥控制熱量的人，建議可以將玉米當成主食來食用，因為玉米所含的不溶性食物纖維是白米的 2 倍，可以促進腸蠕動，清除腸內毒素，改善便祕，減少脂肪堆積，並且可以利尿、消腫，達到控制體重的效果。玉米含有澱粉，且熱量不低，建議還是適量食用，大吃特吃也是會發胖的。

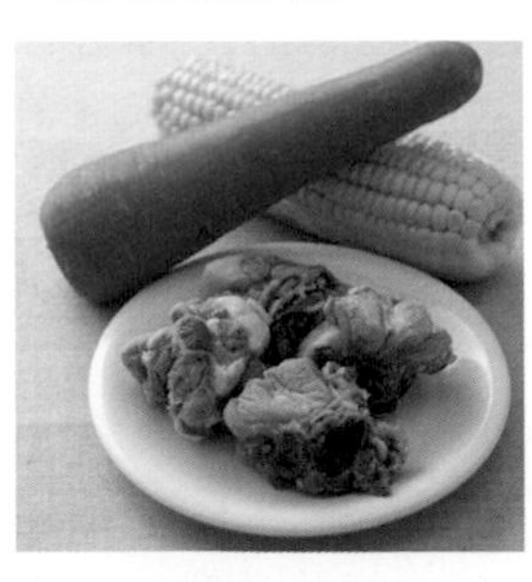

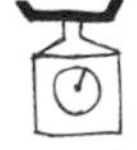

材料

玉米…………1根
紅蘿蔔………1/2條
排骨…………適量
香菜…………少許

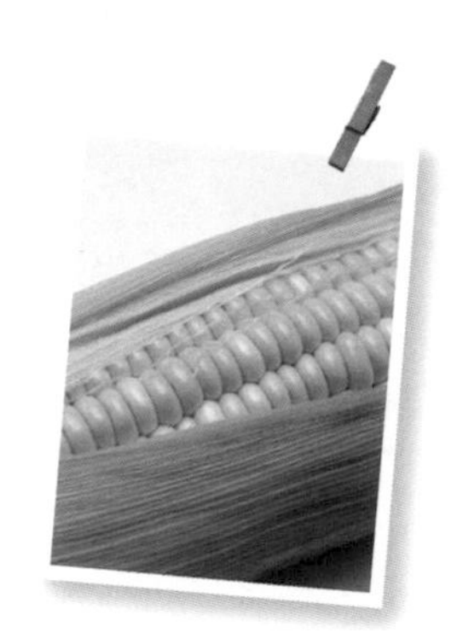

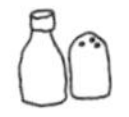

調味料

香油…………少許
鹽……………少許

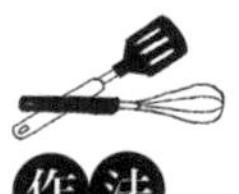

作法

1. 將排骨放入沸水中　燙去血水，撈起沖水備用。
2. 玉米洗淨、切塊；紅蘿蔔洗淨、切片。
3. 準備一鍋水，先將排骨、紅蘿蔔片用大火煮滾，再放入玉米塊，改轉小火續煮 20 分鐘，加入調味料拌勻後，撒上香菜即可。

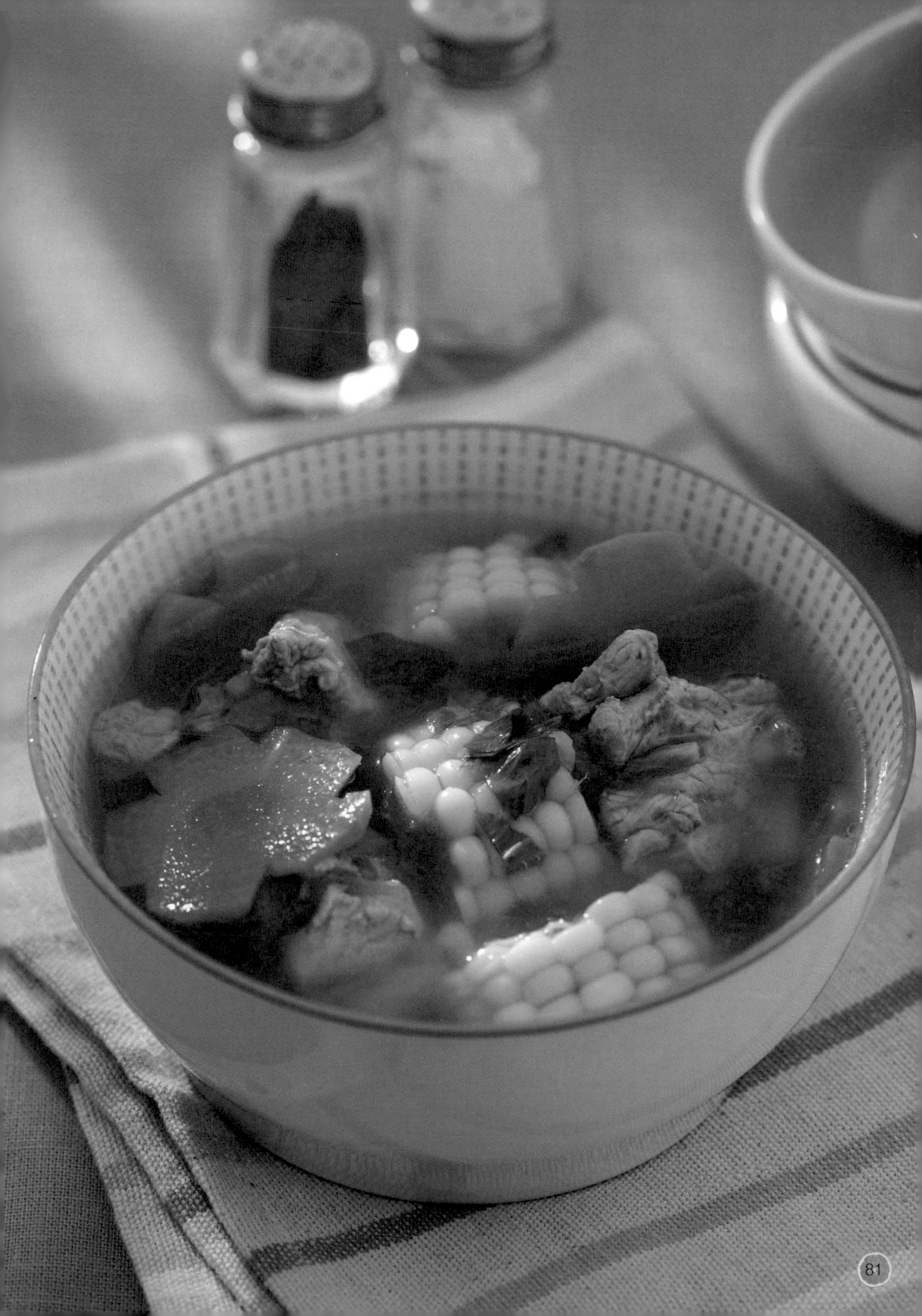

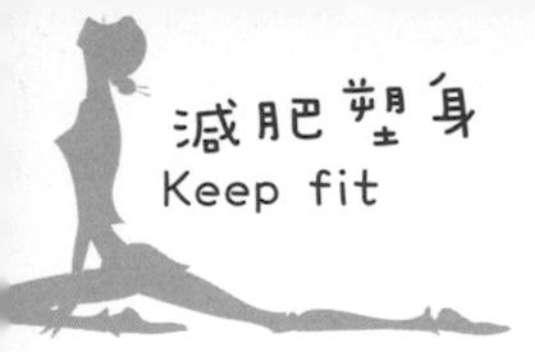

蒜味高麗菜

❤Garlic+Cabbage❤

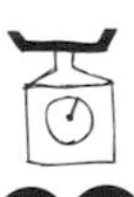

材料

高麗菜⋯⋯200公克
蒜頭⋯⋯⋯⋯少許
冷開水⋯⋯⋯少許

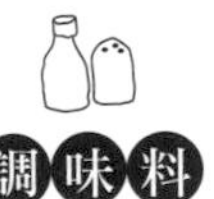

調味料

醬油⋯⋯⋯⋯1小匙
細砂糖⋯⋯⋯少許
醋⋯⋯⋯⋯⋯少許

高麗菜 營養的祕密

高麗菜含有豐富的維生素C和吲哚，長期食用可以消除黑斑、預防癌症。同時，高麗菜也含有豐富的維生素U，可以保護胃腸黏膜，預防胃潰瘍、十二指腸潰瘍，高麗菜熱量低，其中豐富的膳食纖維，更可以增加飽足感，減低進食量，而達到減肥瘦身的效果。

作法

1. 高麗菜洗淨，切片，準備一鍋水，將高麗菜放入鍋中煮熟。
2. 蒜頭去皮、切末，加入醬油、細砂糖、醋拌勻，再加少許冷開水。
3. 將作法 2 的醬料淋在作法 1 的高麗菜上即可。

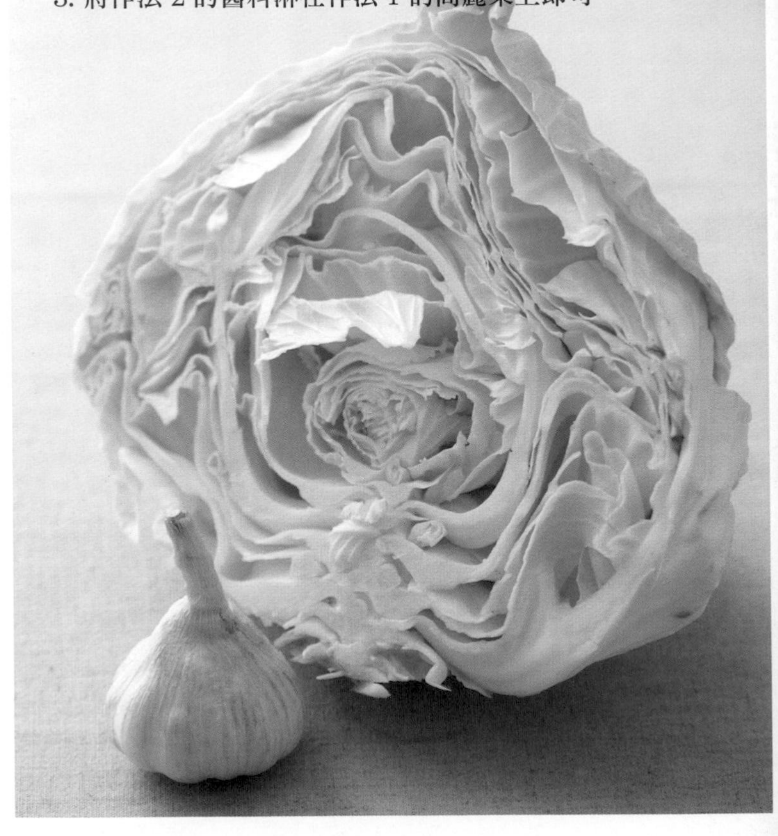

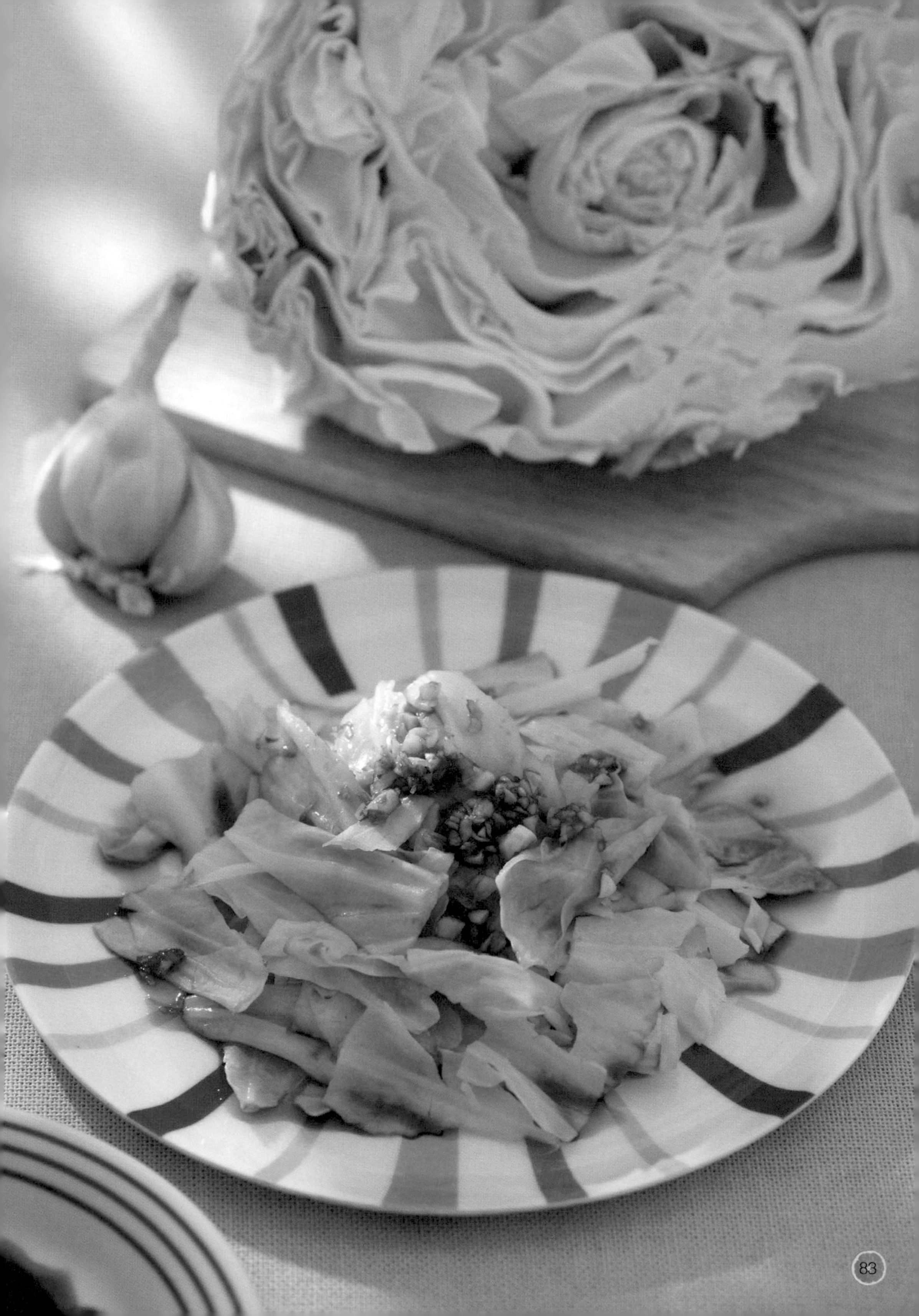

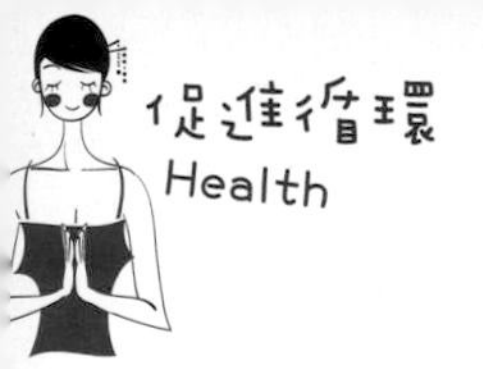

葡萄蔓越莓汁

❤Grapes+Cranberry❤

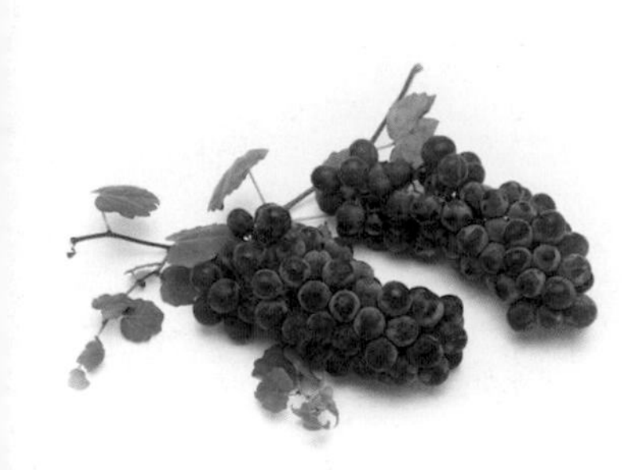

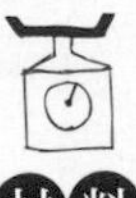

材料

葡萄⋯⋯⋯⋯3~5個

蔓越莓汁⋯⋯100cc

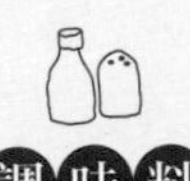

調味料

蜂蜜⋯⋯⋯⋯2小匙

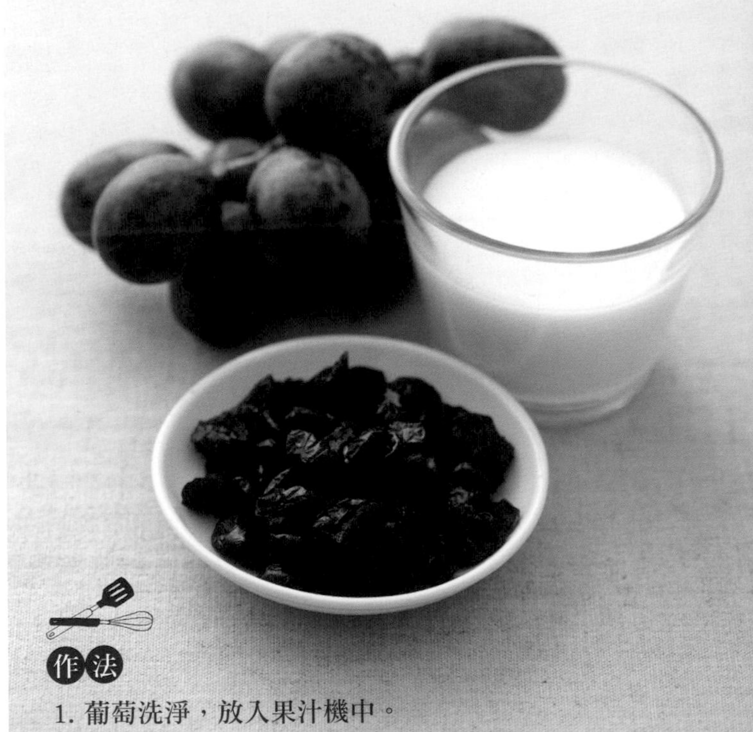

作法

1. 葡萄洗淨，放入果汁機中。
2. 續加入蔓越莓汁，按下開關，攪打均勻即可。

葡萄．蔓越莓營養的祕密

◎葡萄含有豐富的白藜蘆醇，能預防壞的膽固醇卡在血管壁，有助於預防動脈硬化，而且葡萄當中含有豐富的鐵質與維生素B12，最適合月經前後與貧血的婦女食用。

◎蔓越莓中的花青素有很強的抗氧化作用，可以防止壞的膽固醇氧化，進而預防心血管疾病的產生。

◎如果是要當早餐或是增加飽足感，加點優酪乳一起打可兼顧營養美味。

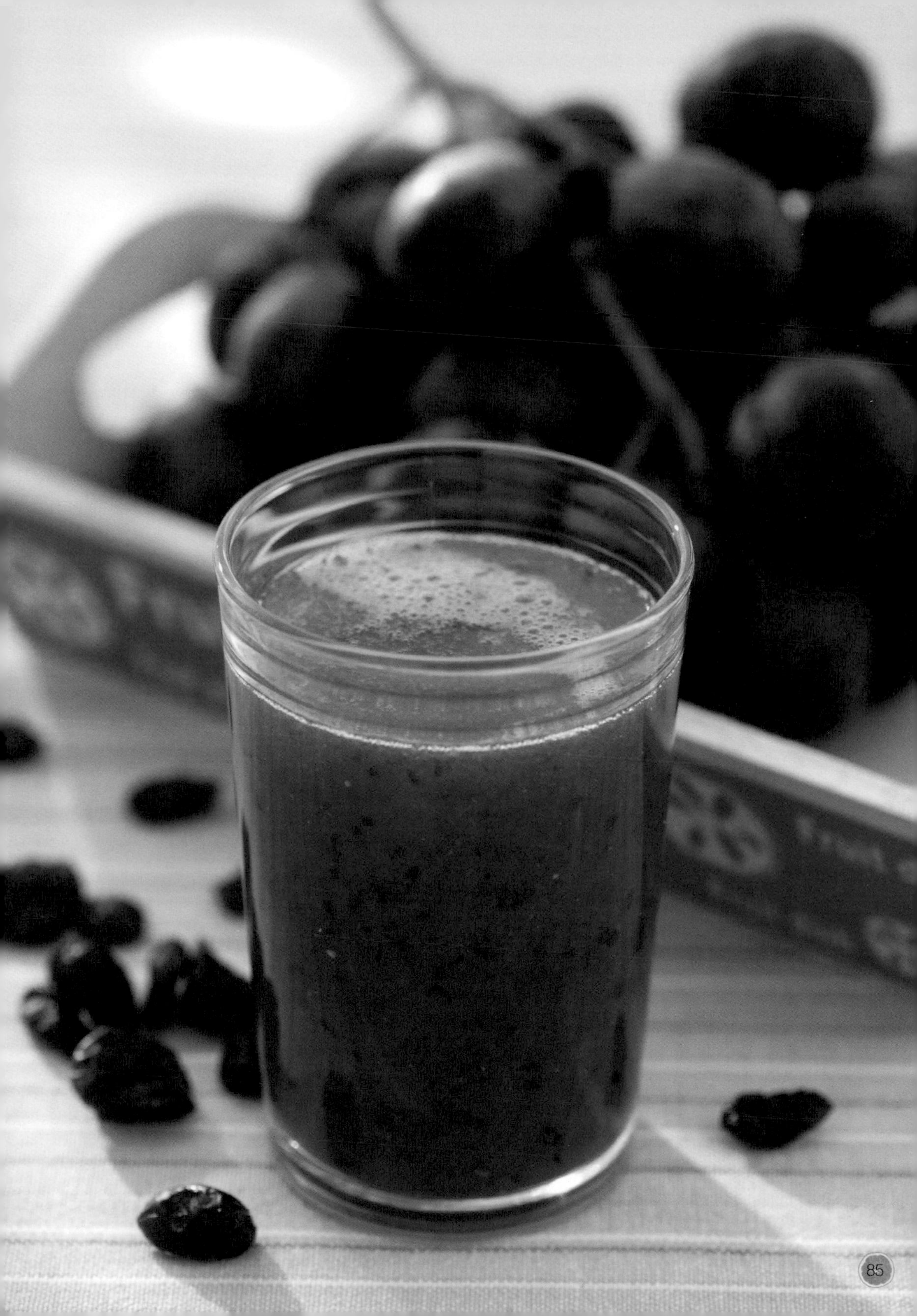

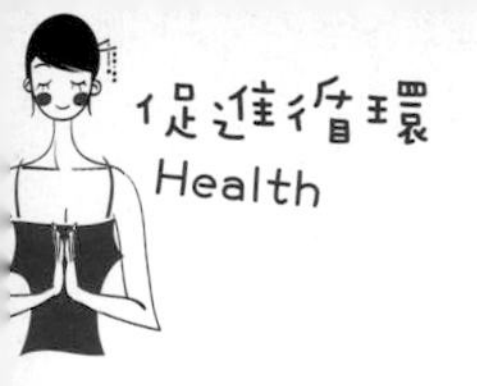

甜菜根柳橙汁

❤Beetroot+Orange❤

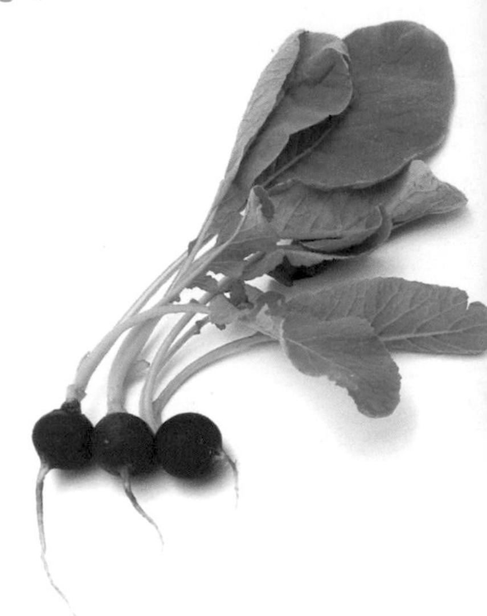

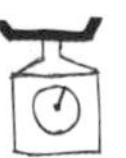

材料

甜菜根·········　1/2個

柳橙··········　1/2個

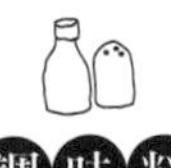

調味料

蜂蜜···········　少許

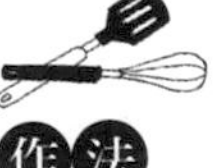

作法

1. 蔬果洗淨，甜菜根切塊，柳橙去皮、切塊。
2. 將作法 1 的所有材料放入果汁機中，加入蜂蜜，按下開關，攪打均勻即可。

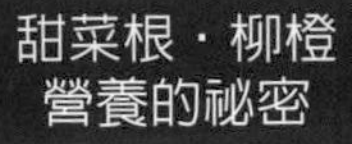

◎甜菜根又名紅菜頭、火焰菜，含有豐富的維生素B12 及鐵質，可說是缺鐵性貧血及月經前後婦女的最天然補血劑。

◎柳橙含有的檸檬黃素能消除自由基，幫助抗氧化，可以加速致癌物的排除。

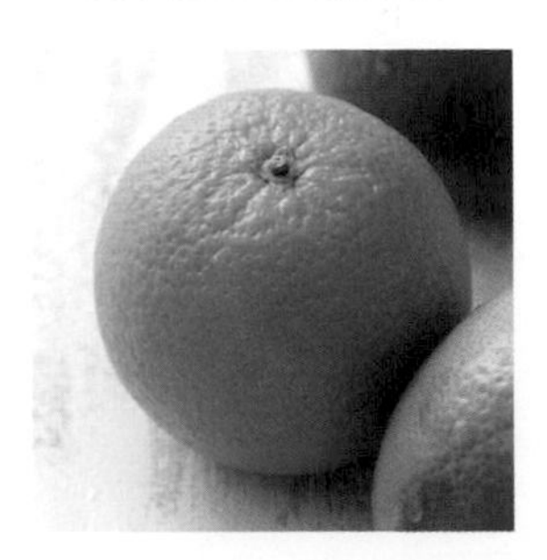

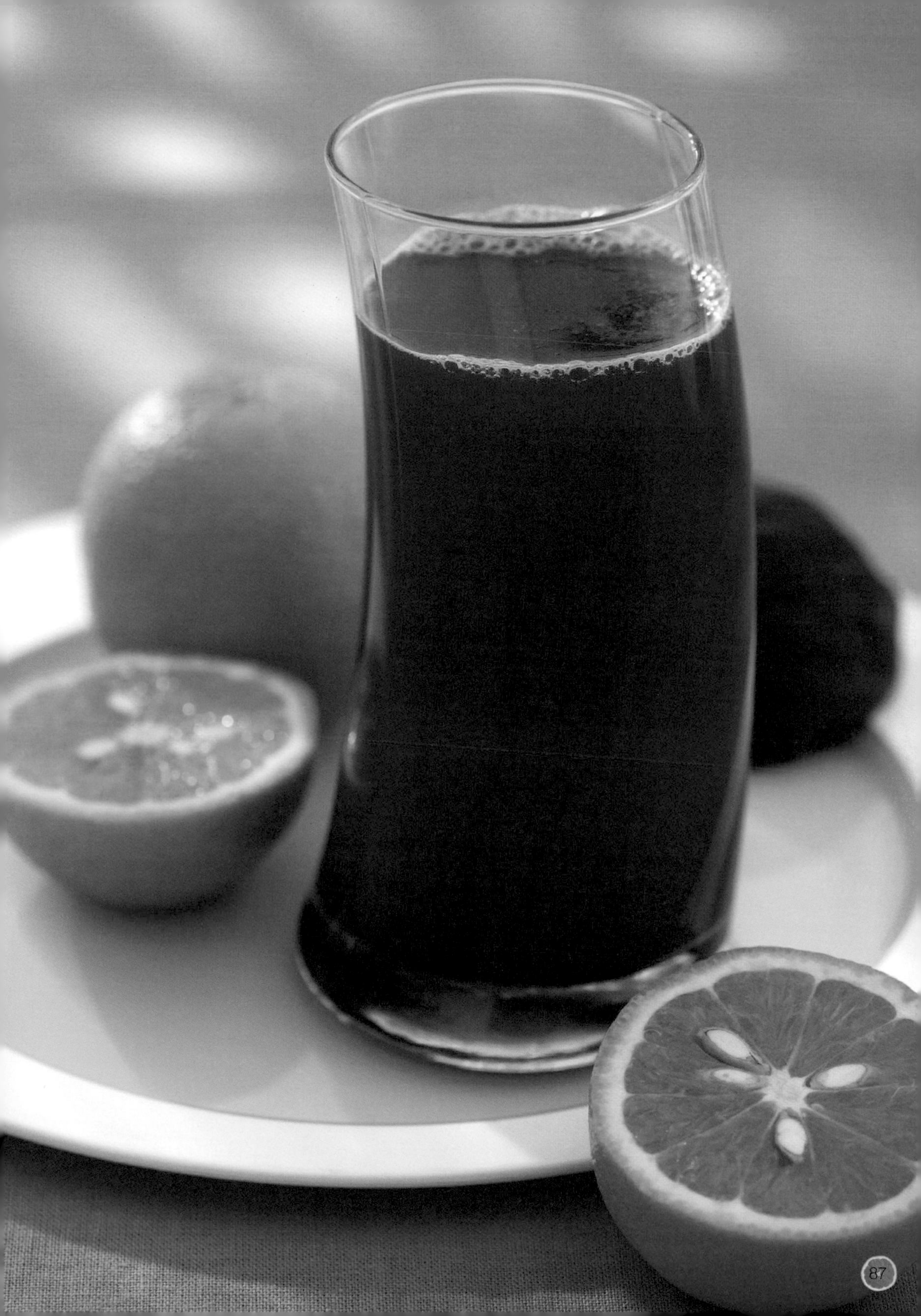

水果山粉圓

❤Fruit+Tapioca❤

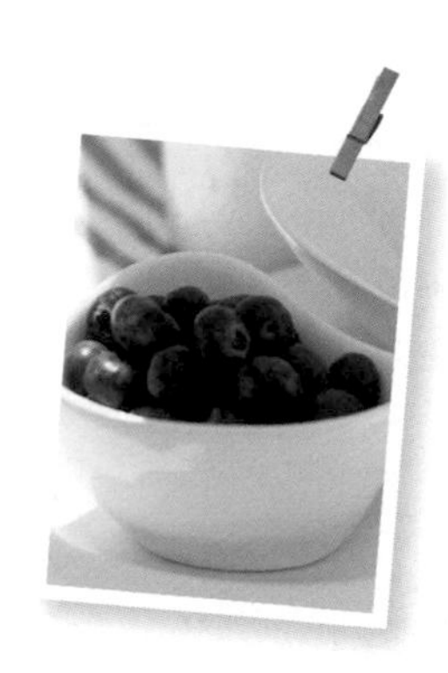

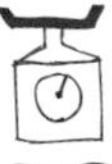

材料

山粉圓‥‥‥‥20公克
西瓜‥‥‥‥‥20公克
鳳梨‥‥‥‥‥20公克
藍莓‥‥‥‥‥‥少許

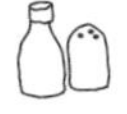

調味料

黑糖‥‥‥‥‥‥少許

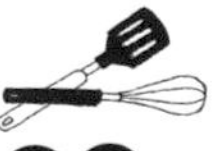

作法

1. 準備一鍋水，將水煮滾，放入山粉圓，煮至山粉圓邊邊呈白色半透膜，再加糖調味。
2. 將所有水果洗淨，西瓜、鳳梨切丁。
3. 待作法 1 的山粉圓放涼後，再放入西瓜丁、鳳梨丁和藍莓即可。

山粉圓・藍莓
西瓜・鳳梨
營養的祕密

◎山粉圓含有豐富的纖維質與鈣質，可健胃整腸，並且有清涼消暑，降血壓的功效。

◎藍莓當中含豐富的鈣、鋅、鐵，能預防貧血，增進人體免疫能力，其中所含的花青素，能降低低密度脂蛋白，避免動脈硬化的產生。

◎西瓜利尿消腫，可以排除體內過多的水分，並調整血壓，但西瓜糖分不少，吃多易使血糖上升，且太過利尿會造成糖尿病患者腎臟的負擔，所以糖尿病患者不宜多吃。

◎鳳梨所含的鳳梨酵素可以預防血小板凝集，促使血塊消散，避免形成血栓。

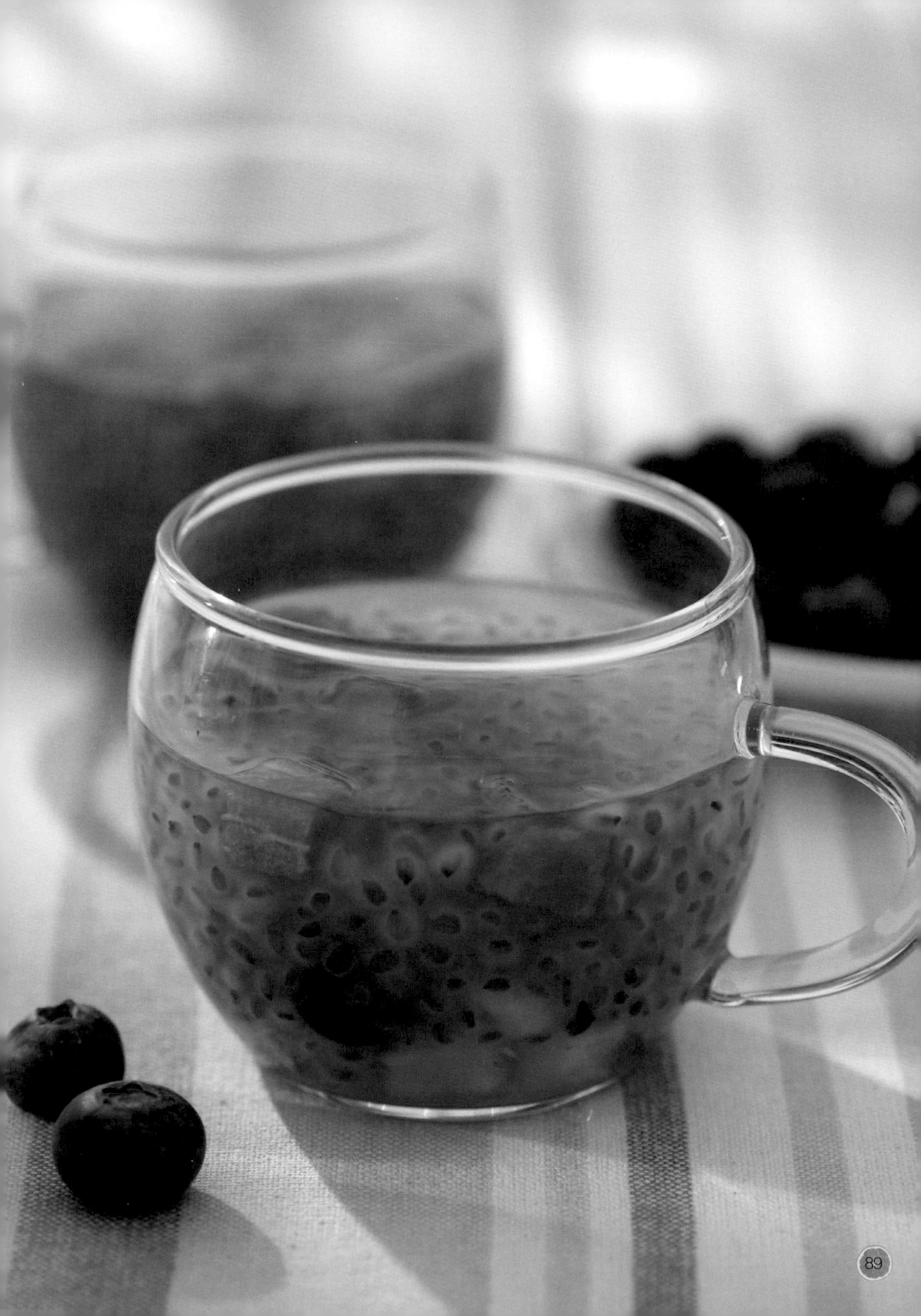

五彩繽紛蛋沙拉

❤Egg salad❤

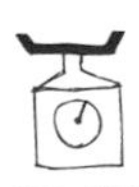

材料

綠花椰菜‥‥‥ 1/4朵
紅甜椒‥‥‥‥ 1/2個
黃甜椒‥‥‥‥ 1/2個
紅蘿蔔‥‥‥‥ 1/4條
小黃瓜‥‥‥‥ 1/2條
雞蛋‥‥‥‥‥‥ 1個

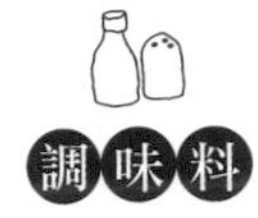

調味料

水果醋‥‥‥‥‥ 適量

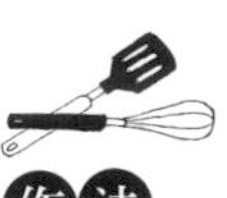

作法

1. 將所有材料洗淨，綠花椰菜分小朵，放入沸水中汆燙，撈起瀝乾。
2. 紅甜椒、黃甜椒和紅蘿蔔切小塊，放入沸水中汆燙，撈起瀝乾；小黃瓜切塊。
3. 雞蛋放入沸水中煮熟，撈起，剝殼，對半分切。
4. 將作法 1 和作法 2 混勻，淋上水果醋，再將雞蛋放入擺盤即可。

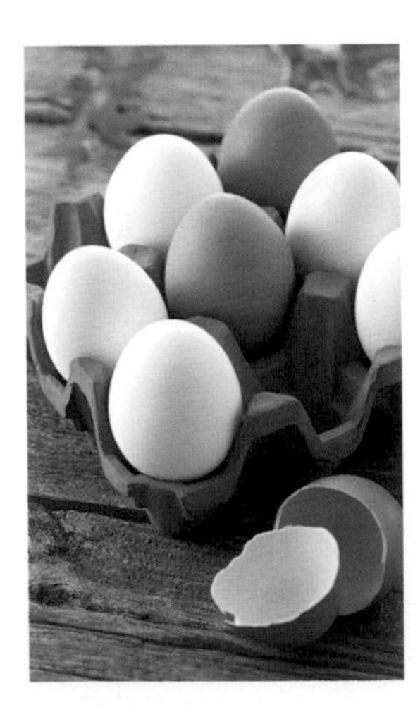

紅黃甜椒・花椰菜・紅蘿蔔・小黃瓜・雞蛋 營養的祕密

◎紅黃甜椒所含的辣椒紅素及茄紅素，具有很高的抗氧化作用，可以增加血液中好的膽固醇含量，能強化血管，促進血液循環，並預防心血管疾病。

◎花椰菜中的葉綠素有益於加強肝臟的解毒功能，強化循環系統，促進人體排出毒素。

◎紅蘿蔔含豐富的鉀，以及β胡蘿蔔素、茄紅素，能消除自由基，降低血壓，防止壞的膽固醇阻塞血管。

◎小黃瓜中豐富的纖維質，能預防腸道累積毒素，並能促進新陳代謝，降低膽固醇與三酸甘油脂的含量，有效預防心血管疾病。

◎雞蛋當中含豐富的鈣、磷、鐵，可以促進骨骼發育，維持皮膚健康，預防貧血。

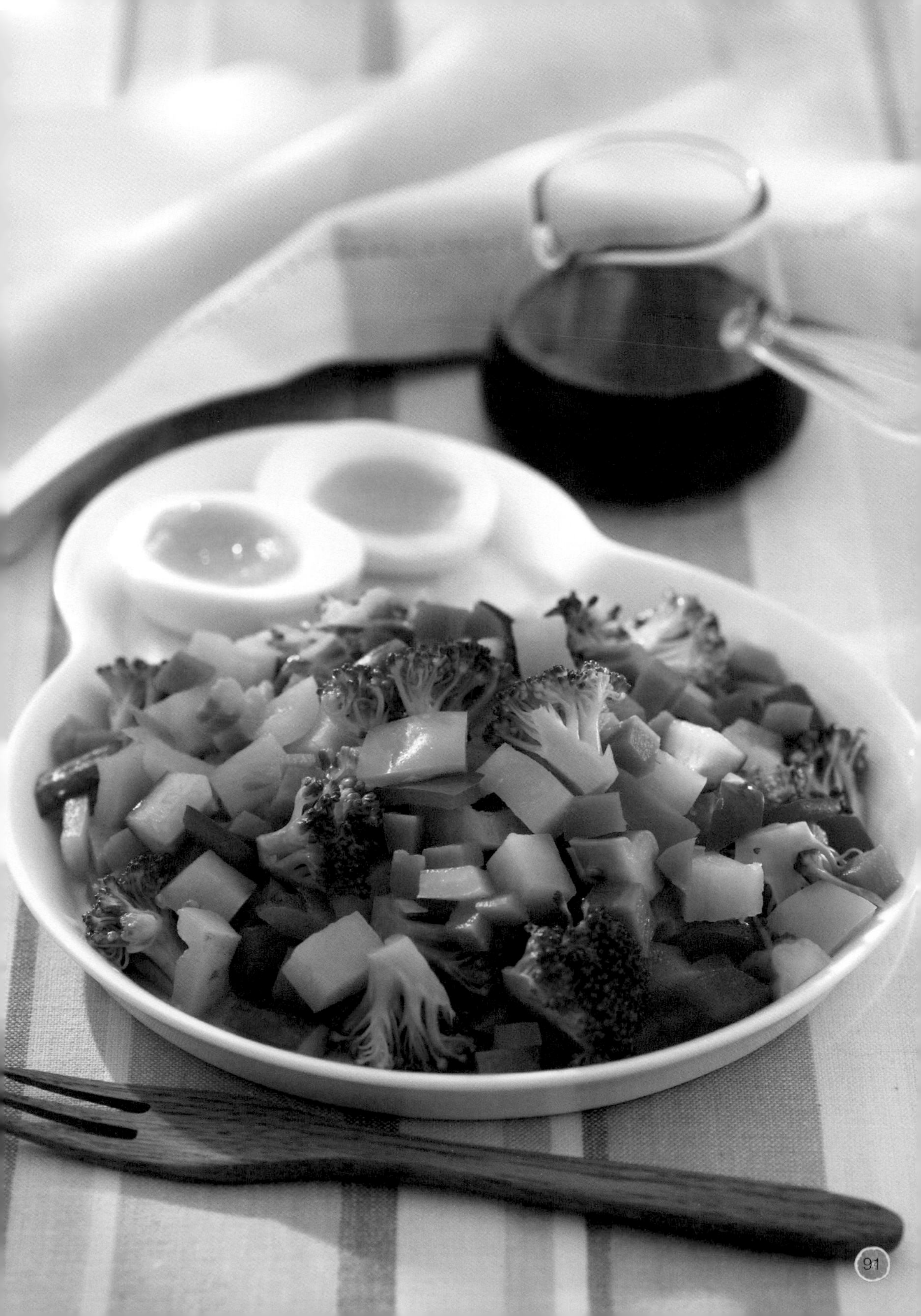

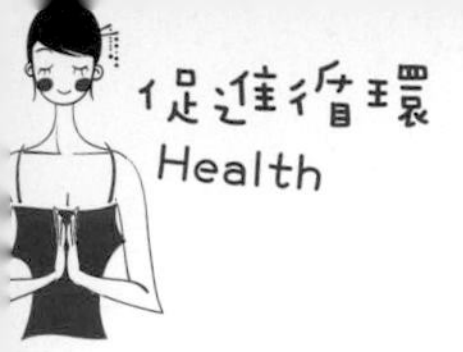

蘋果什錦飯

❤Apple Jambalaya❤

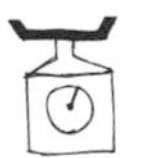

材料

蘋果⋯⋯⋯⋯1個
雞蛋⋯⋯⋯⋯2個
甜椒⋯⋯⋯⋯1/2個
玉米粒⋯⋯⋯少許
芹菜⋯⋯⋯⋯少許
白飯⋯⋯⋯⋯2碗

調味料

鹽⋯⋯⋯⋯少許

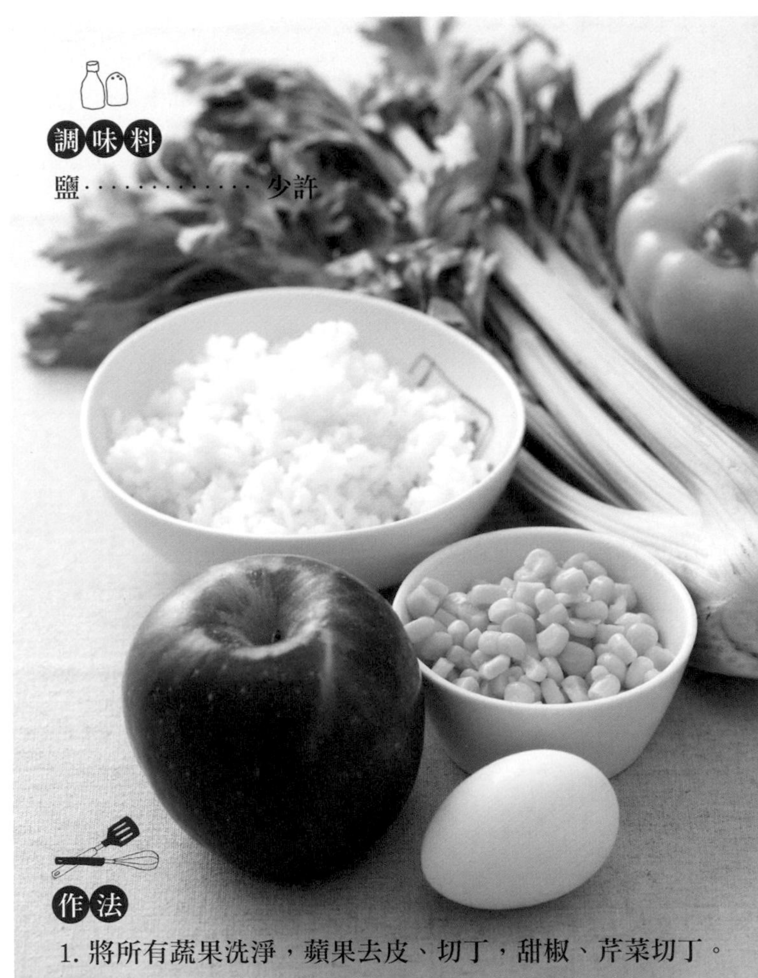

作法

1. 將所有蔬果洗淨，蘋果去皮、切丁，甜椒、芹菜切丁。
2. 起油鍋，蛋敲開，入鍋中翻炒，再放入蘋果丁、甜椒丁及玉米粒續炒。
3. 於作法2鍋中放入白飯續炒，起鍋前撒上芹菜丁和鹽拌勻即可。

蘋果．甜椒．芹菜營養的祕密

◎蘋果含有β胡蘿蔔素、槲皮素等抗氧化物質，並含有大量的果膠，可以促進血液循環，降低心血管中壞的膽固醇含量。

◎甜椒含豐富β胡蘿蔔素、維生素C和矽，矽是一種可保持頭髮、皮膚、指甲和牙齒健康美麗的元素。

◎芹菜的含鐵量高，可增加血紅蛋白的數量，預防貧血。月經前後的婦女以及缺鐵性貧血的人，可多吃點芹菜。

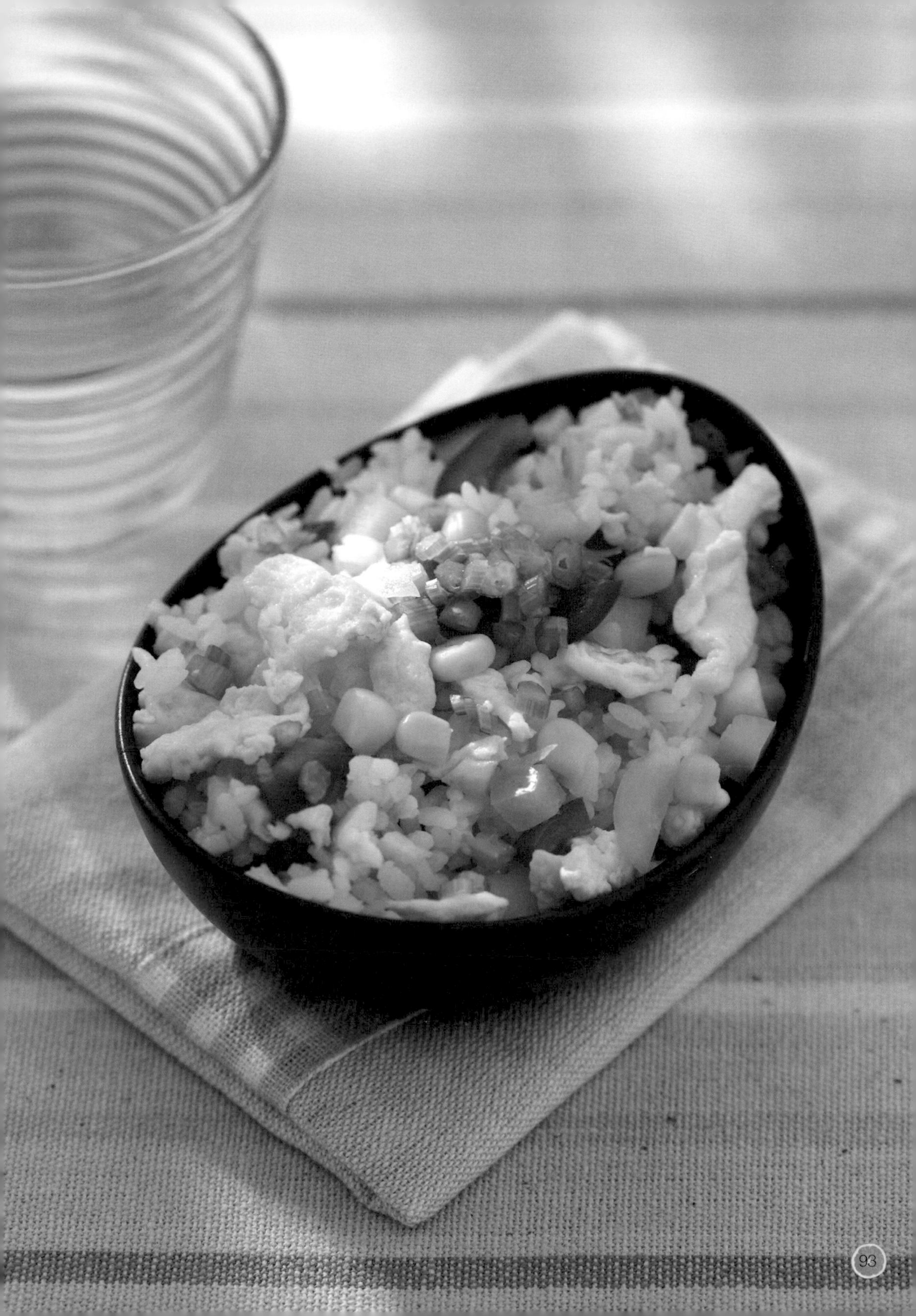

涼拌黑木耳

❤Black Fungus❤

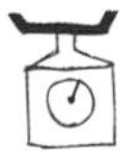

材料

鮮木耳··········適量

調味料

蒜末	少許	醬油	2大匙
薑絲	少許	水果醋	1大匙
辣椒絲	少許	麻油	少許

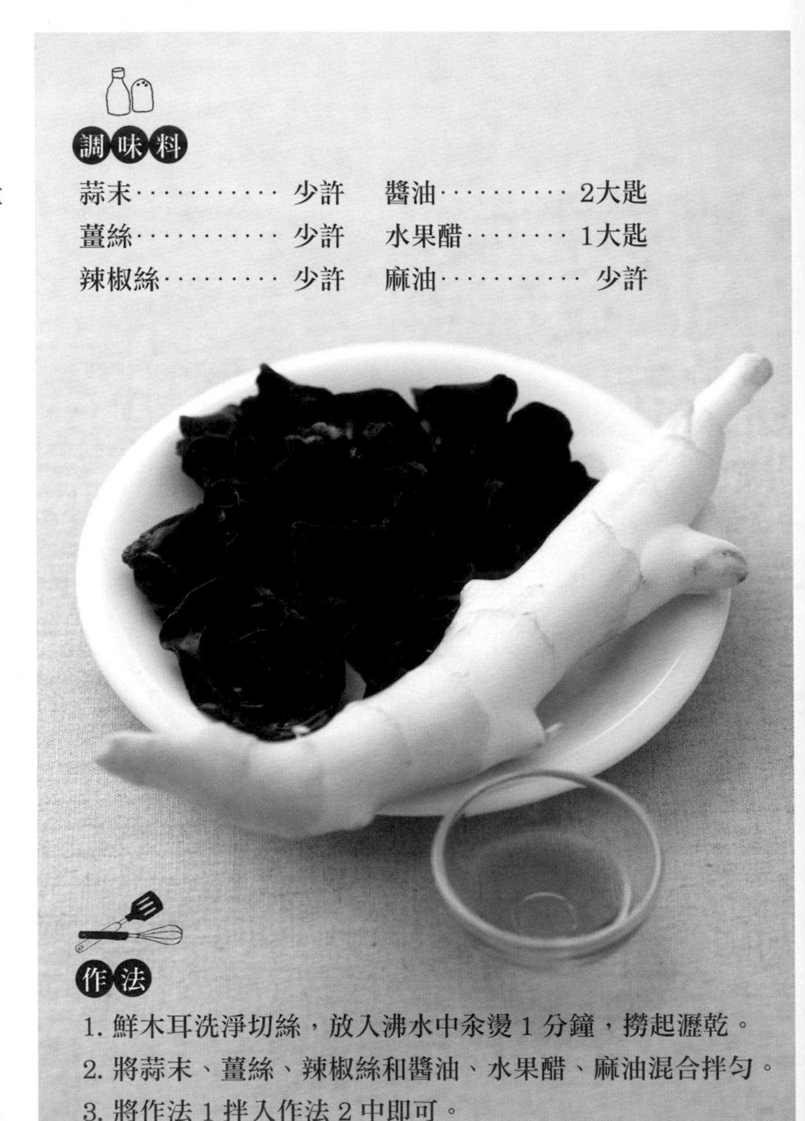

作法

1. 鮮木耳洗淨切絲，放入沸水中汆燙 1 分鐘，撈起瀝乾。
2. 將蒜末、薑絲、辣椒絲和醬油、水果醋、麻油混合拌勻。
3. 將作法 1 拌入作法 2 中即可。

黑木耳 營養的祕密

◎黑木耳又稱雲耳、川耳，含有豐富的鐵質，根據研究顯示，黑木耳的鐵質比豬肝高出約 7 倍，能增進人體造血機能，有助於改善貧血症狀，而且膳食纖維含量豐富，能促進胃腸蠕動，預防便秘。

◎黑木耳具有顯著的抗凝血作用，能促進血液循環，阻止血液中的膽固醇卡在血管壁上、減少血液凝塊，防止血栓形成。

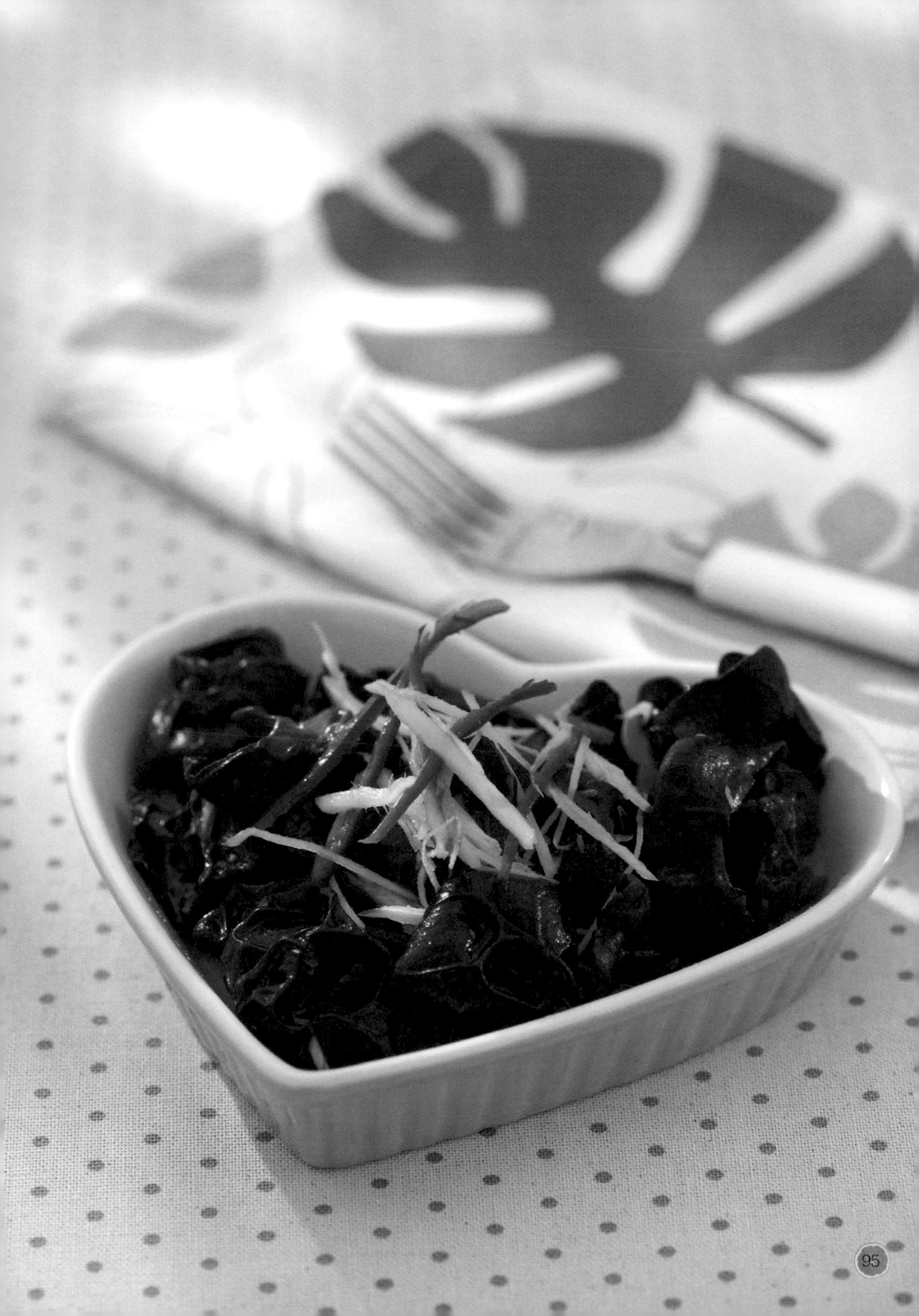

蒜香茄子

❤Garlic+Eggplant❤

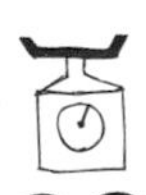

材料

茄子‧‧‧‧‧‧‧‧‧‧‧‧‧ 1條
紅辣椒‧‧‧‧‧‧‧‧‧‧ 少許

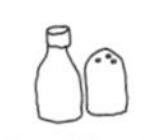

調味料

橄欖油‧‧‧‧‧‧‧‧ 2小匙
鹽‧‧‧‧‧‧‧‧‧‧‧‧ 1小匙
醋‧‧‧‧‧‧‧‧‧‧‧‧ 2大匙
蒜蓉‧‧‧‧‧‧‧‧‧‧ 1大匙

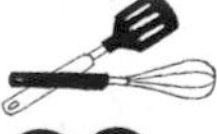

作法

1. 茄子洗淨、去蒂、對剖，每條再橫切2～3段；紅辣椒切絲。
2. 將茄子放入電鍋中蒸熟，待冷卻後再切成5公分長段，裝盤。
3. 將調味料混合拌勻，淋在茄子上，再放上辣椒絲即可。

茄子 營養的祕密

◎茄子含豐富的花青素、維生素P、山奈酚，具有很高的抗氧化效果，能強化血管的韌度與彈性，並降低血膽固醇、血脂肪，還能預防高血壓及心血管疾病，最適合肥胖合併有三高（高血壓、高血脂、高血糖）的人食用。

◎茄子容易吸油，所以在烹調時，切忌加太多油脂。

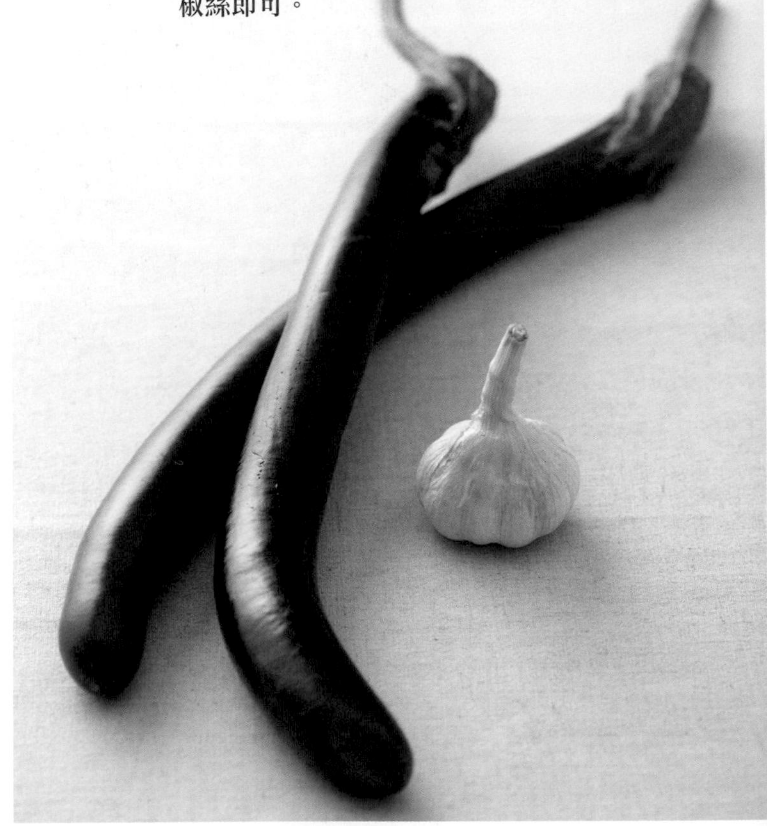

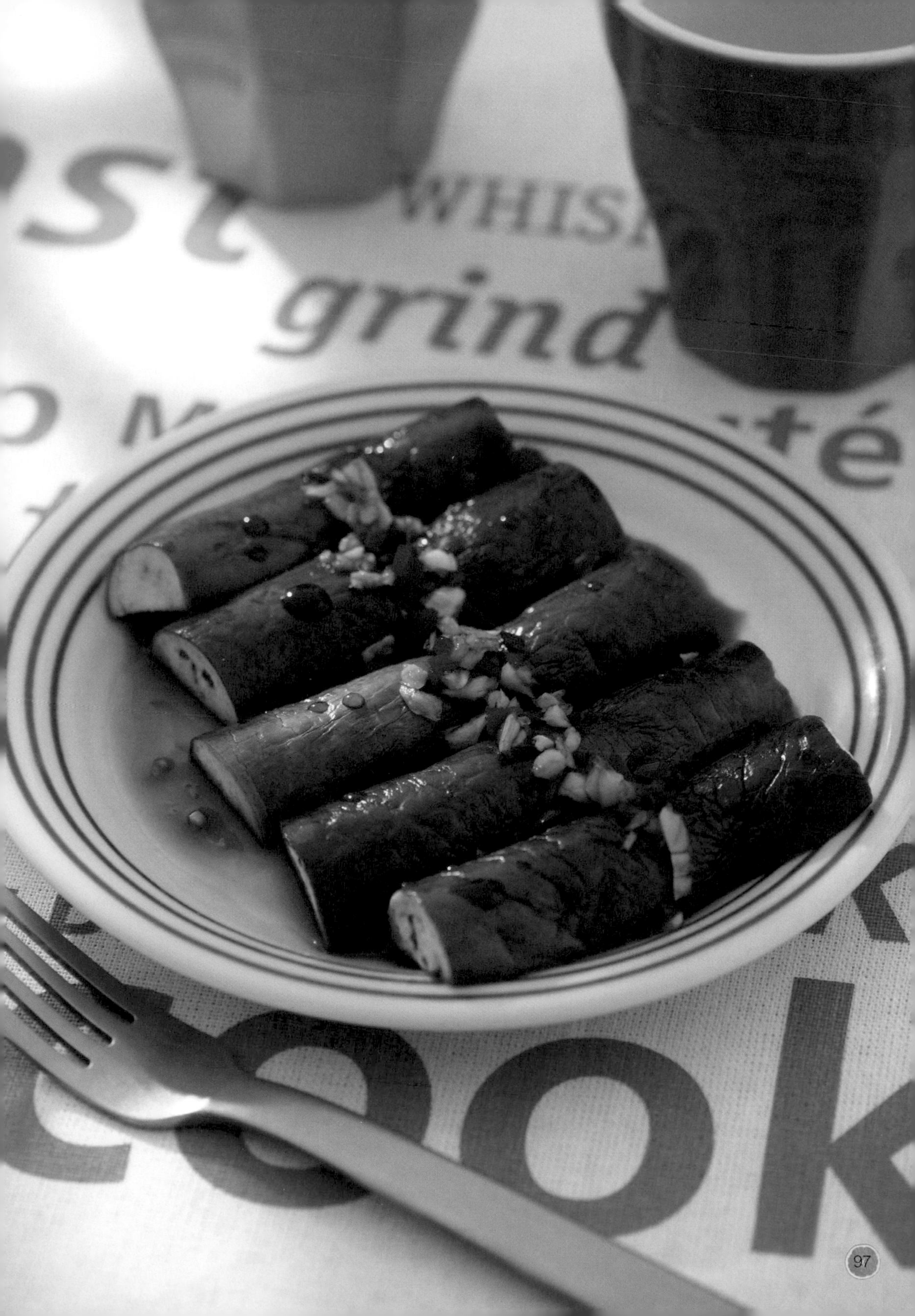
grind

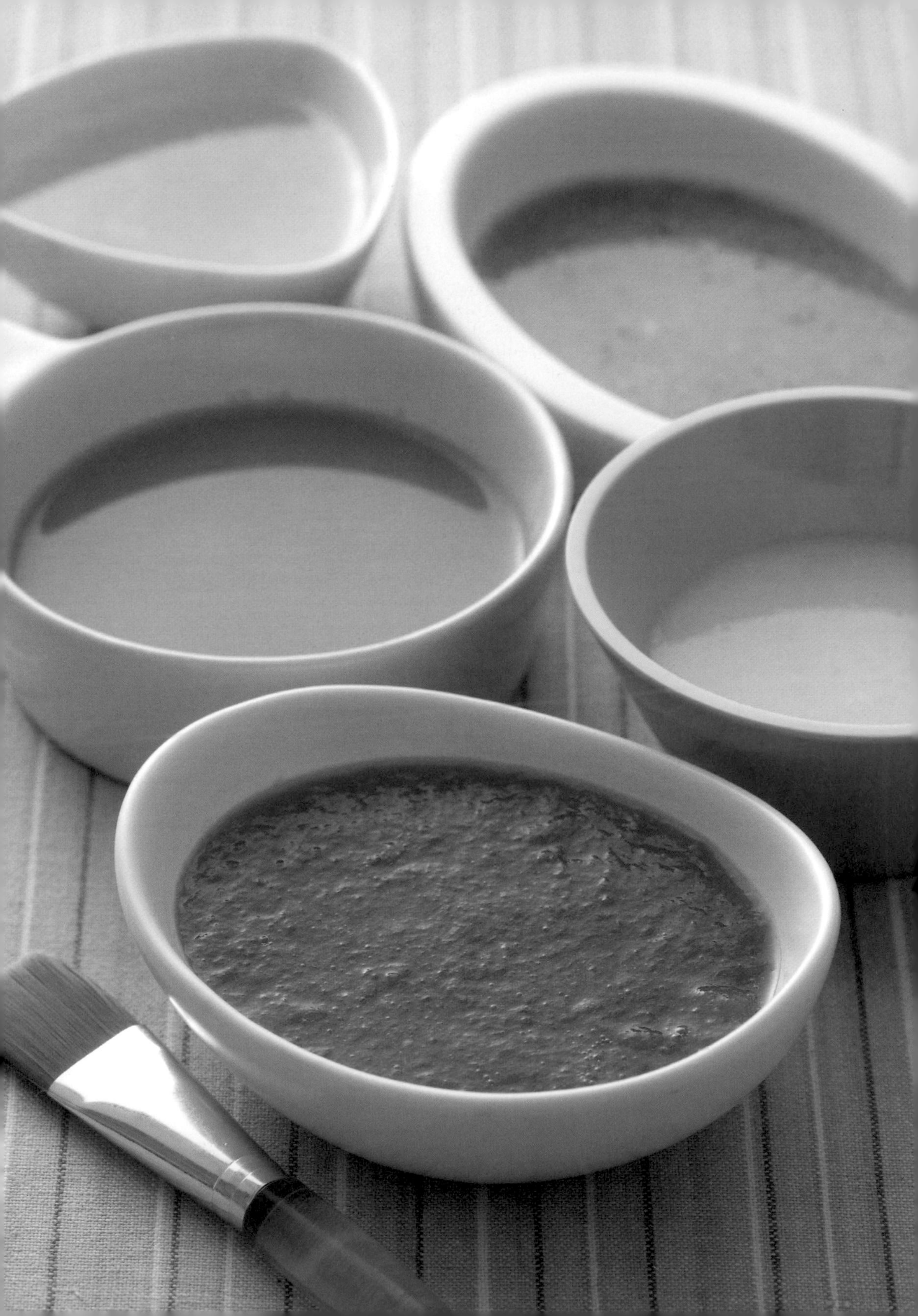

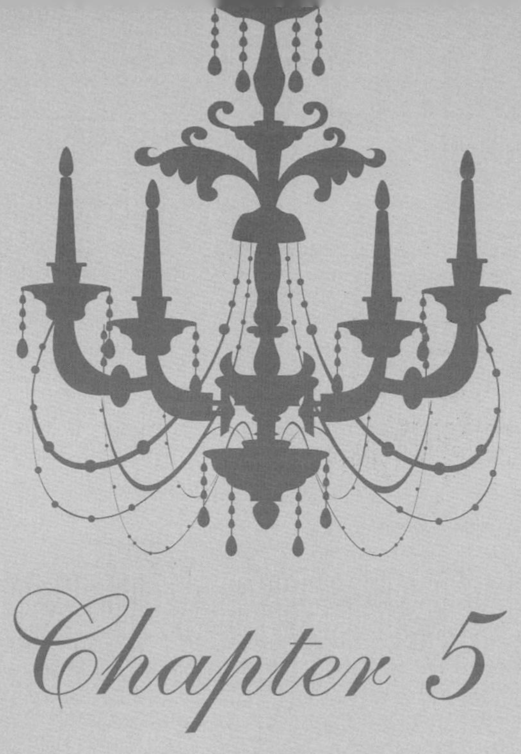

Chapter 5

23道

水噹噹蔬果面膜 DIY

面膜的保養原理，是利用面膜貼敷的方式，暫時隔絕外界的空氣與污染，讓局部肌膚的溫度升高，以增加皮膚有效吸收面膜的營養素，對肌膚進行保養，並進而加強血液循環，以促進新陳代謝。

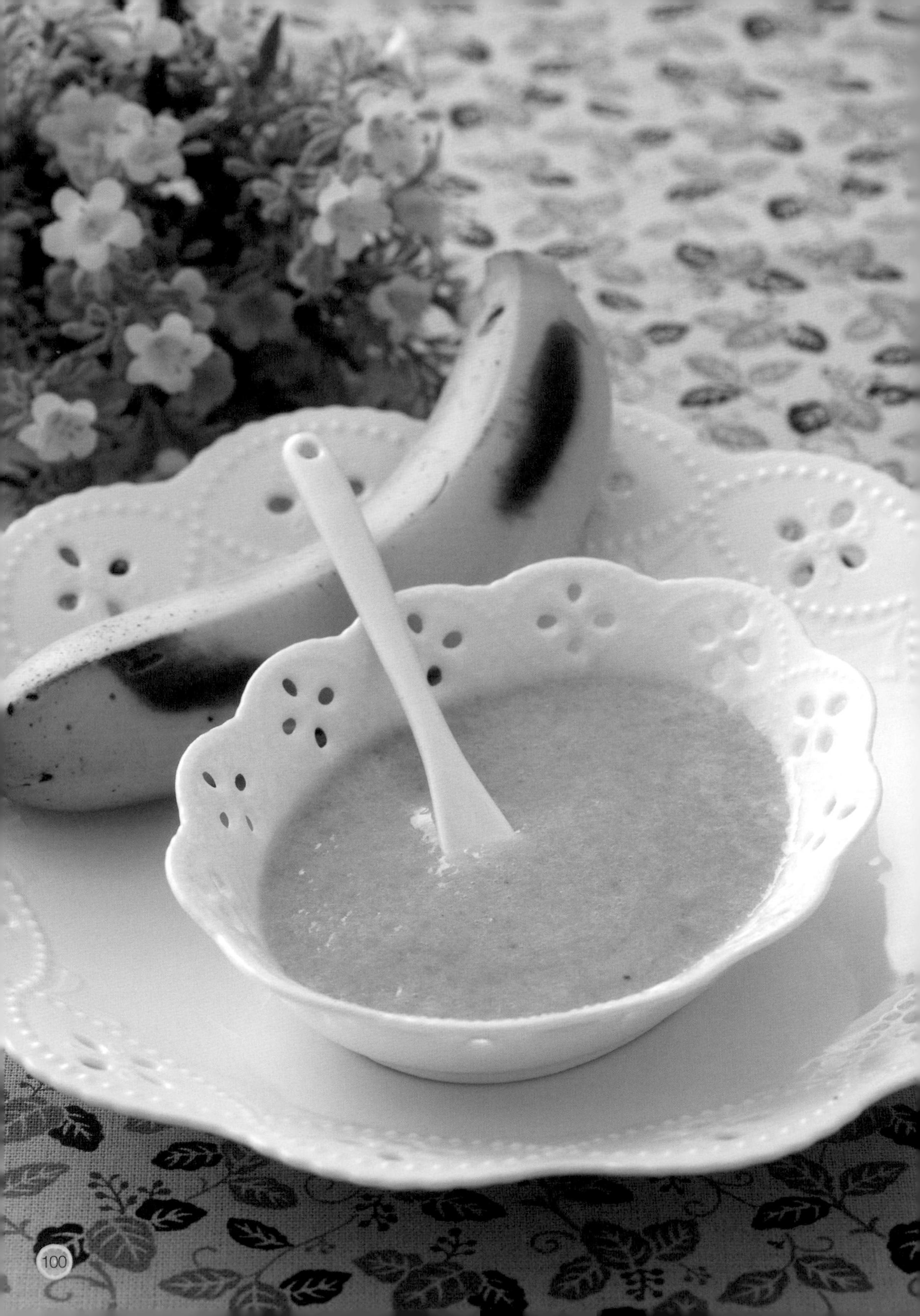

香蕉面膜

❤Banana❤

保|存|期|限

無法保存，最好一次使用完畢。

適|用|膚|質

任何肌膚

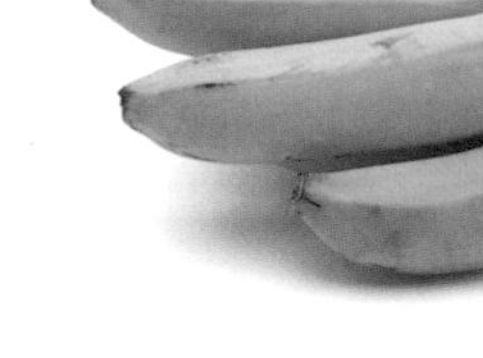

材料

香蕉‥‥‥‥‥ 1/2根
麵粉‥‥‥‥‥ 1小匙

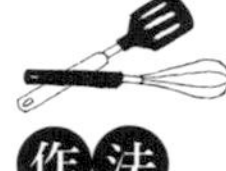

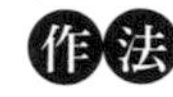

1. 香蕉剝皮，對半分切，搗成泥狀。
2. 將作法 1 材料加入麵粉和適量的水，攪拌均勻，敷在臉上約 10 ～ 15 分鐘即可沖洗。

香蕉 營養的祕密

香蕉當中的綠原酸，含有很強的抗氧化作用，可以延緩肌膚的老化，防止皺紋的生成，尤其香蕉皮內側的綠原酸含量更多，將香蕉皮內側直接用來敷臉也會產生很好的效果。

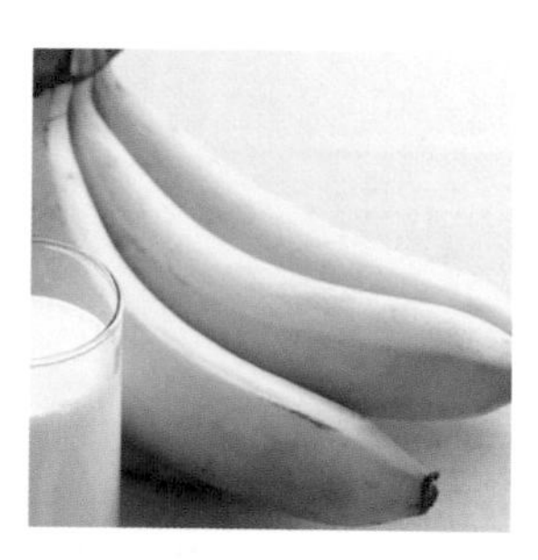

將臉洗淨後，避開眼、口、鼻的部位，再直接將香蕉面膜敷在臉上即可。

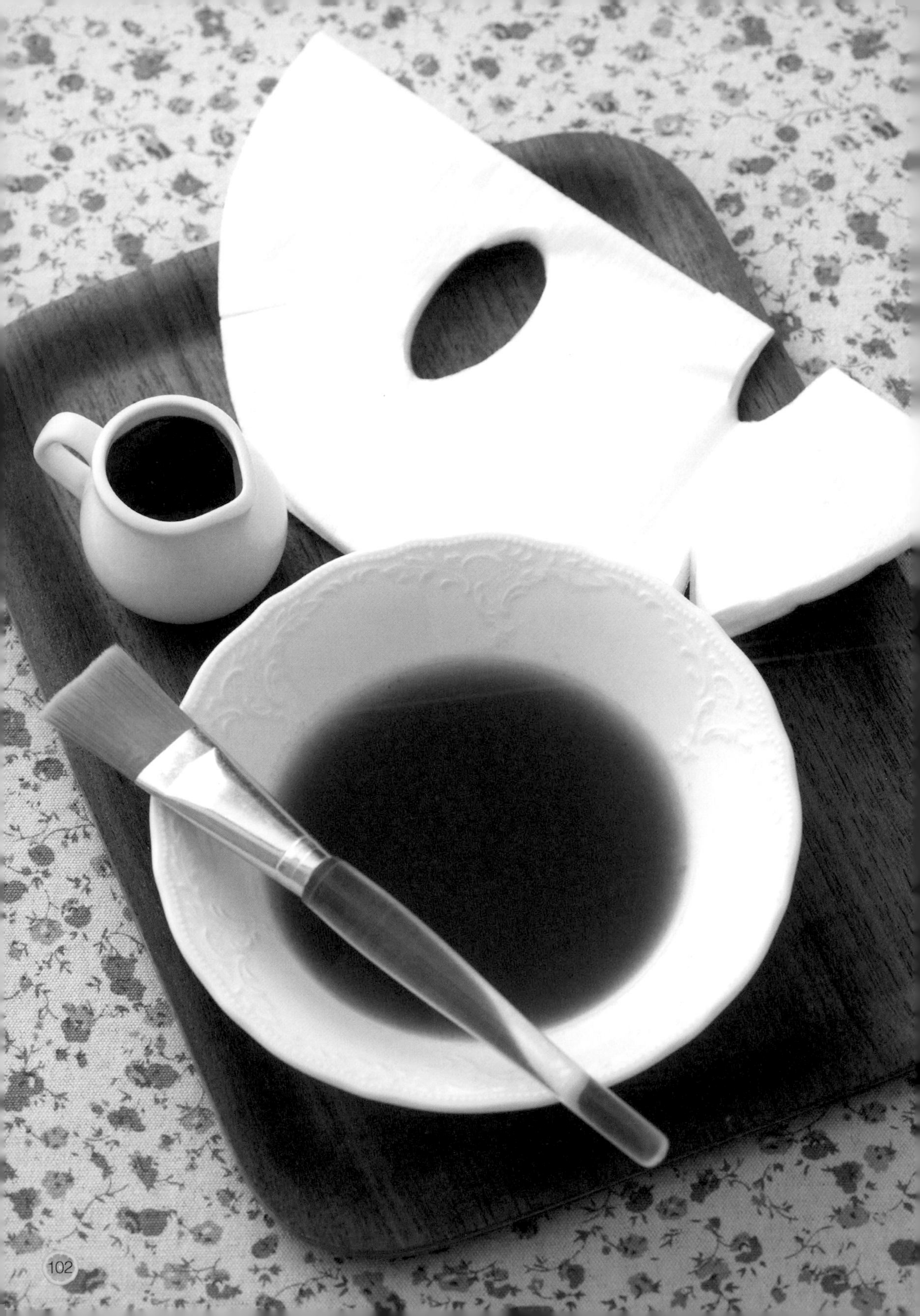

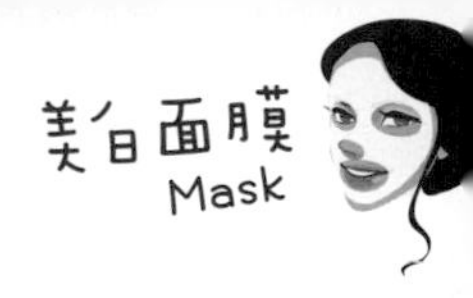

番茄蜜面膜

❤Tomato+Honey❤

保存期限

天然面膜無法保存，最好一次使用完畢，若無法一次用完，可存放冰箱 3 天。

適用膚質

油性肌膚

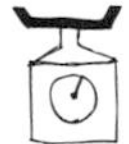

材料

小番茄‥‥‥ 3～5個
蜂蜜‥‥‥‥‥ 1大匙

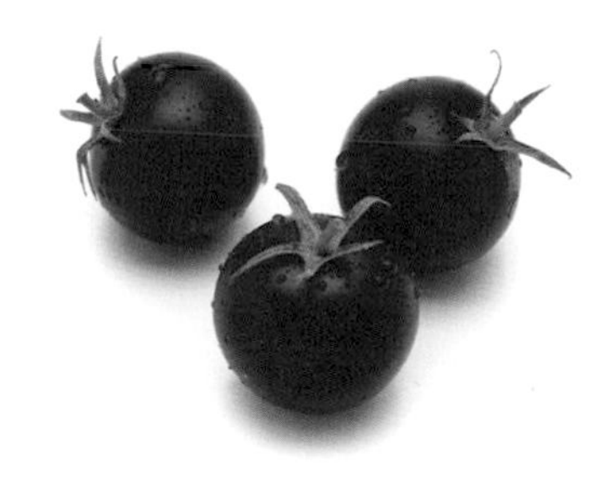

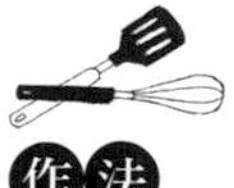

作法

1. 小番茄洗淨，放入果汁機中，攪成泥狀。
2. 將作法 1 材料加入蜂蜜，用攪拌棒或筷子攪拌均勻，敷在臉上約 10 ～ 15 分鐘即可沖洗。

番茄 營養的祕密

◎番茄中的茄紅素能預防紫外線對皮膚造成傷害，防止黑色素的沉澱；番茄中大量的維生素還可以增進皮膚的抵抗能力，讓皮膚維持彈性與活力。

◎蜂蜜增強皮膚的新陳代謝和抗菌力，防止皮膚乾燥粗糙，使肌膚細膩、嫩白、有彈性。

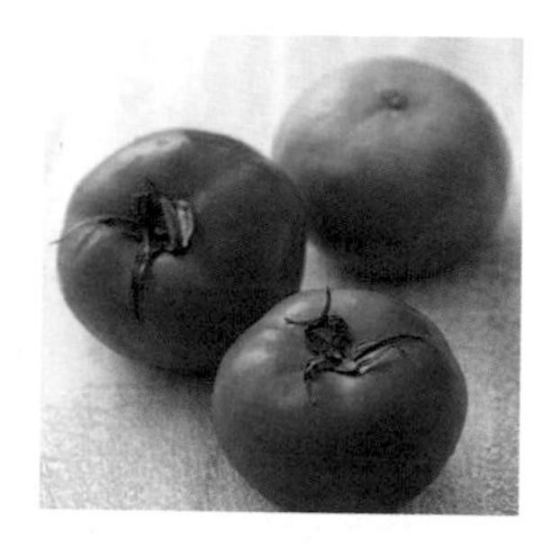

將臉洗淨，避開眼、口、鼻部位，再直接將番茄面膜敷在臉上即可。

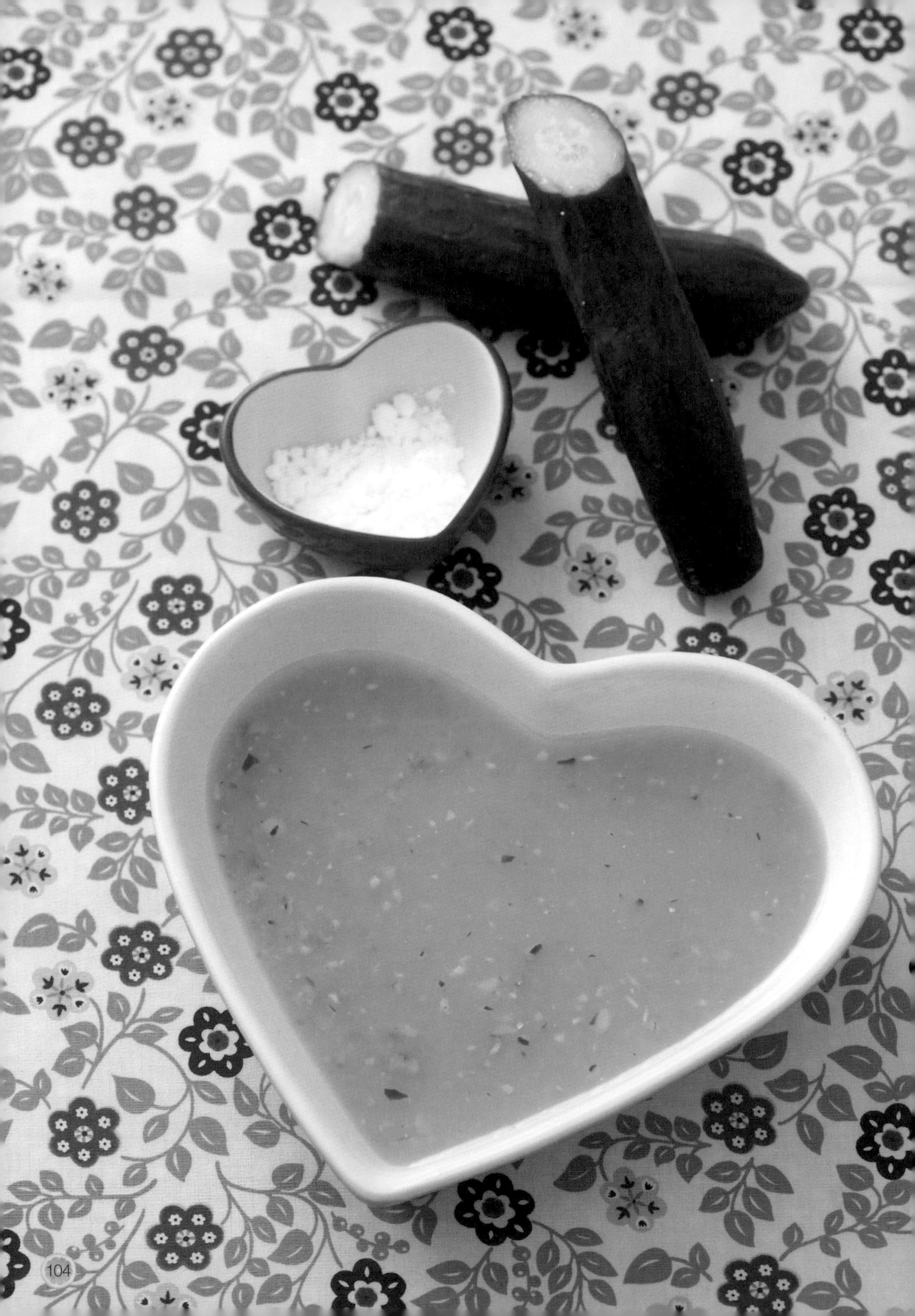

小黃瓜杏仁面膜

❤Gherkin+Almond flour❤

保存期限

天然面膜無法保存，最好一次使用完畢，若無法一次用完，可存放冰箱 3 天。

適用膚質

任何肌膚
尤其適合乾性膚質

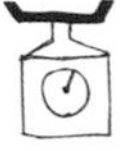

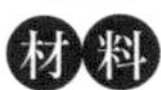

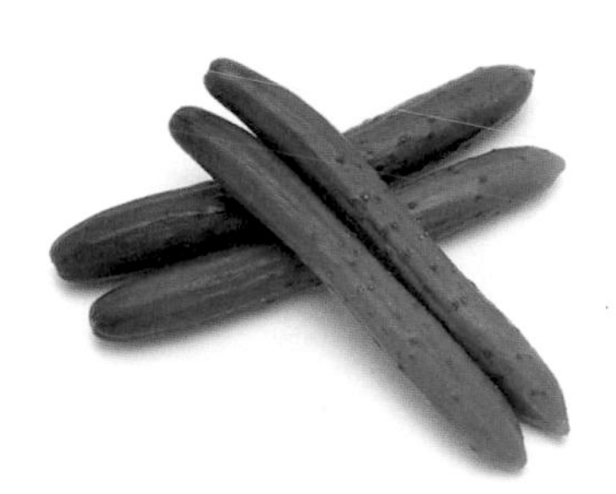

材料

小黃瓜········ 1/2條
水············· 少許
杏仁粉········ 2小匙

作法

1. 小黃瓜洗淨，對半分切，加少許水放入果汁機中攪勻。
2. 將作法 1 材料加入杏仁粉攪拌均勻，敷在臉上約 10 ～ 15 分鐘即可沖洗。

小黃瓜・杏仁粉營養的祕密

◎小黃瓜含有豐富的維生素 C 及葉綠素，可以預防黑色素生成，淡化臉部黑斑，並能對抗肌膚老化，延緩皺紋的形成。

◎杏仁粉中含豐富的維生素 E 與杏仁油，可使皮膚延緩老化，能滋潤皮膚，養顏美容。

面膜的使用方法

將臉洗淨，避開眼、口、鼻部位，再直接將小黃瓜杏仁面膜敷在臉上即可。

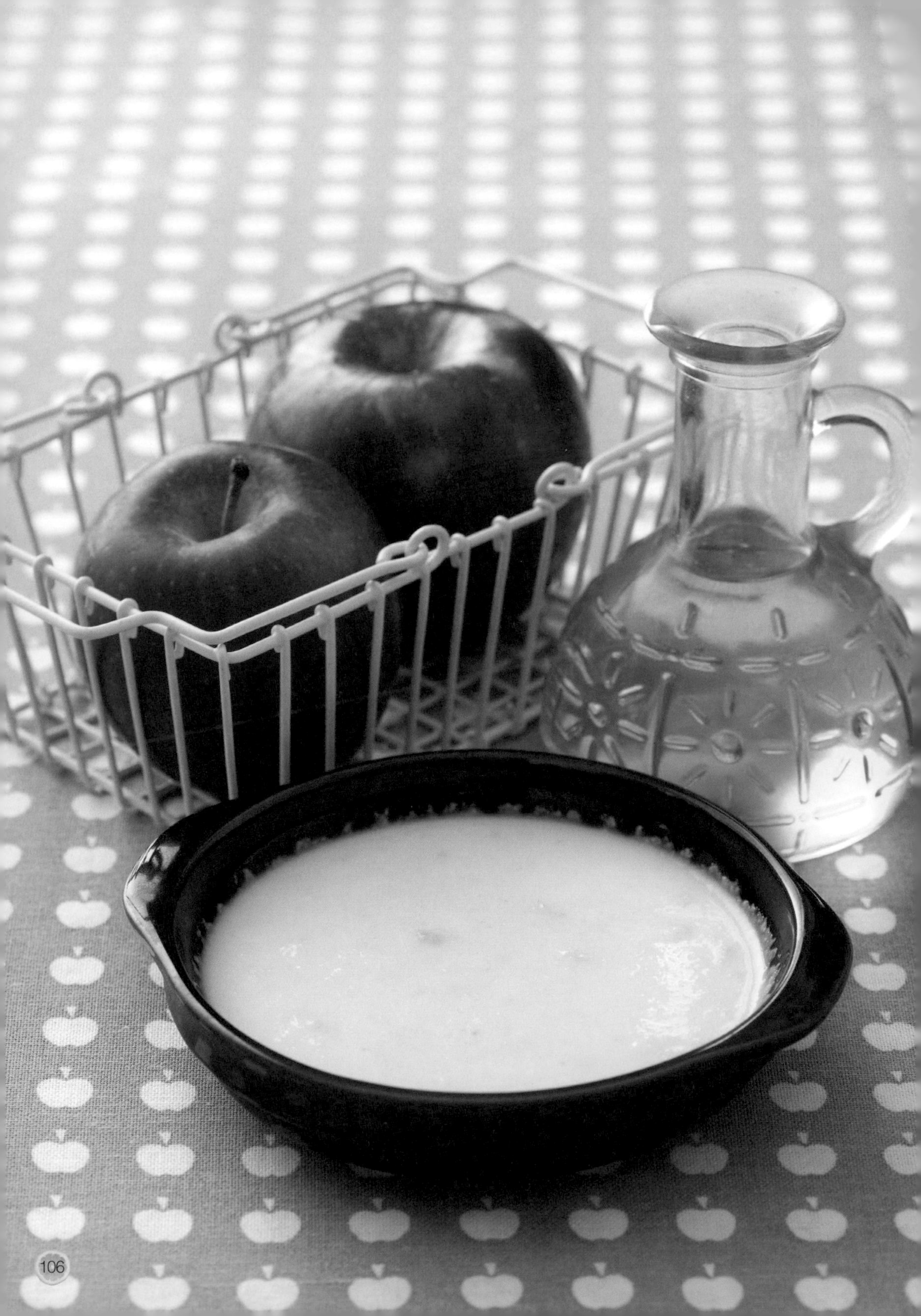

白雪公主面膜

❤Apple+Milk+Olive oil❤

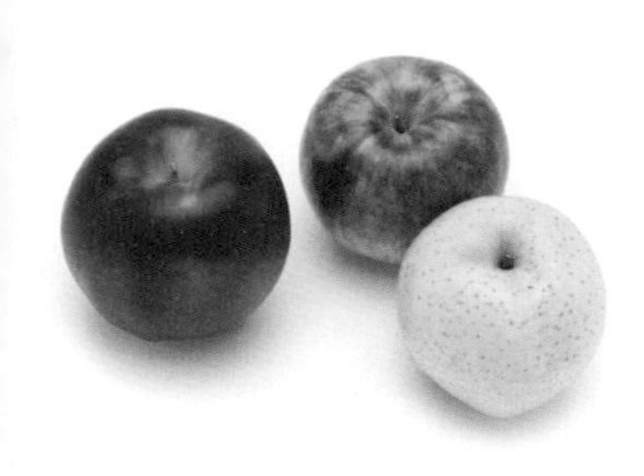

蘋果・牛奶・橄欖油營養的祕密

◎蘋果中含有大量的果膠、維生素C及β胡蘿蔔素，能對抗皮膚老化，預防臉部細紋的形成，讓你天天擁有蘋果般的好氣色。

◎牛奶含有豐富的脂質、維生素及礦物質，容易被皮膚吸收，可以預防皮膚乾燥粗糙、撫平臉上細紋。

◎橄欖油含有豐富的脂溶性維生素A、D、E、K及不飽和脂肪酸，容易被皮膚吸收，具有保濕與防曬、抗菌等三重功效。

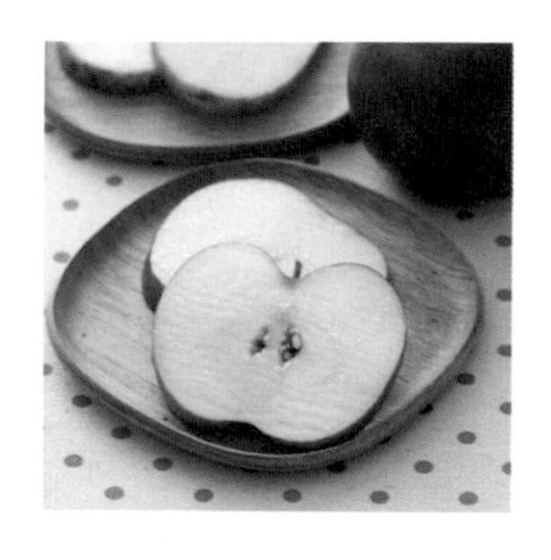

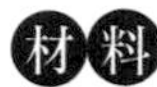

材料

蘋果………… 1/2個
牛奶………… 50cc
橄欖油……… 1小匙

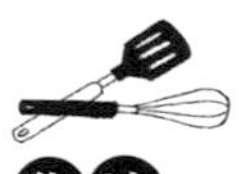

作法

1. 蘋果削皮，放入果汁機中，倒入牛奶一起攪勻。
2. 於作法1材料加入橄欖油，攪勻。
3. 直接將作法2敷在臉上15～20分鐘，再用溫水洗淨即可。

保存期限

天然面膜無法保存，最好一次使用完畢，若無法一次用完，可存放冰箱3天。

適用膚質

任何肌膚

將臉洗淨，避開眼、口、鼻部位，再直接將面膜敷在臉上即可。

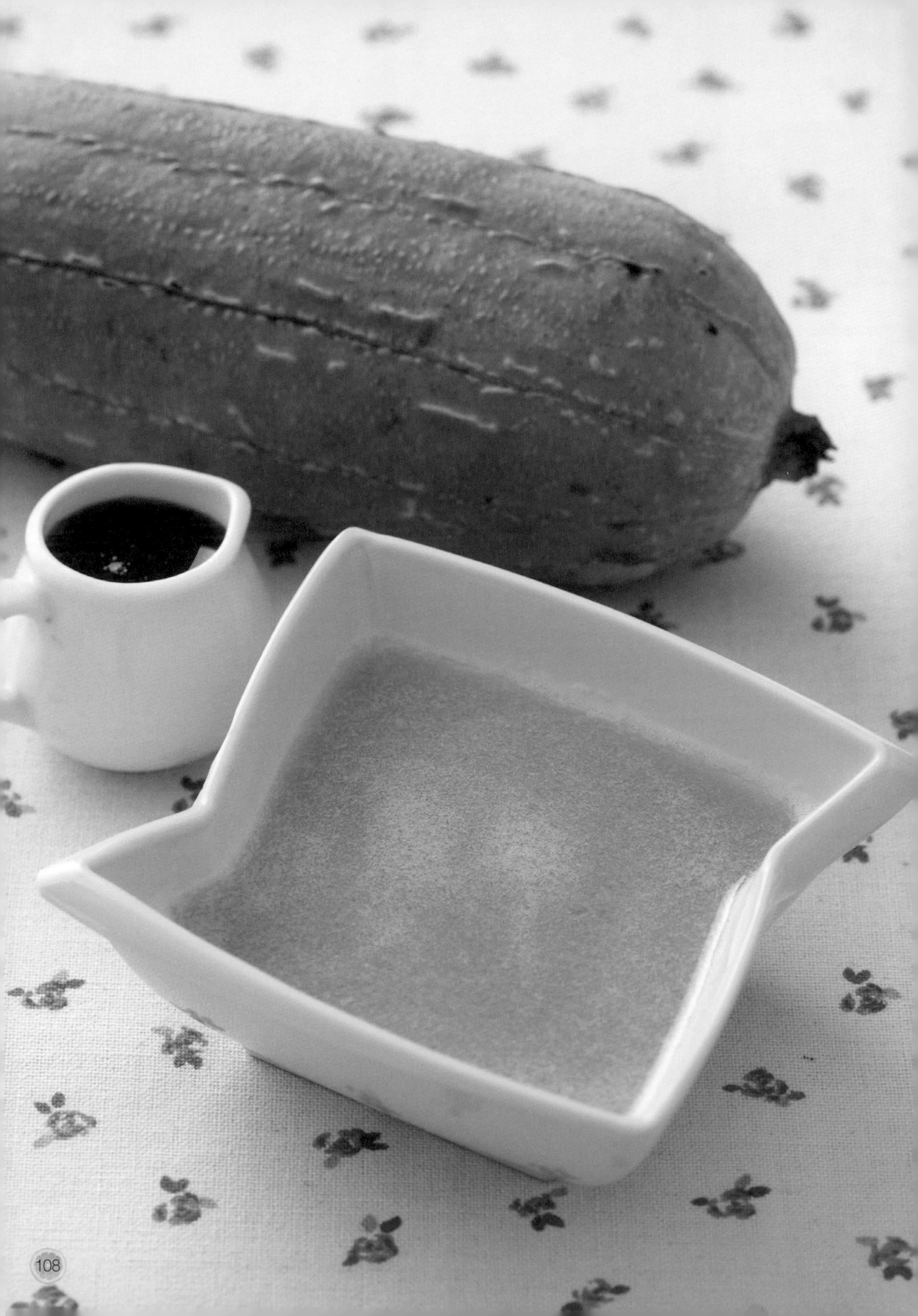

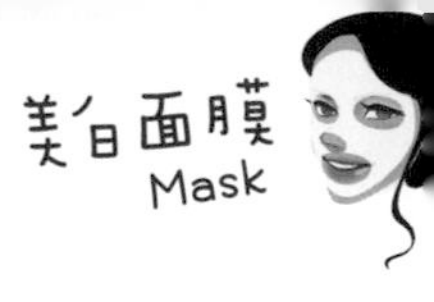

絲瓜蜂蜜面膜

❤Loofah+Honey❤

保存期限

若無法一次用完，可存放冰箱約10天。

適用膚質

任何肌膚

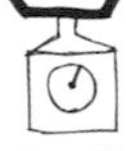

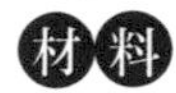

材料

絲瓜………… 1/2條
蜂蜜………… 1大匙

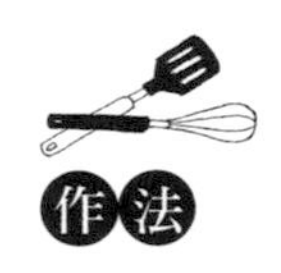

作法

1. 絲瓜洗淨、去皮；放入榨汁機中，攪成泥狀。
2. 將作法1材料加入蜂蜜混勻。
3. 取出一張面膜紙，沾上絲瓜蜜，並在臉上敷10～15分鐘即可。

絲瓜 營養的祕密

絲瓜中含天然的維生素C，能抑制黑色素細胞生成，可以美白去斑，此外其槲皮素、芹菜素等成分，能促進肌膚的新陳代謝，延緩老化；蜂蜜能預防皺紋的生成，讓肌膚維持光滑有彈性。

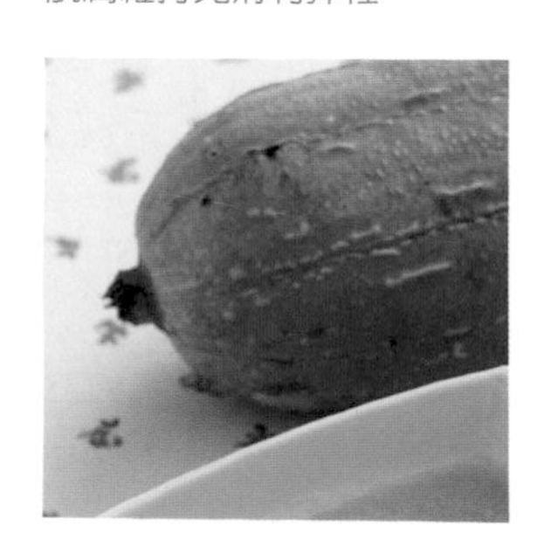

將臉洗淨，避開眼、口、鼻部位，直接將面膜紙沾絲瓜蜜，敷在臉上即可。

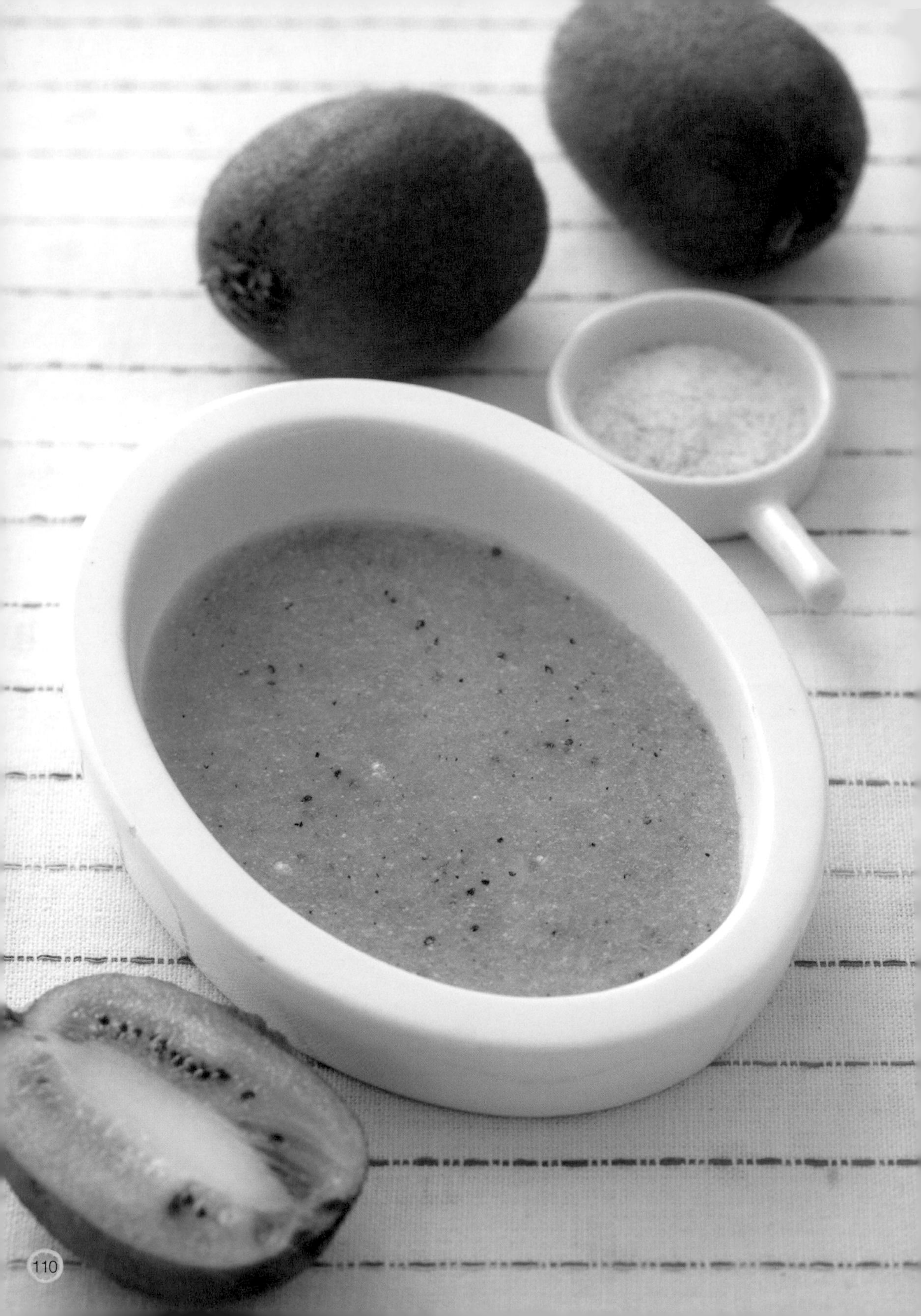

奇異果面膜

❤Kiwi fruit❤

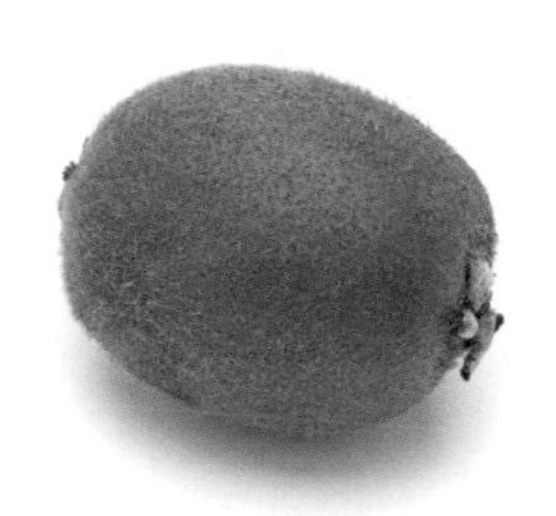

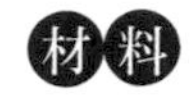

材料

奇異果	1/2個
綠豆粉	1大匙
麵粉	1小匙
蜂蜜	1小匙
水	適量

保存期限

天然面膜無法保存，最好一次使用完畢，若無法一次用完，可存放冰箱3天。

適用膚質

任何肌膚

奇異果 營養的祕密

◎奇異果中富含維生素A、C、E等抗氧化的物質和果酸，去除毛孔中的污垢與雜質，能有效預防痘痘，尤其維生素C的含量更高達水果中的前三名，無論是食用還是敷臉，均有美白除皺的功效。

◎綠豆粉具有清熱、解毒的功效，能清除老廢角質，並且協助帶走毛孔中的髒污與毒素，收縮毛孔，使肌膚細嫩光滑感。

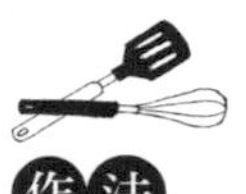

作法

1. 奇異果去皮，放入果汁機中，打成泥狀。
2. 作法1加入綠豆粉、麵粉、蜂蜜攪拌，再加入適量水混勻，敷在臉上10～15分鐘即可沖洗。

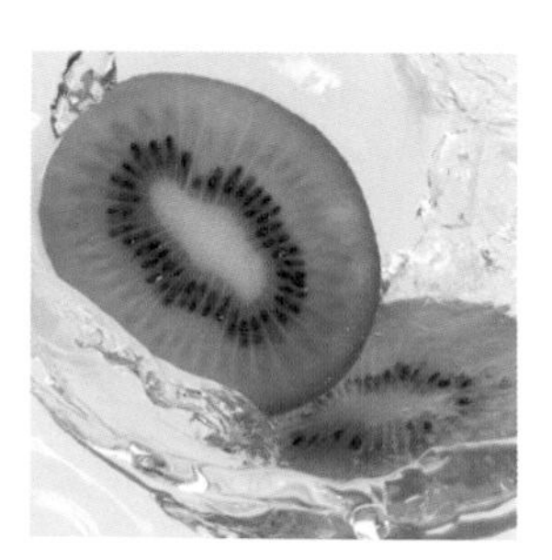

將臉洗淨，避開眼、口、鼻部位，再直接將面膜敷在臉上即可。

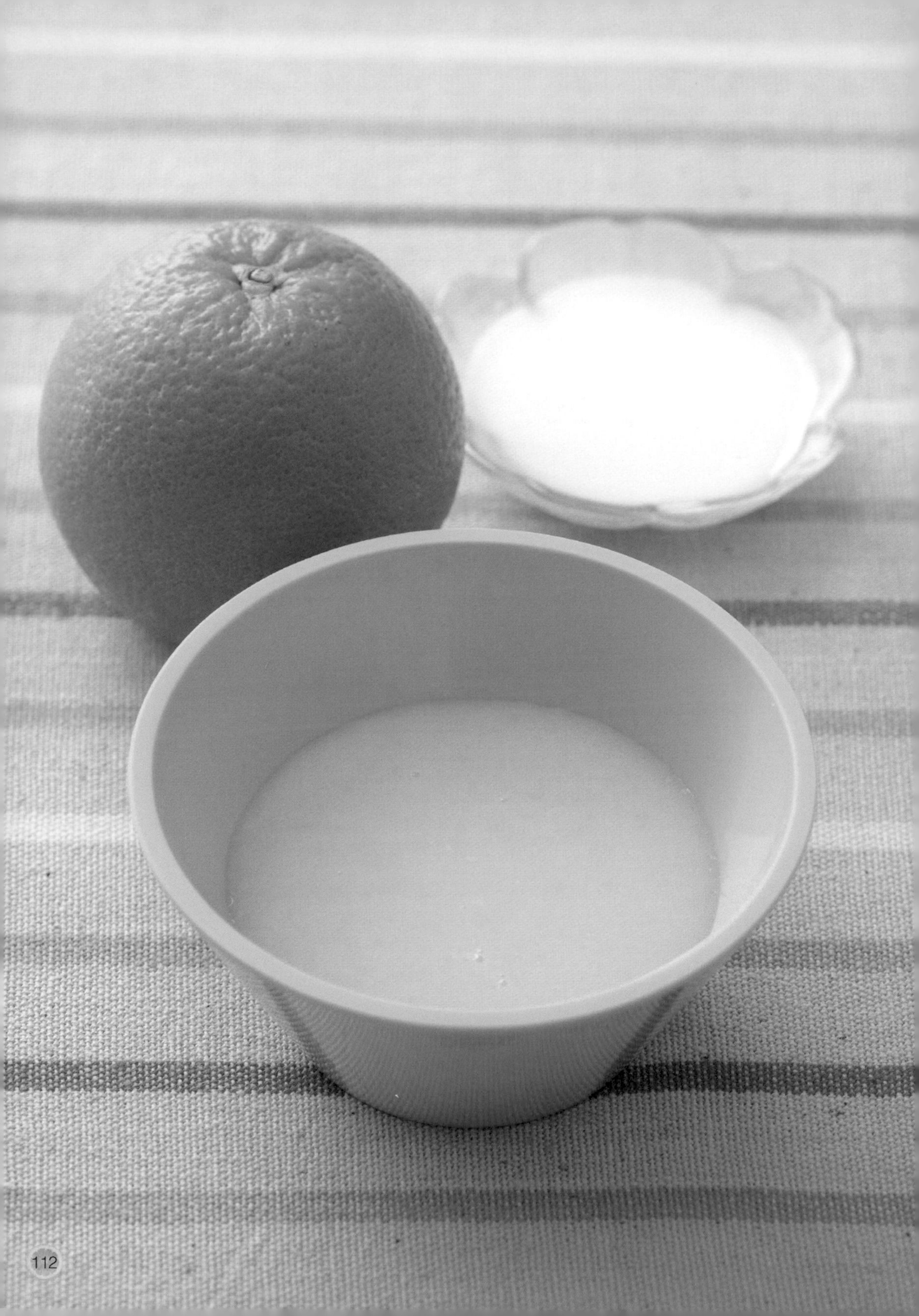

柳橙優格面膜

❤Orange+Yogurt❤

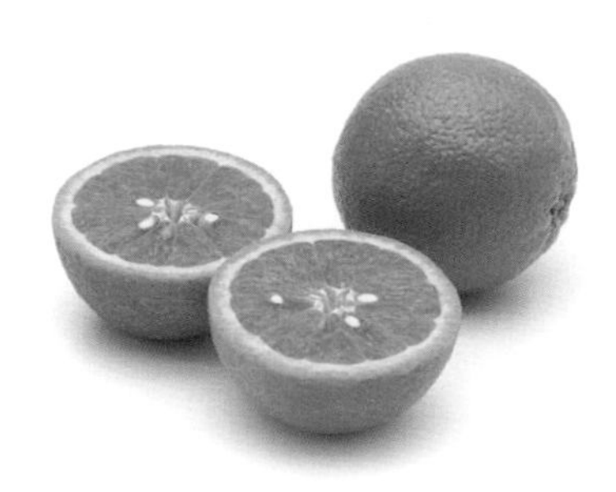

材料

柳橙‧‧‧‧‧‧‧‧‧‧‧‧ 1個
無糖優格‧‧‧‧‧‧ 2大匙

保存期限

天然面膜無法保存，最好一次使用完畢，若無法一次用完，可存放冰箱 3 天。

適用膚質

任何肌膚

柳橙・優格營養的祕密

◎柳橙富含維生素A、B、C，並含檸檬黃素、隱黃素，具有很強的抗氧化成分，能清除自由基，防止臉部細紋形成，延緩肌膚的老化，保持皮膚的光滑與彈性。

◎優格具有保濕潤澤的功效，並且能柔軟肌膚的角質層，加速老廢角質層的剝落，使肌膚的細胞充滿彈性與活力。

作法

1. 柳橙去皮，放入果汁機中攪打成泥狀。
2. 將作法 1 材料加入無糖優格，用攪拌棒或筷子混勻，敷在臉上 10 ～ 15 分鐘即可沖洗。

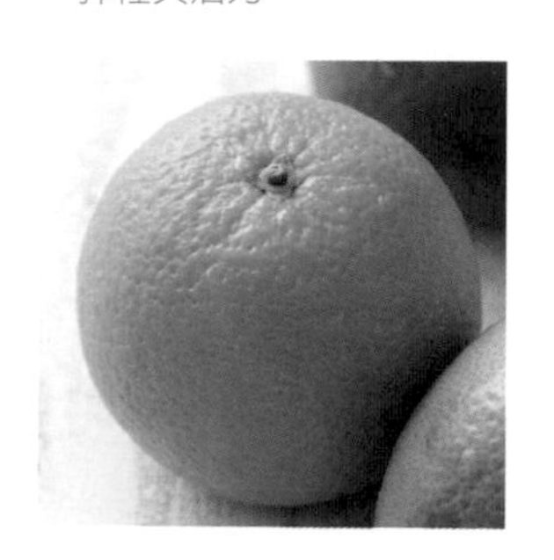

將臉洗淨，避開眼、口、鼻部位，再直接將面膜敷在臉上即可。

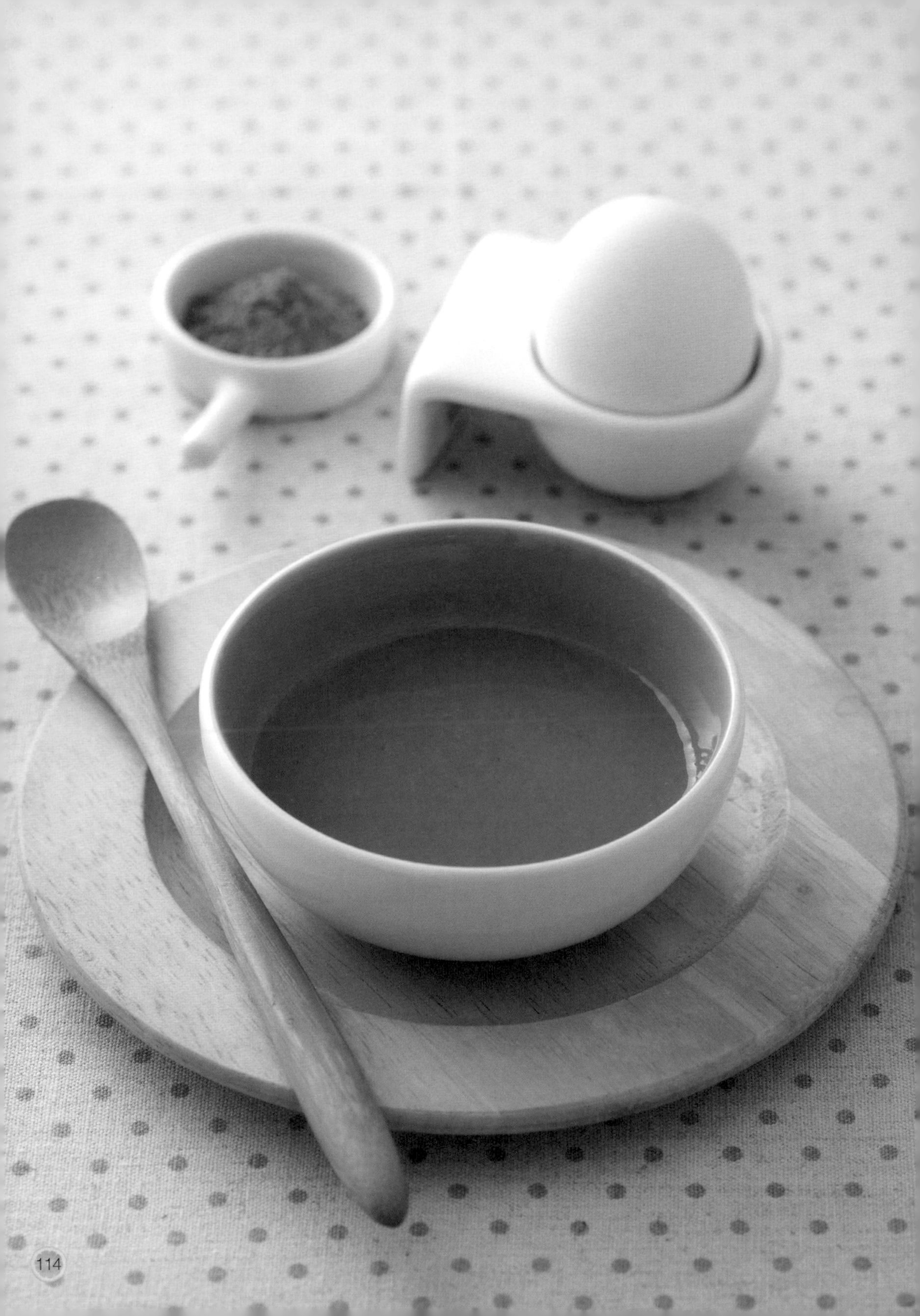

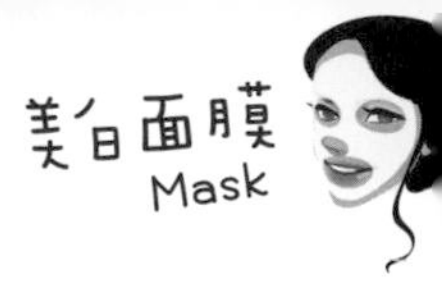

綠茶粉雞蛋面膜

❤Green tea+Egg❤

保存期限

無法保存，最好一次使用完畢。

適用膚質

任何肌膚，尤適合乾性膚質。

綠茶粉・蛋黃營養的祕密

◎綠茶粉當中含豐富的兒茶素，兒茶素具有很高的抗氧化作用，可以延緩皺紋與黑斑的形成，並清除老廢的角質層，防止臉部脂肪的堆積。

◎蛋黃含有維生素 A、D、E、K 及卵磷脂，可以促進皮膚細胞的再生，維持皮膚的活力與彈性。

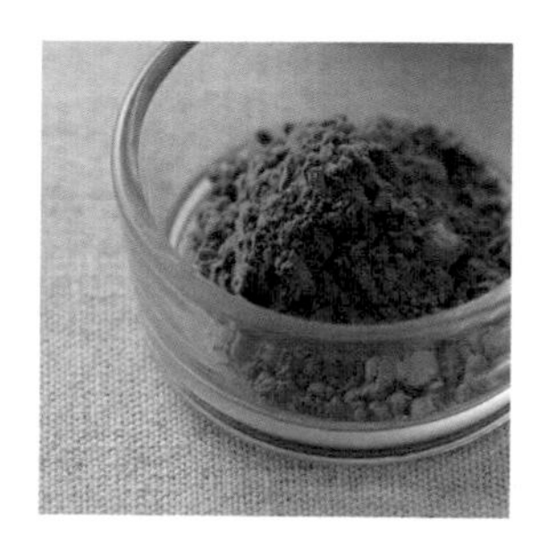

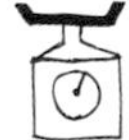

材料

綠茶粉‧‧‧‧‧‧‧‧ 1大匙
雞蛋‧‧‧‧‧‧‧‧‧‧‧‧ 1個
蜂蜜‧‧‧‧‧‧‧‧‧‧ 1大匙

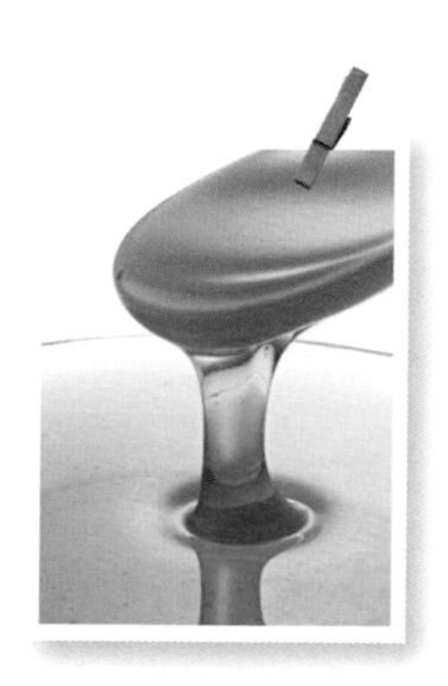

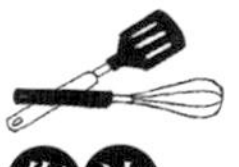

作法

1. 雞蛋敲開，放入碗中，用筷子攪勻。
2. 將作法 1 材料加入綠茶粉、蜂蜜混勻，敷在臉上 10 ～ 15 分鐘即可沖洗。

面膜的使用方法

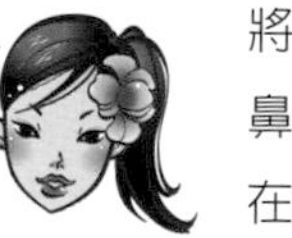

將臉洗淨，避開眼、口、鼻部位，再直接將面膜敷在臉上即可。

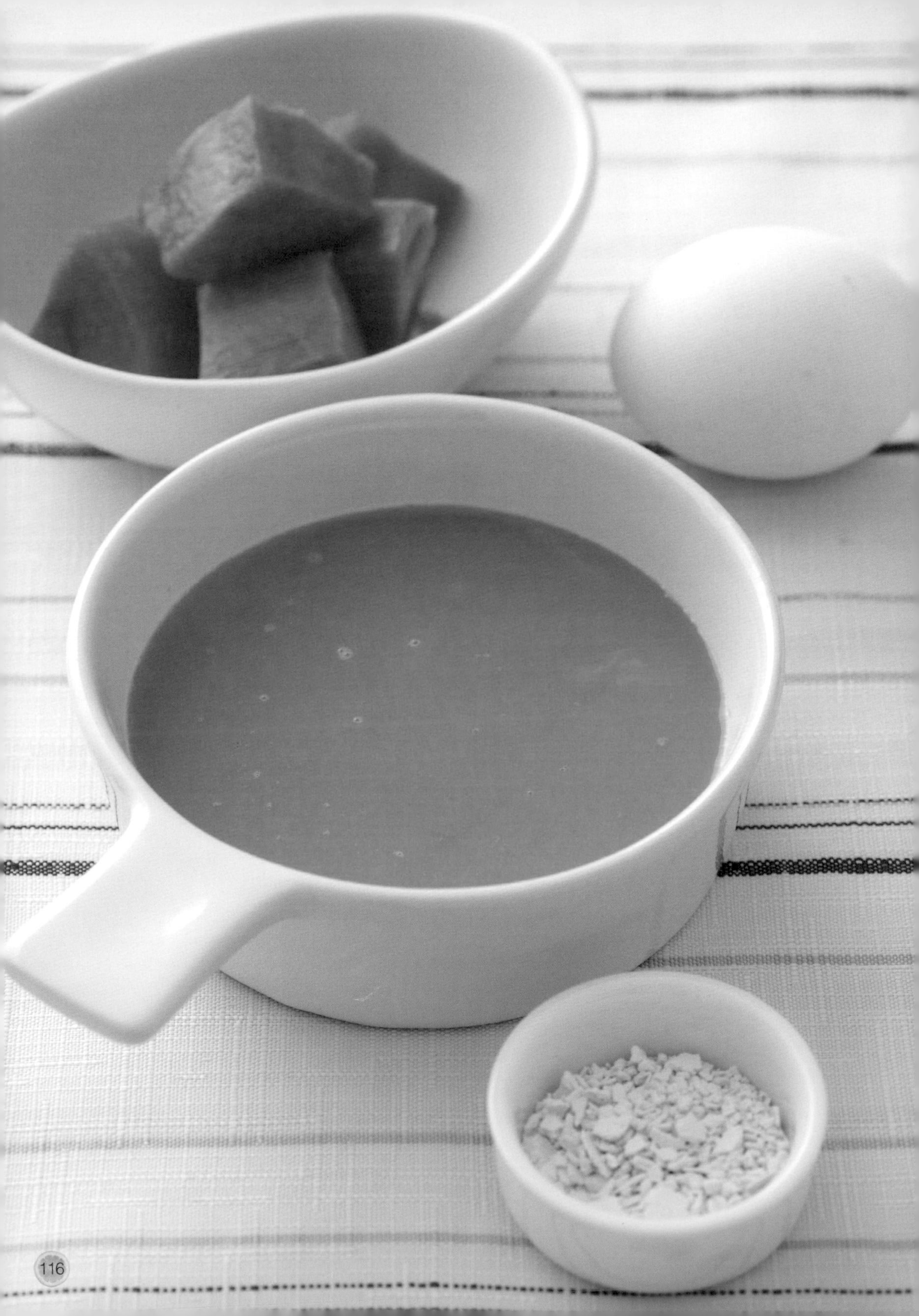

胡蘿蔔蛋黃面膜

❤Carrot+Egg yolk❤

保存期限

天然面膜無法保存，最好一次使用完畢。

適用膚質

任何肌膚

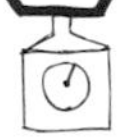

材料

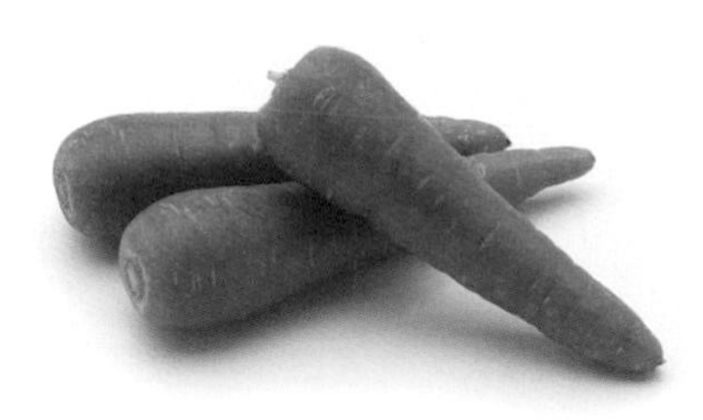

蓮藕粉‥‥‥‥ 1大匙
胡蘿蔔‥‥‥‥ 30公克
雞蛋‥‥‥‥‥‥ 1個

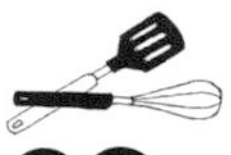

作法

1. 胡蘿蔔洗淨、去皮，放入果汁機中打成泥狀。
2. 雞蛋敲碎，取蛋黃，放入碗中。
3. 將胡蘿蔔泥和蛋黃、蓮藕粉混勻，敷在臉上 10 ~ 15 分鐘即可沖洗。

胡蘿蔔．蓮藕粉營養的祕密

◎胡蘿蔔含有 β 胡蘿蔔素，能減少陽光對肌膚造成的傷害，並可以促進肌膚血液循環及新陳代謝，消除臉部多餘的脂肪，讓肌膚維持健康與彈性的活力。

◎蓮藕粉中含澱粉、蛋白質及維生素 C、檸檬酸，這些元素皆能滋潤肌膚，使肌膚變得潔白、光滑。

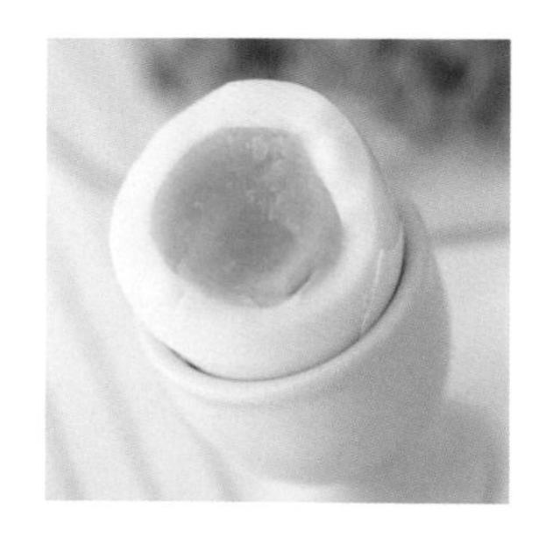

將臉洗淨，避開眼、口、鼻部位，再直接將面膜敷在臉上即可。

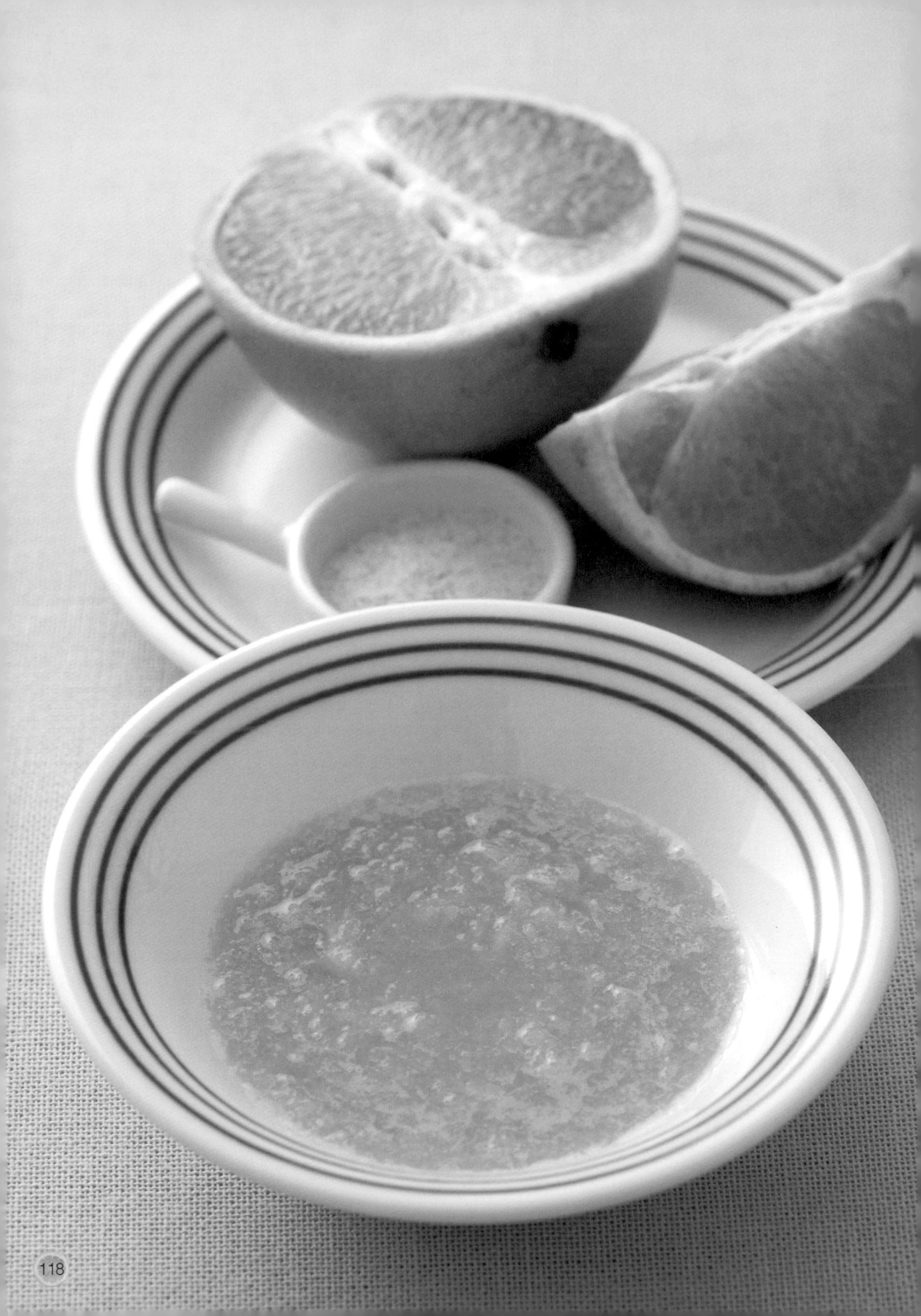

葡萄柚瘦臉面膜

❤Grapefruit❤

保存期限

天然面膜無法保存，最好一次使用完畢，若無法一次用完，可存放冰箱 10 天。

適用膚質

任何肌膚

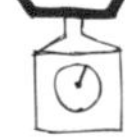

材料

葡萄柚‥‥‥‥ 1/2個
綠豆粉‥‥‥‥ 1小匙
蜂蜜‥‥‥‥‥‥ 少許

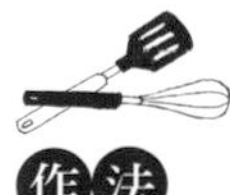

作法

1. 葡萄柚去皮，放入果汁機中攪成泥狀。
2. 將作法 1 材料加入綠豆粉、蜂蜜，敷在臉上輕輕按摩 10 ～ 15 分鐘即可沖洗。

葡萄柚・綠豆粉營養的祕密

◎葡萄柚含豐富的檸檬黃素、柚素及維生素 C，可增加皮膚抗氧化、淡化黑斑、減少脂肪堆積，其中的維生素 C 也具美白、保濕的效果。

◎綠豆粉有清熱、解毒的功效，可以去角質、消炎，並且平衡肌膚分泌的油脂，可協助肌膚代謝老廢的角質層。

將臉洗淨，避開眼、口、鼻部位，再直接將面膜敷在臉上即可。

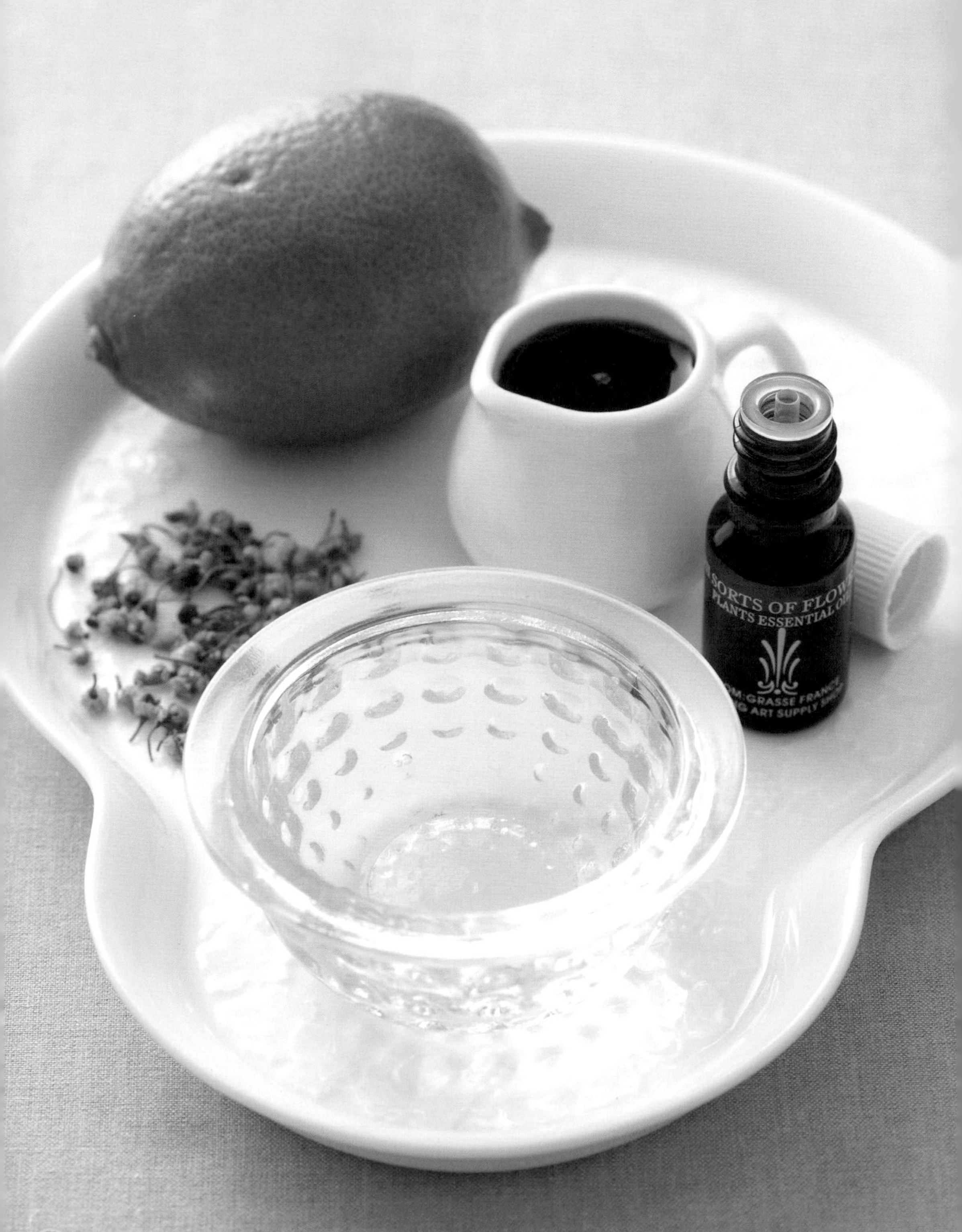
SORTS OF
PLANTS ESSENTIAL
GRASSE FRANCE
ART SUPPLY

洋甘菊檸檬消脂面膜

❤Chamomile+Lemon❤

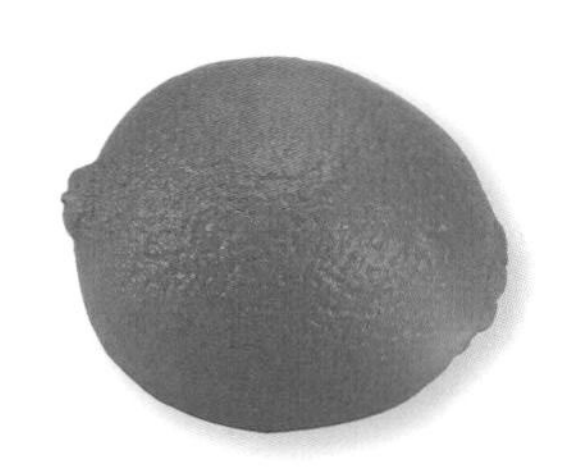

保存期限

天然面膜無法保存，最好一次使用完畢，若無法一次用完，可存放冰箱 10 天。

適用膚質

任何肌膚

材料

洋甘菊………少許
檸檬精油……… 2滴
檸檬汁……… 2大匙
蜂蜜………… 1小匙

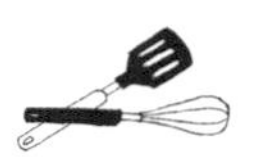

作法

1. 取一鍋水，放入洋甘菊，用小火煮10分鐘，過濾，取汁。
2. 檸檬對切，用榨汁器榨汁。
3. 作法 1 和作法 2 材料混勻，再滴入檸檬精油。
4. 將作法 3 放入碗中，取一面膜紙，使其充分吸收洋甘菊檸檬水。
5. 再將面膜紙敷在臉上 10 ～ 15 分鐘即可。

洋甘菊・檸檬汁營養的祕密

◎洋甘菊又被稱為「大地的蘋果」，能柔軟皮膚，強化肌膚組織，增進皮膚的彈性。
◎檸檬汁是內服與外敷的美容聖品。可以潔膚去斑，防止及消除皮膚色素的沉積，能令肌膚光潔細膩，並讓鬆弛的肌膚看來更緊實、光滑。
◎檸檬精油具有抗菌收斂緊膚的效果，能平衡油脂分泌，美白肌膚。

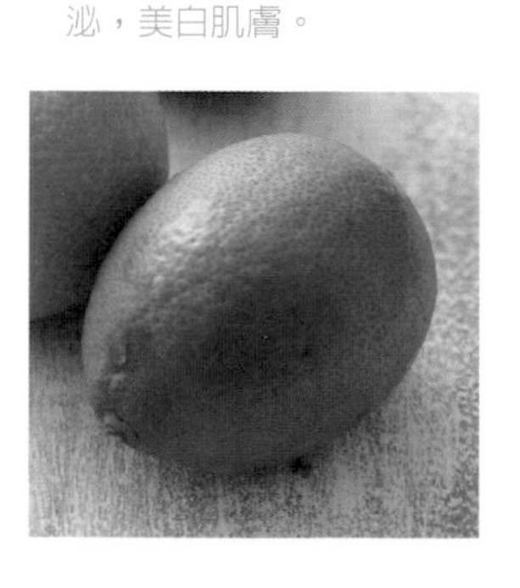

將臉洗淨，避開眼、口、鼻部位，再直接將面膜紙沾洋甘菊檸檬消汁面膜敷在臉上即可。

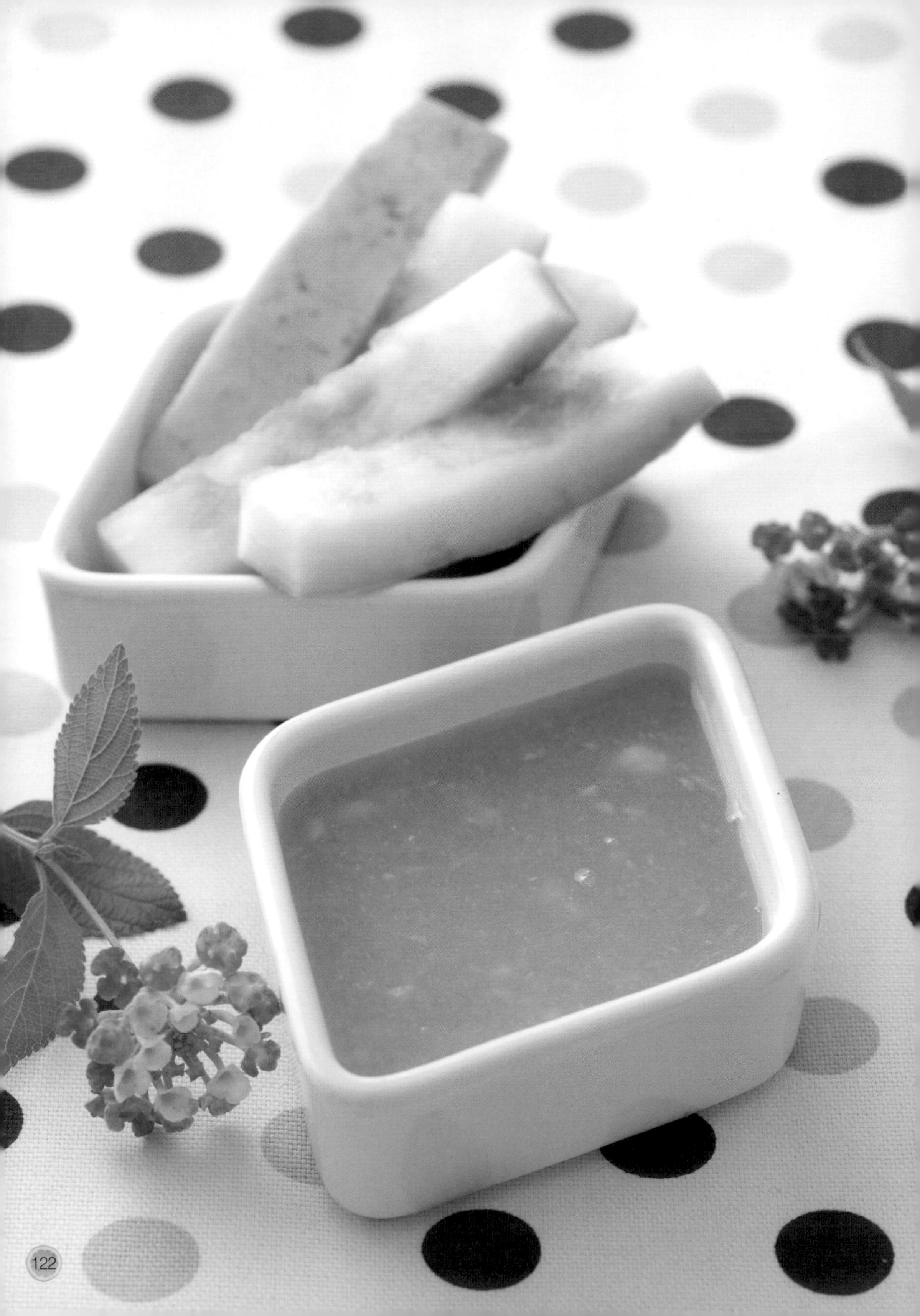

西瓜去脂面膜

❤Watermelon❤

保存期限

天然面膜無法保存，
最好一次使用完畢，
若無法一次用完，
可存放冰箱 10 天。

適用膚質

任何肌膚

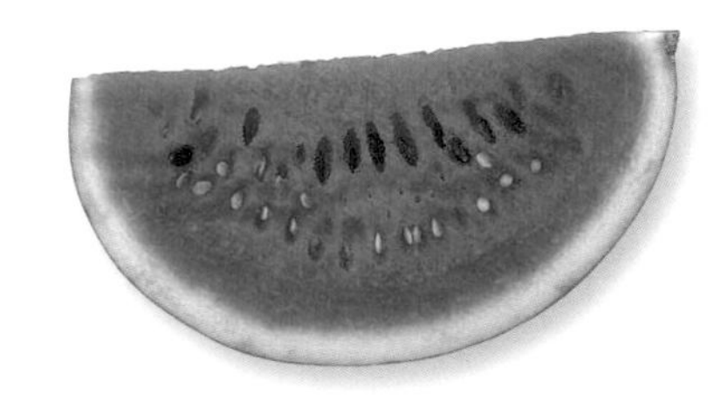

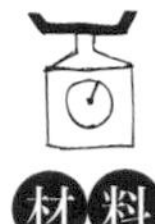

材料

西瓜·········· 1/4個

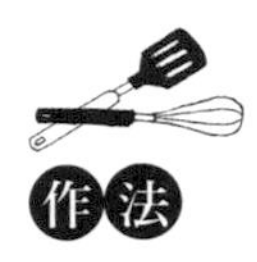

作法

1. 西瓜去皮、去果肉與果皮中白色瓤的部位。
2. 將西瓜皮放入果汁機中，用榨汁機榨成泥狀。
3. 將作法 2 放入碗中攪勻，然後敷在臉上 10 ～ 15 分鐘即可。

西瓜 營養的祕密

◎西瓜皮有很好的保濕功效，用來敷臉可以有效滋潤肌膚，讓皮膚變得更光滑細緻。

◎西瓜肉含豐富的茄紅素及水分，用來內服可以美容瘦身，西瓜皮外敷也同樣有去臉部脂肪及保濕的效果，可說一舉兩得！

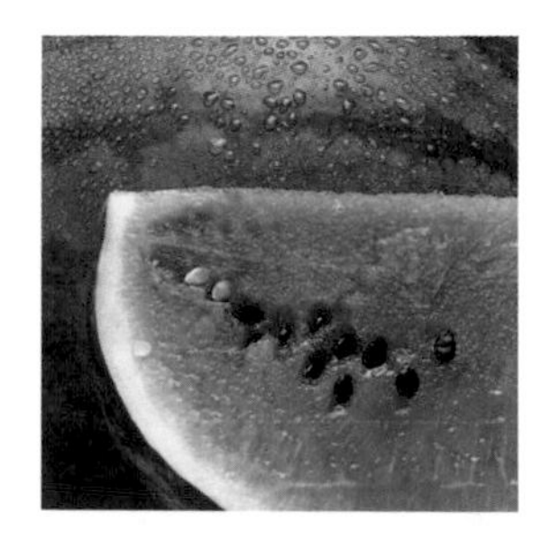

將臉洗淨，避開眼、口、鼻部位，再直接將面膜敷在臉上即可。

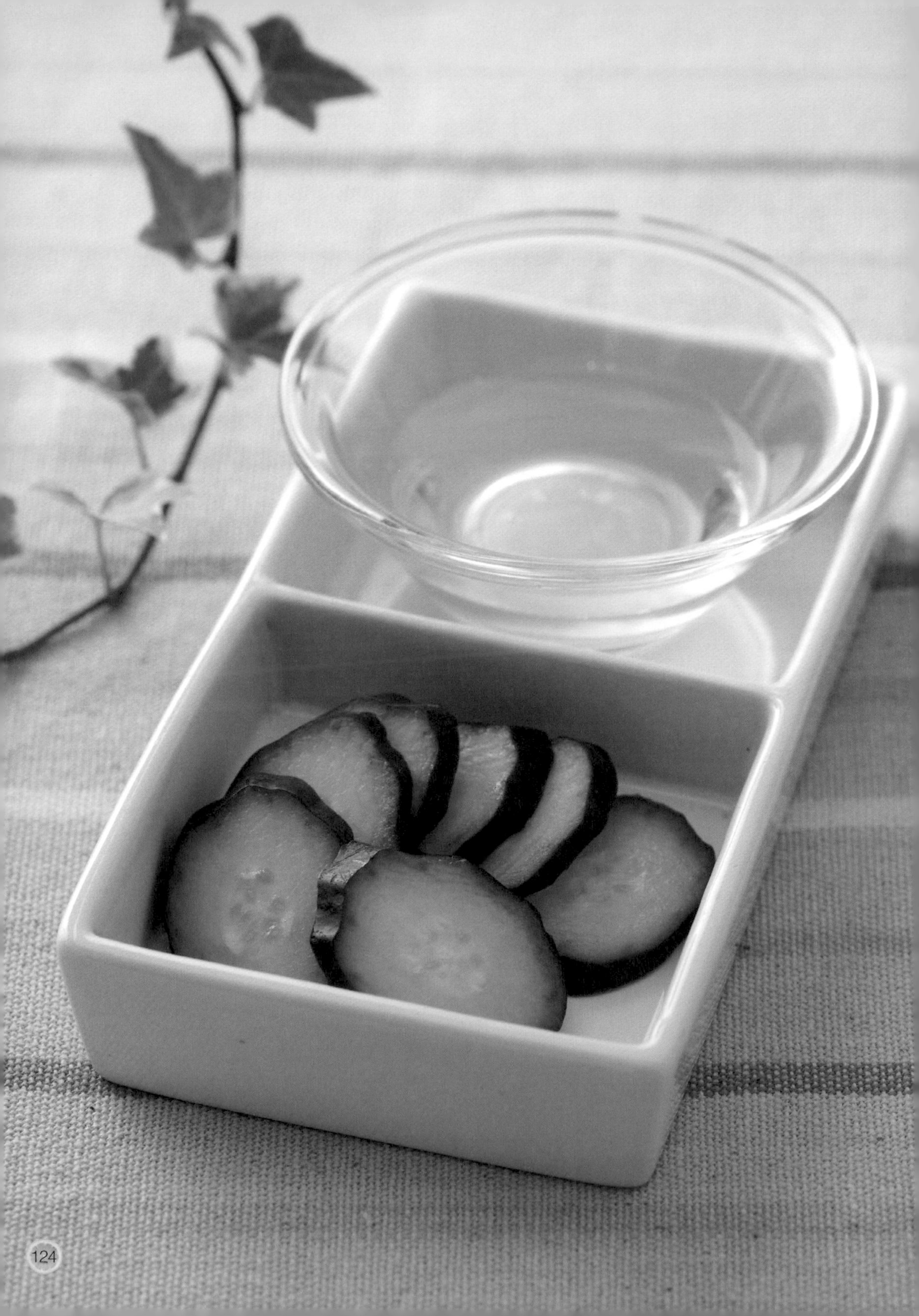

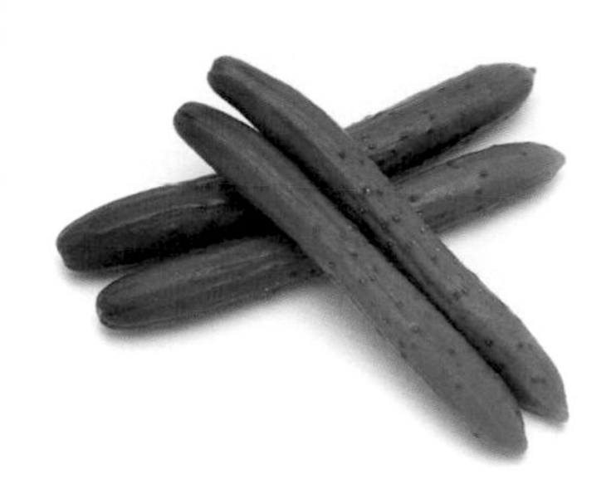

小黃瓜白醋面膜

❤Gherkin+White vinegar❤

材料

小黃瓜	1/2條
蛋白	少許
白醋	3滴
純水	100cc

保存期限

天然面膜無法保存，最好一次使用完畢，若無法一次用完，可存放冰箱 5 天。

適用膚質

任何肌膚

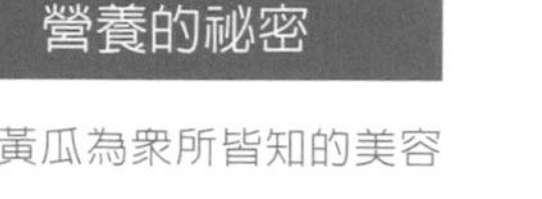

小黃瓜・白醋・蛋白 營養的祕密

◎小黃瓜為眾所皆知的美容聖品，含有豐富的維生素 C 及葉綠素，可以柔軟、清潔肌膚，並且可以緊緻肌膚毛孔，兼具保濕、滋潤、嫩白，柔軟及收斂等多重功效。

◎白醋可以促進血液循環，抑制黑色素沉積，讓皮膚呈現白裡透紅的好氣色。

◎蛋白是緊實肌膚、消除粉刺的最佳美容聖品。

作法

1. 小黃瓜洗淨、對半分切，放入果汁機中攪成泥狀。
2. 取雞蛋分離蛋清和蛋黃，取蛋清備用。
3. 將作法 1 和作法 2 材料混合，加點水，再滴入白醋拌勻即可。

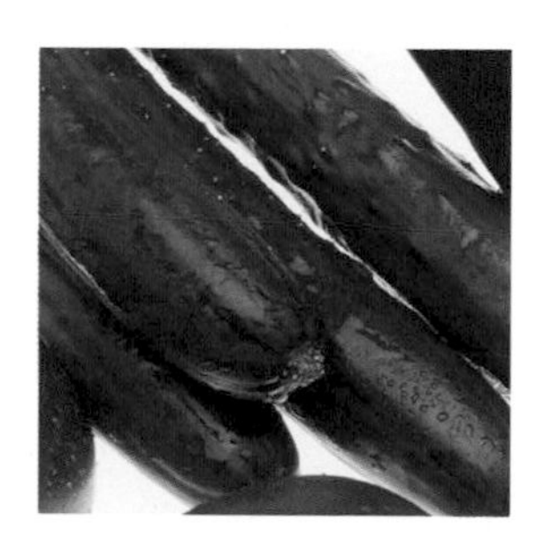

將臉洗淨，避開眼、口、鼻部位，再直接將面膜敷在臉上即可。

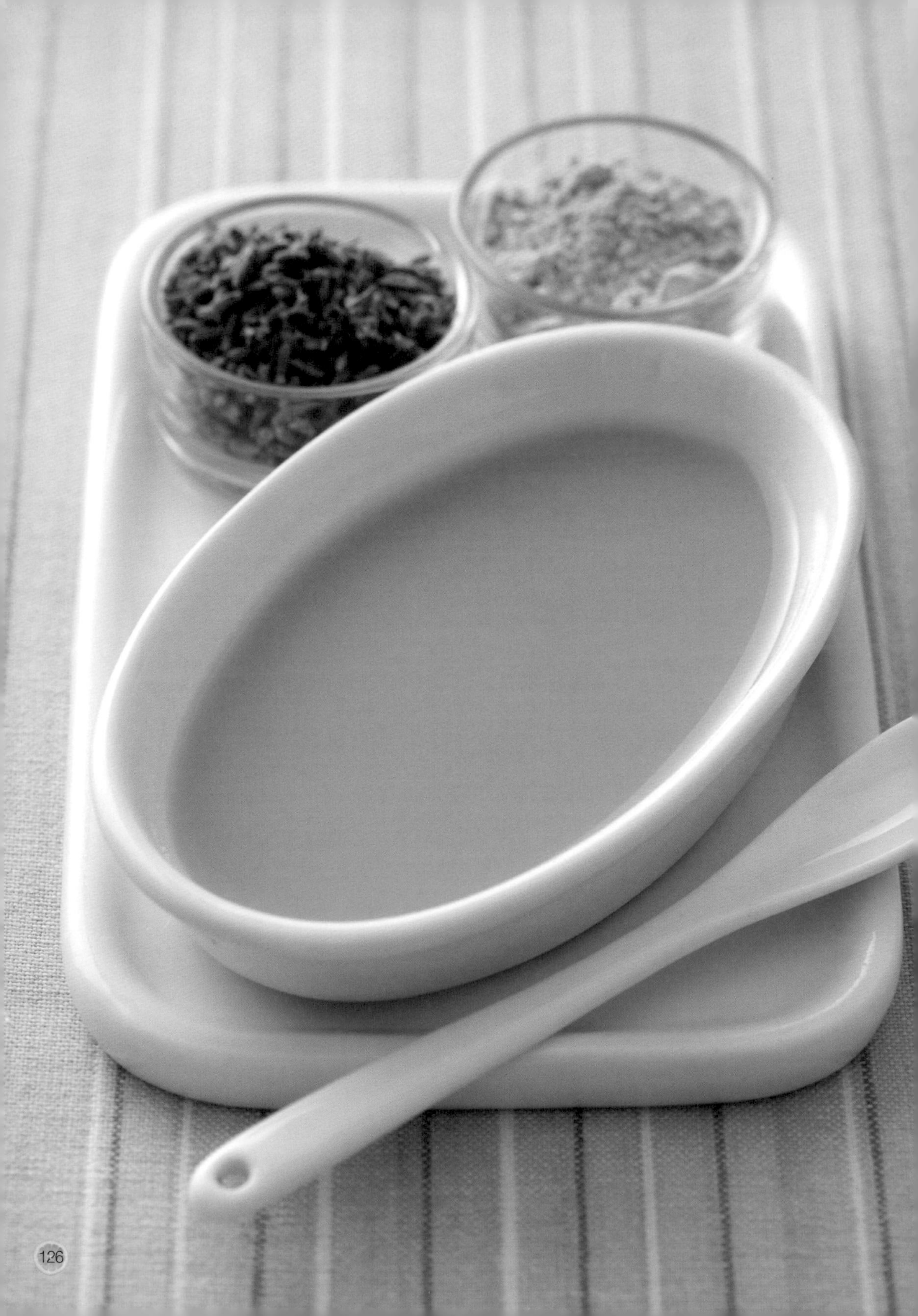

薰衣草黃豆粉面膜

❤Lavender+Soy flour❤

保存期限

若無法一次用完，可存放冰箱5天。

適用膚質

任何肌膚

薰衣草・黃豆粉營養的祕密

◎薰衣草有消炎、抑菌的功效，還能平衡肌膚的油脂分泌，所以對於痘痘、皮膚炎、燒燙傷、疤痕都具有很好的功效。

◎黃豆粉敷臉，可以吸附臉上分泌過多的油脂，並且去除老廢角質，促進皮膚細胞的新生，達到潔膚細緻的效果。

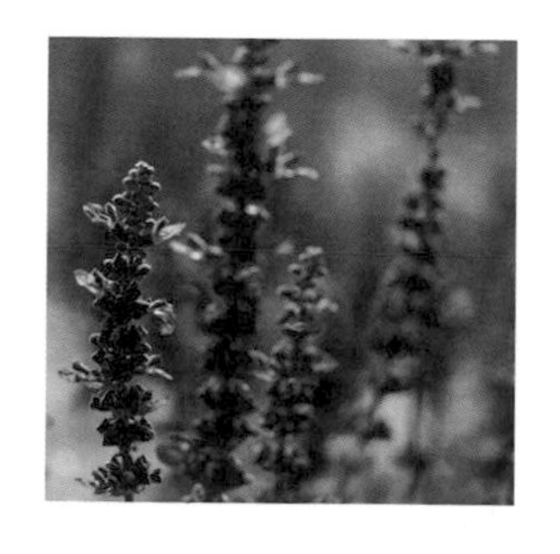

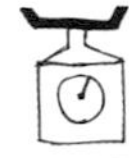

材料

薰衣草花‧‧‧‧‧‧‧ 少許
黃豆粉‧‧‧‧‧‧‧‧ 1大匙

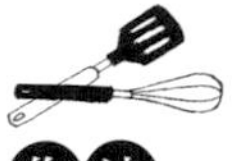

作法

1. 取一鍋水，放入薰衣草煮5～10分鐘，過濾，取汁，放入大碗中。
2. 將作法1材料加入黃豆粉調勻，敷在臉上約10～15分鐘即可。

將臉洗淨，避開眼、口、鼻部位，再直接將面膜敷在臉上即可。

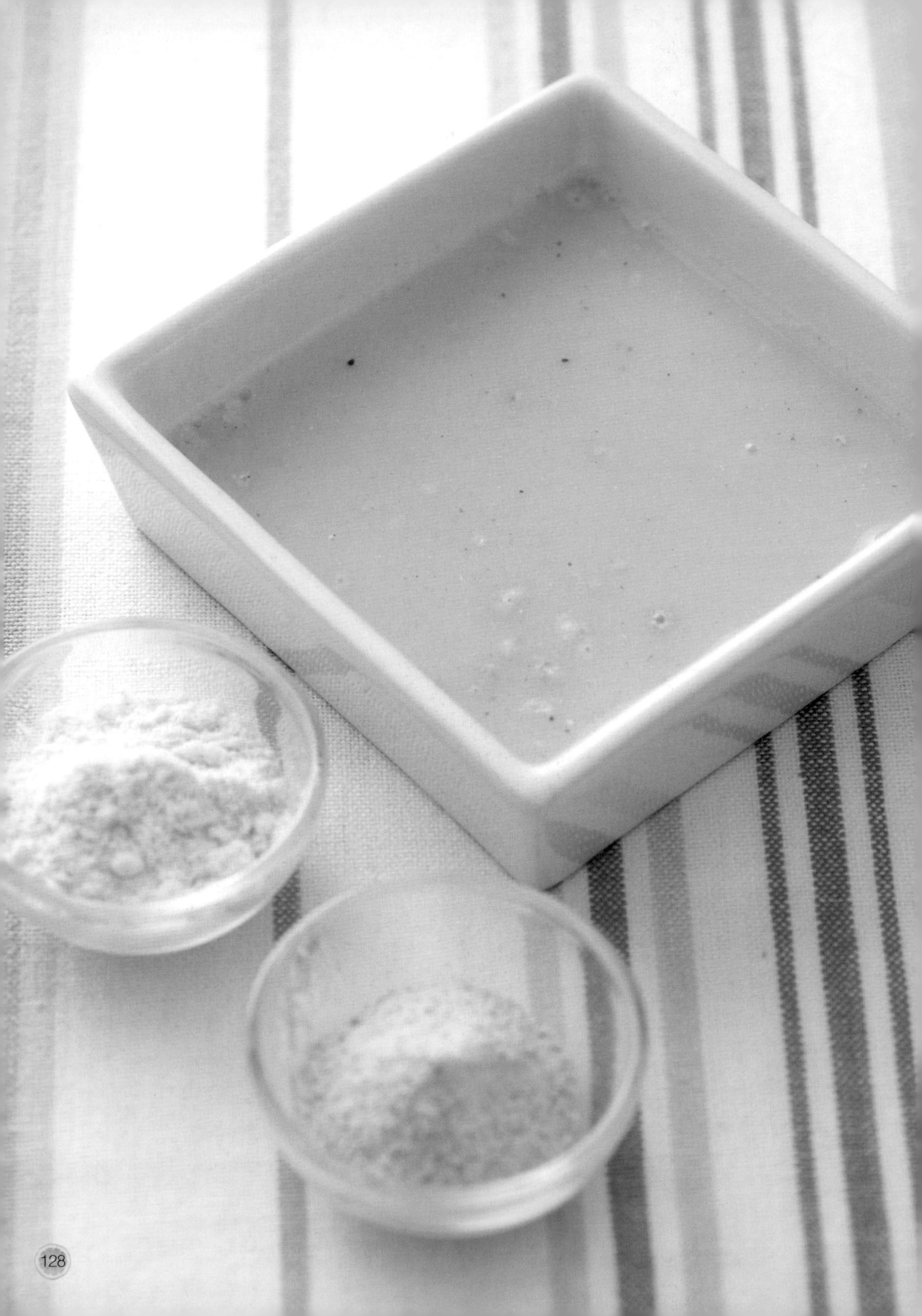

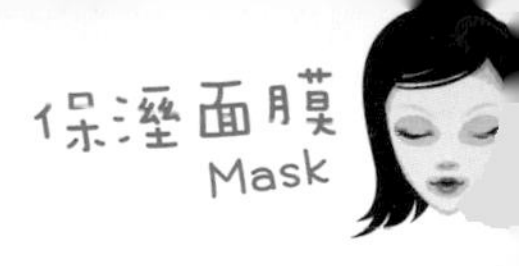

綠豆薏仁緊膚面膜

❤Mung beans+Job's tears❤

保存期限

若無法一次用完，可存放冰箱 10 天。

適用膚質

任何肌膚，尤適合油性肌膚

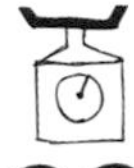

材料

綠豆粉‥‥‥‥ 1大匙
薏仁粉‥‥‥‥ 1大匙

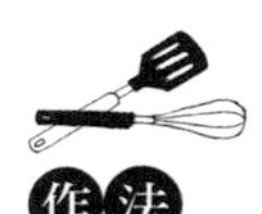

作法

綠豆粉和薏仁粉加少許水混勻，敷在臉上約 10 ～ 15 分鐘即可沖洗。

薏仁 營養的祕密

薏仁富含豐富的蛋白質、維生素B群以及鈣、磷、鐵等，可以促進新陳代謝，淡化黑色素，軟化皮膚角質，並能縮小毛孔，令皮膚維持潔白光滑，具有改善青春痘、雀斑的效果。

將臉洗淨，避開以眼、口、鼻部位，直接將面膜敷在臉上即可。

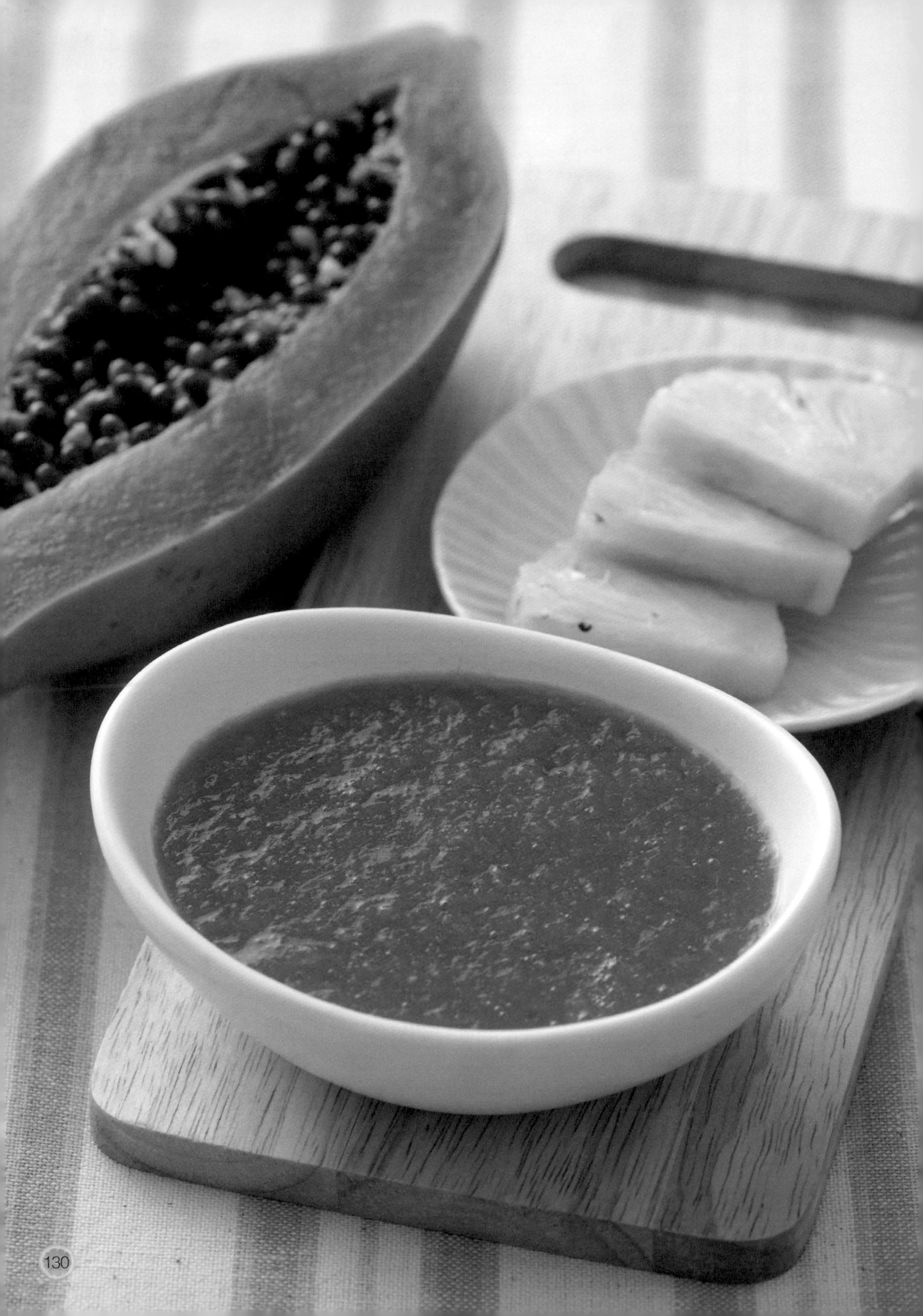

木瓜鳳梨瘦臉面膜

❤Papaya+Pineapple❤

木瓜．鳳梨 營養的祕密

◎木瓜含豐富的β胡蘿蔔素及木瓜酵素，能促進肌膚的健康，使肌膚維持光滑有彈性，木瓜酵素可以分解蛋白質和脂肪，具有消除脂肪的效果。

◎鳳梨含豐富的阿魏酸及鳳梨酵素，阿魏酸能增強皮膚的抵抗能力，加強皮膚對紫外線的防禦，而鳳梨酵素則可加速脂肪分解，防止臉部的脂肪堆積。

◎木瓜和鳳梨當中的酵素均有消化蛋白質與分解脂肪的能力，吃完油膩的一餐，再吃木瓜、鳳梨，可以幫助消化，並且預防脂肪堆積。

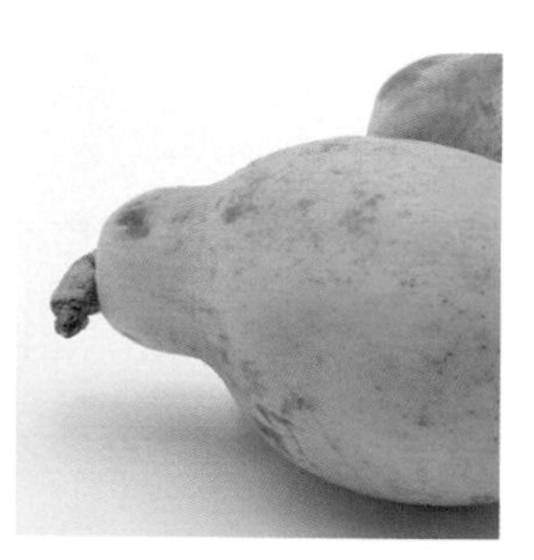

保存期限

天然面膜，最好一次使用完畢。

適用膚質

任何肌膚，對鳳梨敏感者不適用

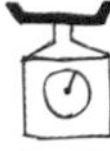

材料

木瓜……………1/4個
鳳梨………………2片
檸檬汁…………1大匙

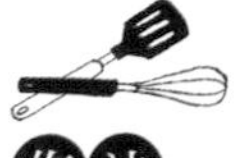

作法

1. 木瓜去皮、挖籽，和切好的鳳梨一起放入果汁機中，攪成泥狀。
2. 作法1材料加入檸檬汁攪勻，敷在臉上約10～15分鐘即可沖洗。

將臉洗淨，避開以眼、口、鼻部位，直接將面膜敷在臉上即可。

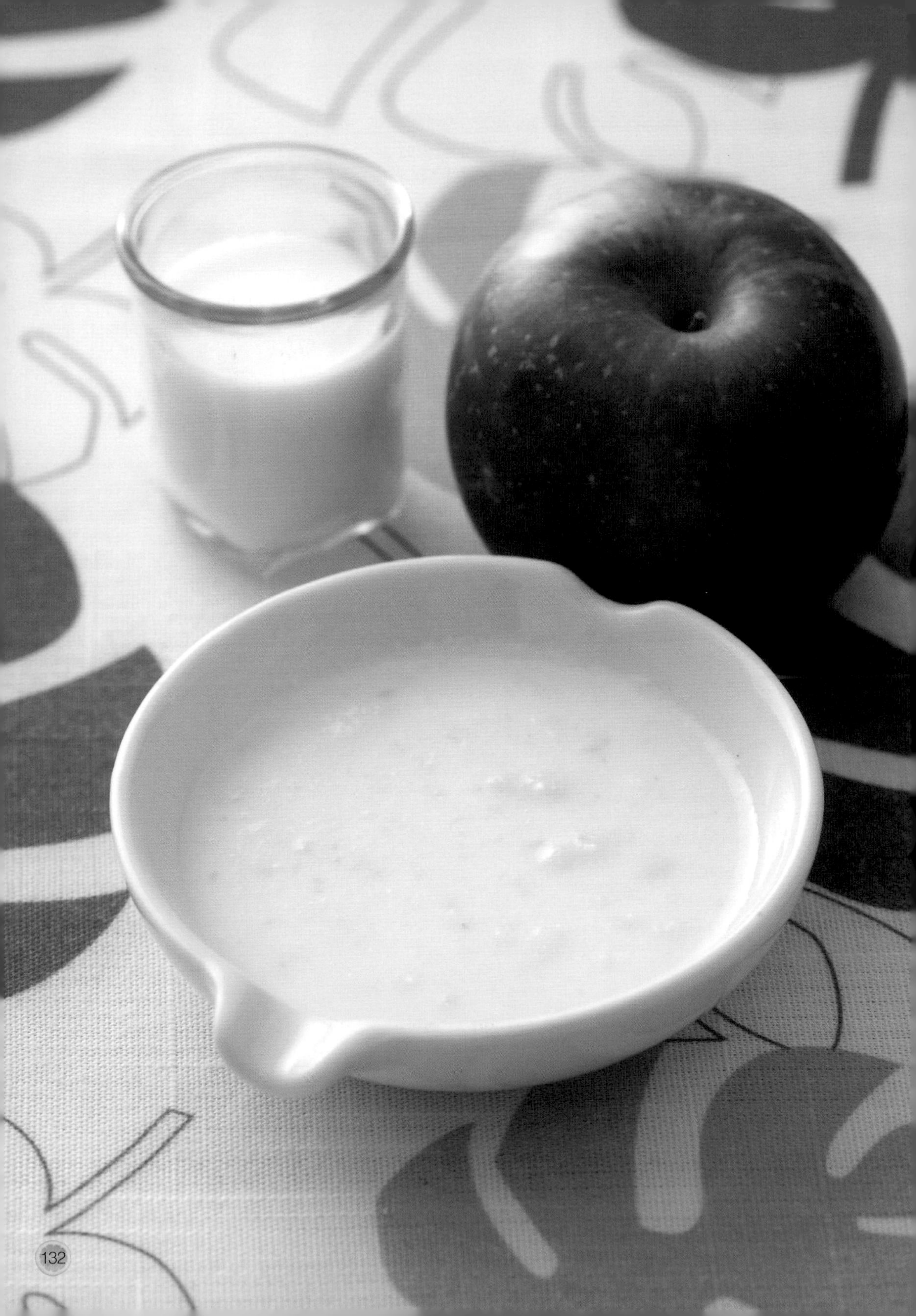

蘋果牛奶眼膜

❤Apple+Milk❤

保存期限

天然面膜，最好一次使用完畢。

適用膚質

任何肌膚

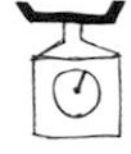

材料

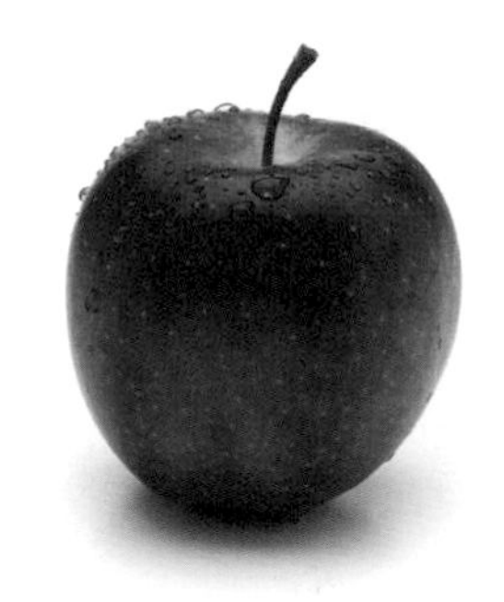

蘋果·········· 1/2個
鮮奶·········· 1大匙

作法

1. 蘋果削皮，用研磨器或攪拌器搗成泥狀。
2. 作法 1 材料倒入鮮奶，混勻，敷在臉上約 10 ~ 15 分鐘即可沖洗。

蘋果．鮮奶營養的祕密

◎蘋果當中含豐富的槲皮素，槲皮素的抗氧化能力遠遠超過維生素 C 及維生素 E，可以讓皮膚維持彈性與活力，而且槲皮素可以抑制組織胺的產生與分泌，可以預防皮膚產生過敏反應。

◎如果是熬了一夜，發現有黑眼圈，用冰鮮奶可以減緩黑眼圈問題，但注意鮮奶不要用奶粉沖泡代替，因為有些奶粉可能摻雜了其他添加物。

眼膜的使用方法

將臉洗淨，避開眼、口、鼻部位，再直接將眼膜敷在眼睛四周即可。

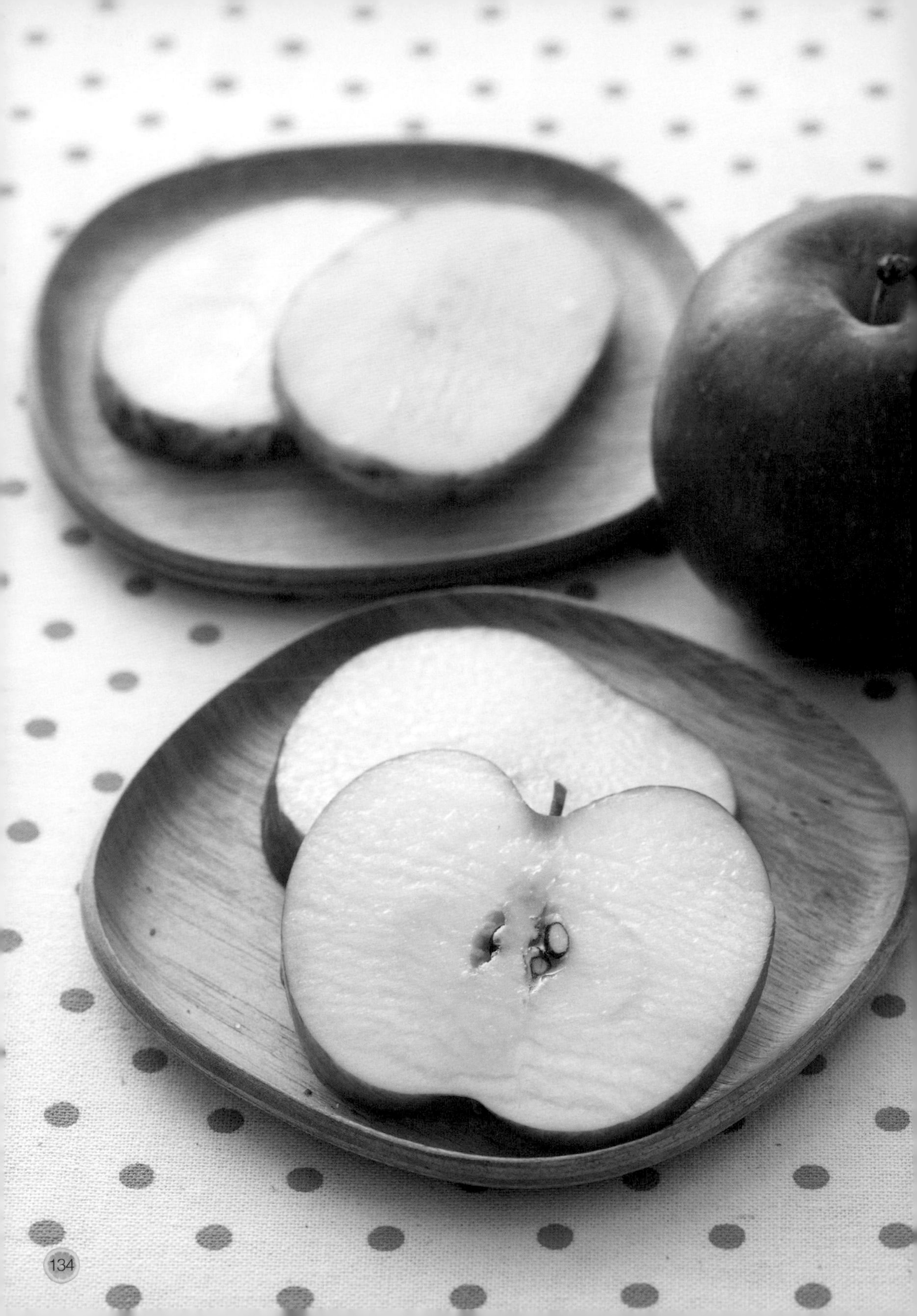

馬鈴薯蘋果眼膜

❤Potato+Apple❤

保存期限

天然面膜，最好一次使用完畢。

適用膚質

任何肌膚

蘋果・馬鈴薯營養的祕密

◎蘋果中綠原酸和花青素也是抗氧化高手，能促進皮膚細胞新生，預防眼睛周圍提早產生細紋，還原你亮麗雙眸。

◎馬鈴薯營養價值高，優質的澱粉含量是16.5%，有「第二麵包」的美譽，馬鈴薯的槲皮素和楊梅素具有很高的抗氧化能力，能延緩皮膚老化。並有抗發炎的功效，用馬鈴薯敷在眼睛周圍，可以明顯減輕眼袋的浮腫現象。

◎馬鈴薯與蘋果可以輪流貼，一天貼一種在眼睛周圍，或是一星期換一種。

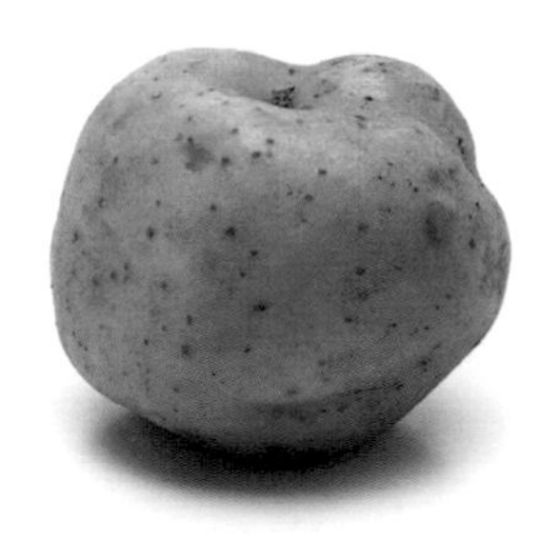

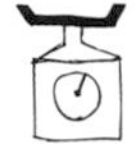

材料

馬鈴薯‧‧‧‧‧‧‧‧‧‧ 1個
蘋果‧‧‧‧‧‧‧‧‧‧‧‧ 1個

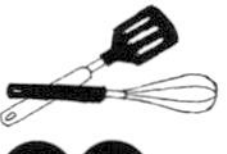

作法

1. 馬鈴薯、蘋果洗淨。
2. 馬鈴薯切薄片，貼在眼睛周圍約10～15分鐘，每日2次。
3. 蘋果切薄片，貼在眼睛周圍約10～15分鐘，每日2次。

眼膜的使用方法

將臉洗淨，避開眼、口、鼻部位，再直接將眼膜敷在眼睛四周即可。

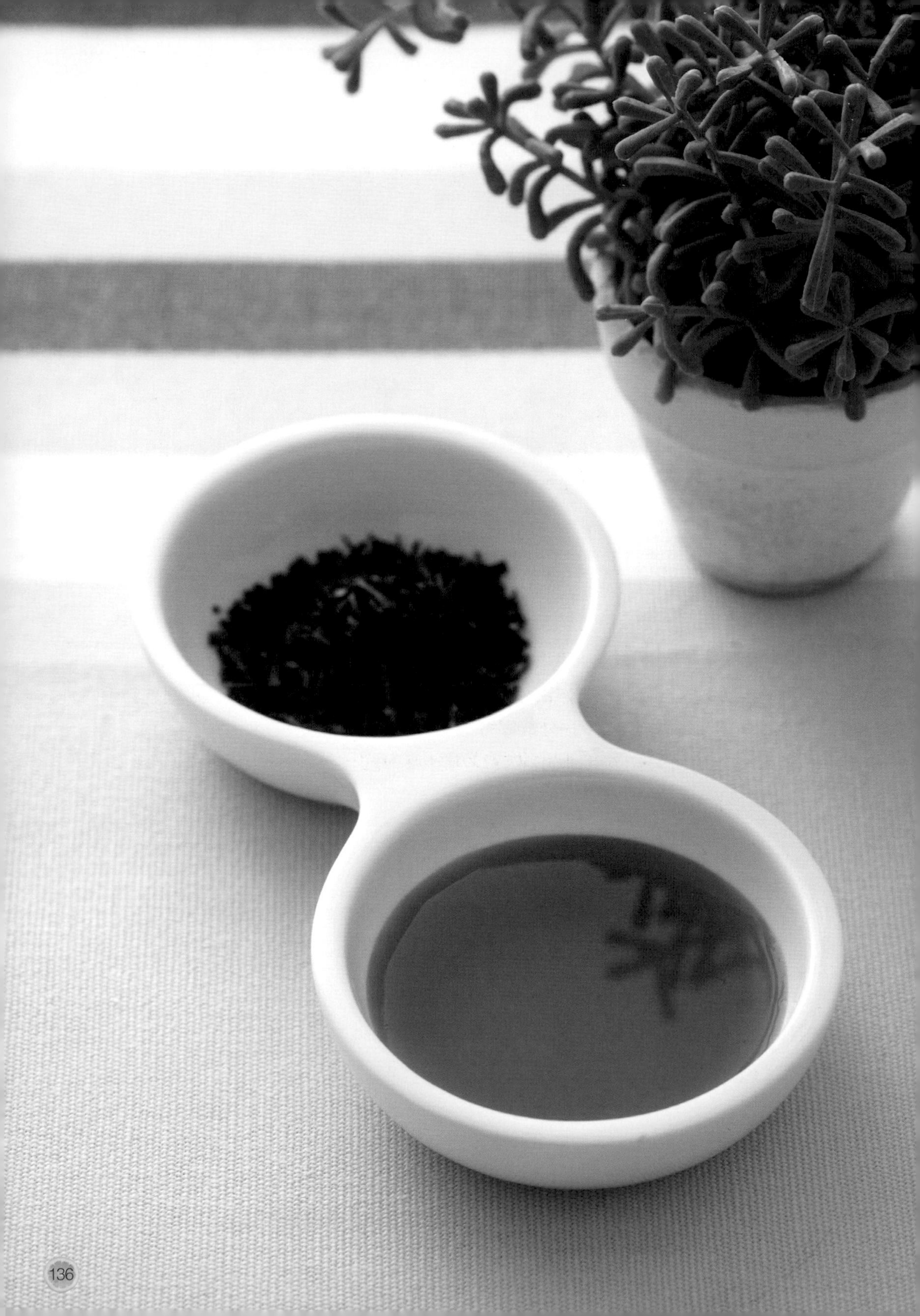

茶葉舒緩眼膜

❤Tea leaves❤

保存期限

天然面膜，最好一次使用完畢。

適用膚質

任何肌膚

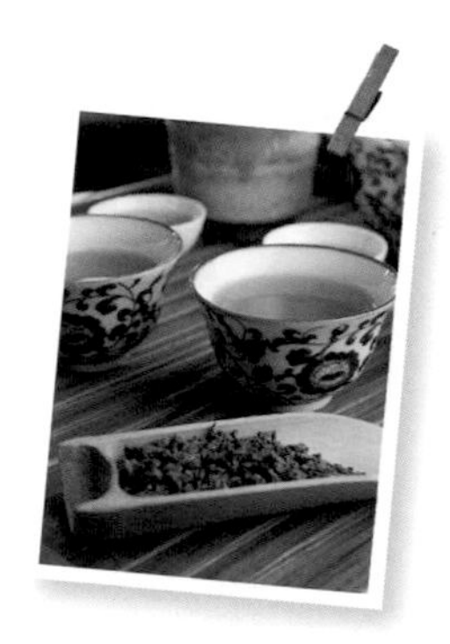

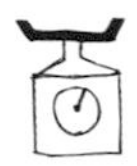

材料

茶葉‥‥‥‥‥5公克
白開水‥‥‥‥‥50cc

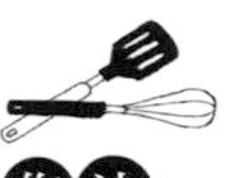

作法

1. 將少許茶葉放入小壺中。
2. 作法 1 材料沖入 80 ～ 90℃的熱開水，加蓋燜泡 5 分鐘即可。
3. 取化妝棉或棉花棒沾濕，然後塗在眼睛周圍 15 分鐘即可。

茶葉 營養的祕密

茶葉中的兒茶素（俗稱茶丹寧），是近年來眾所皆知的美容保健功效的新寵兒，被稱為「人體的自然守護神」，是抗輻射和紫外線的最佳抗氧化高手。用茶葉或茶包來敷眼睛，能消除眼部浮腫，加速眼睛周圍的血液循環，預防並消除眼周黑眼圈的形成。

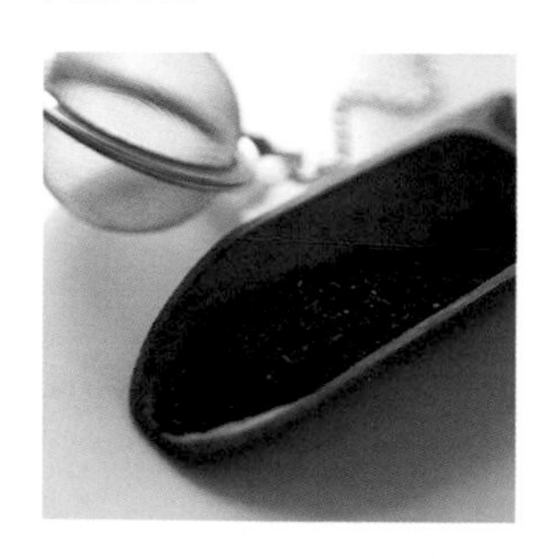

將臉洗淨，避開眼、口、鼻部位，再直接將眼膜敷在眼睛四周即可。

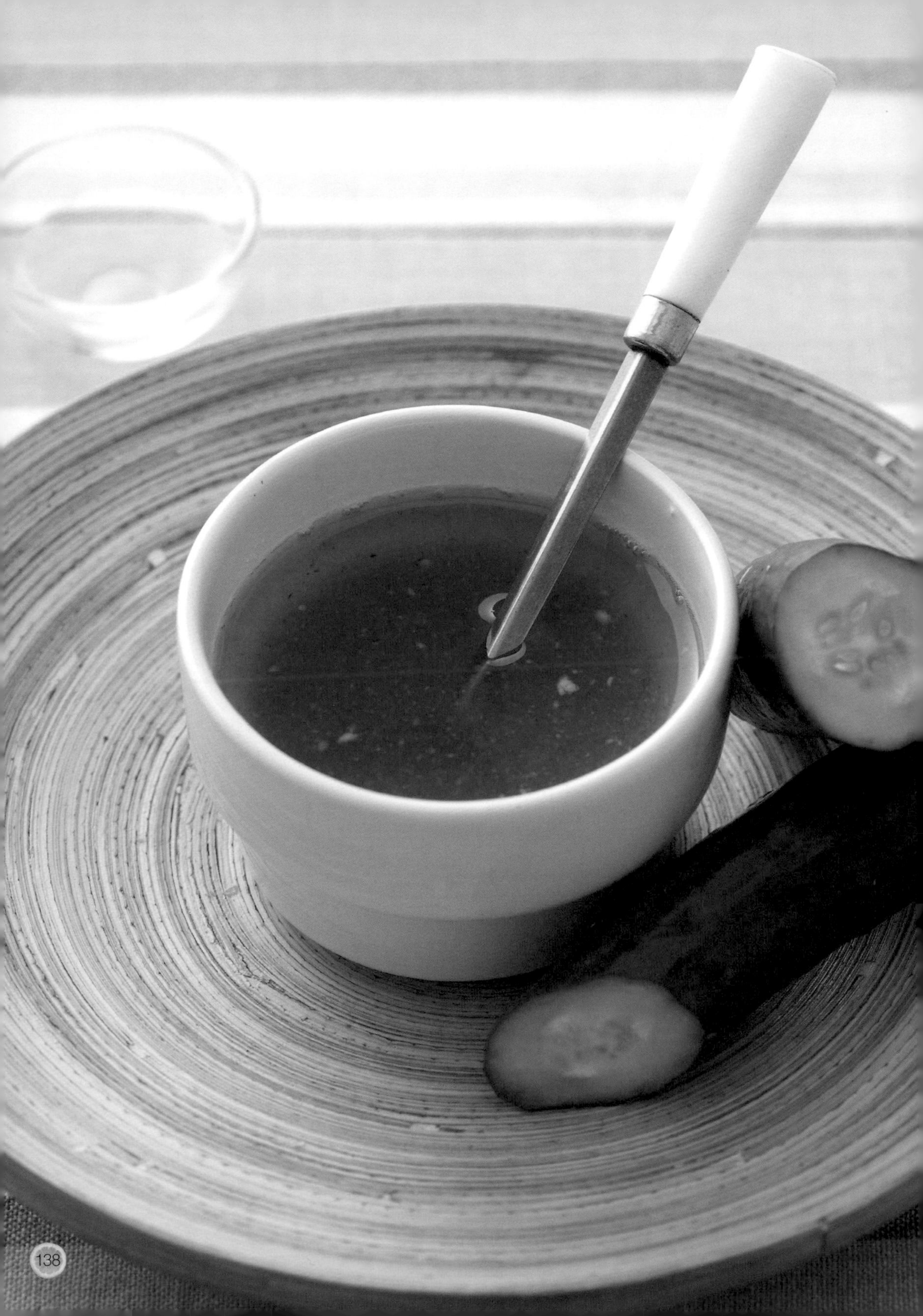

小黃瓜蛋白眼膜

❤Gherkin+Egg white❤

保存期限

天然面膜，最好一次使用完畢。

適用膚質

任何肌膚

材料

小黃瓜········ 1/2條
雞蛋············ 1個

作法

1. 小黃瓜切薄片；雞蛋敲開，用過濾網濾出蛋白。
2. 將小黃瓜片與蛋白攪勻，放入冰箱冰約半個小時，取出敷在眼睛周圍15分鐘即可。

小黃瓜‧蛋白營養的祕密

◎小黃瓜中豐富的維生素C、維生素E及葉綠素，有防斑去皺的效果，用小黃瓜來敷眼周，可以防止眼角細紋的形成，潤澤肌膚的功效，但小黃瓜因有感光因數，所以最好在晚上敷，以免一走出戶外，就更容易曬黑。

◎用蛋白敷臉具有保濕功效，和小黃瓜一起敷眼周，可使眼周皮膚看起來更水嫩透明。

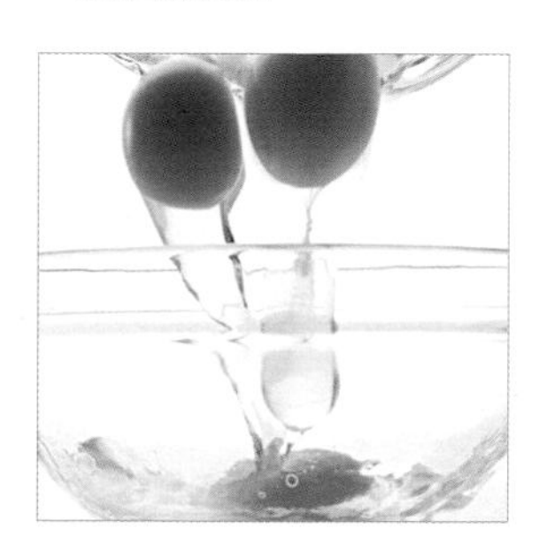

將臉洗淨，避開眼、口、鼻部位，直接將眼膜敷在眼睛四周即可。

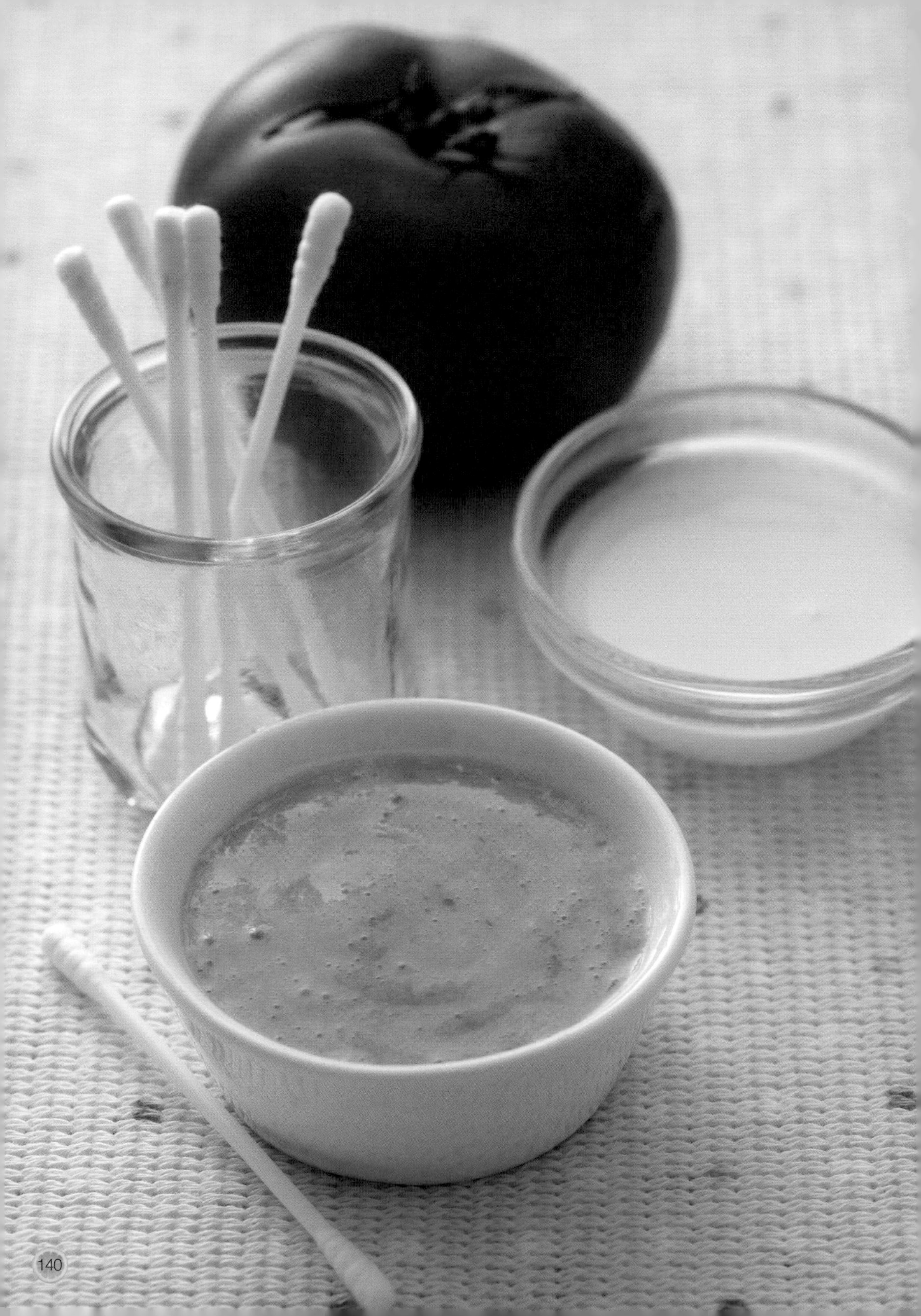

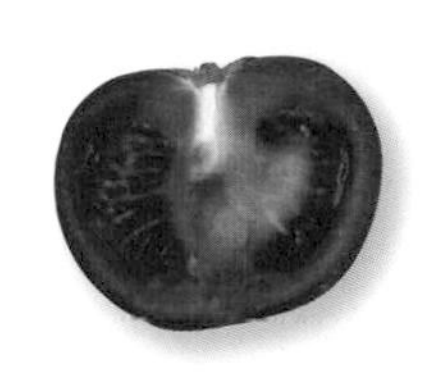

番茄優酪乳唇膜

❤Tomato+Yoghurt❤

保存期限

天然唇膜，最好一次使用完畢。

適用膚質

任何肌膚，尤其適合乾燥肌膚

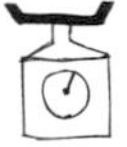

材料

小番茄‧‧‧‧‧‧‧ 3～5個
無糖優酪乳‧‧‧‧ 1大匙

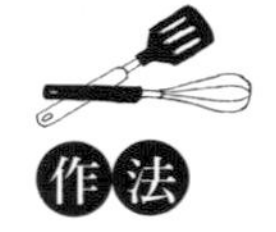

作法

1. 番茄洗淨，用果汁機打成泥狀後，倒在碗中。
2. 作法 1 材料加入無糖優酪乳攪勻，並均勻塗在唇上即可。

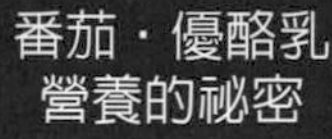

◎番茄中的茄紅素、β 胡蘿蔔素、山奈酚、維生素 C，個個都是護膚的抗氧化高手，能防止嘴唇出現乾裂、暗沉的現象，使唇色看來紅潤、細緻。

◎優酪乳和牛奶一樣含有維生素 A、B、C、E 等多種維生素，還多了乳酸菌，比牛奶更容易被人體吸收，用優酪乳來滋潤雙唇，可防止唇色蒼白、乾燥。

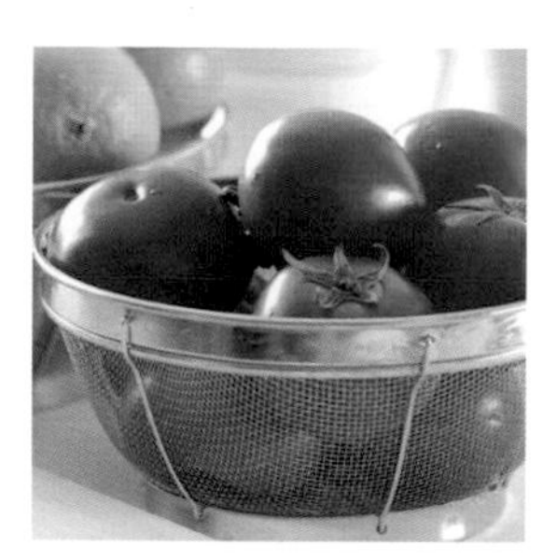

將臉與手洗淨，用棉花棒或手指沾唇膜，塗在唇上即可。

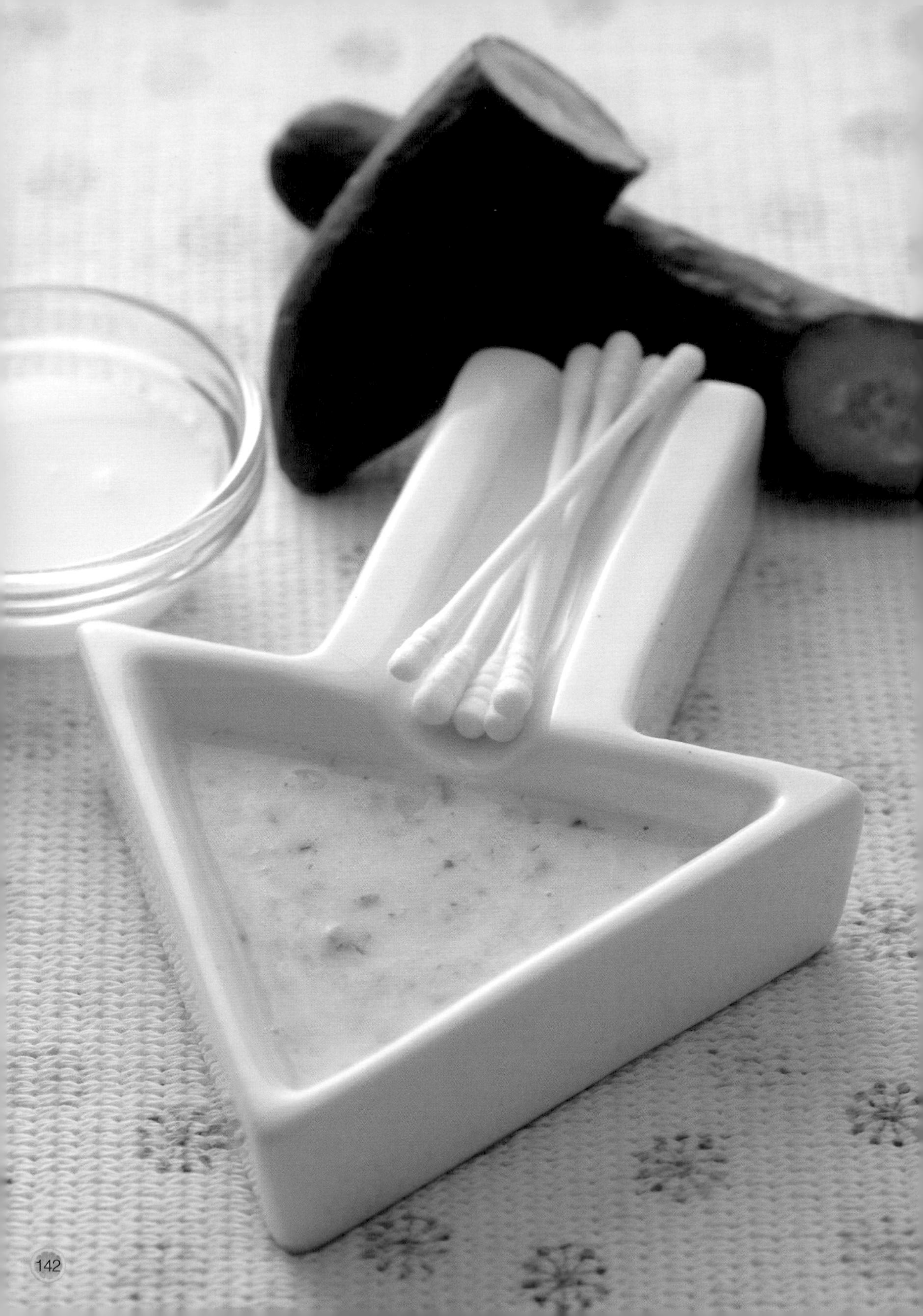

小黃瓜優酪乳唇膜

❤Gherkin+Yoghurt❤

保存期限

天然唇膜，最好一次使用完畢。

適用膚質

任何肌膚，
尤其適合乾燥肌膚

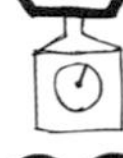

材料

小黃瓜········ 1/2條
無糖優酪乳···· 1大匙

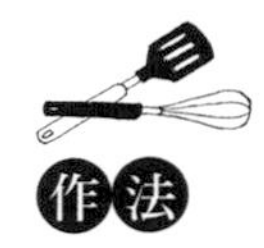

作法

1. 小黃瓜洗淨，放入果汁機中攪勻，將小黃瓜汁倒在碗中。
2. 將作法 1 材料加入優酪乳攪勻，並且均勻塗在唇上即可。

小黃瓜 營養的祕密

小黃瓜當中的葉綠素與維生素 C 是抗氧化的護膚雙傑，能修補脫皮、乾裂的唇色小黃瓜與優酪乳都有保濕滋潤的功效，可使雙唇看來更水嫩豐盈。

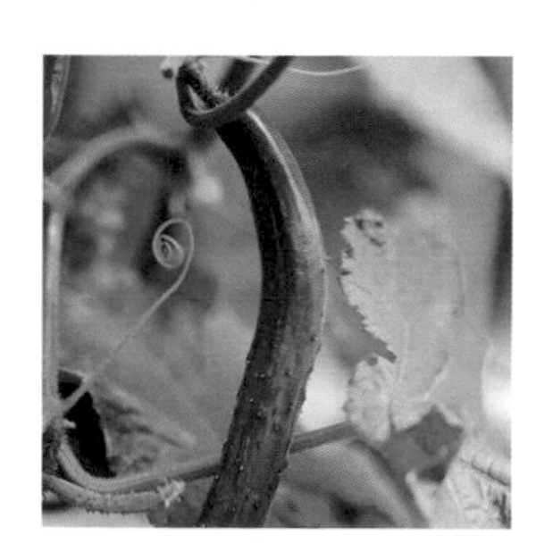

將臉與手洗淨，用棉花棒或手指沾唇膜，塗在唇上即可。

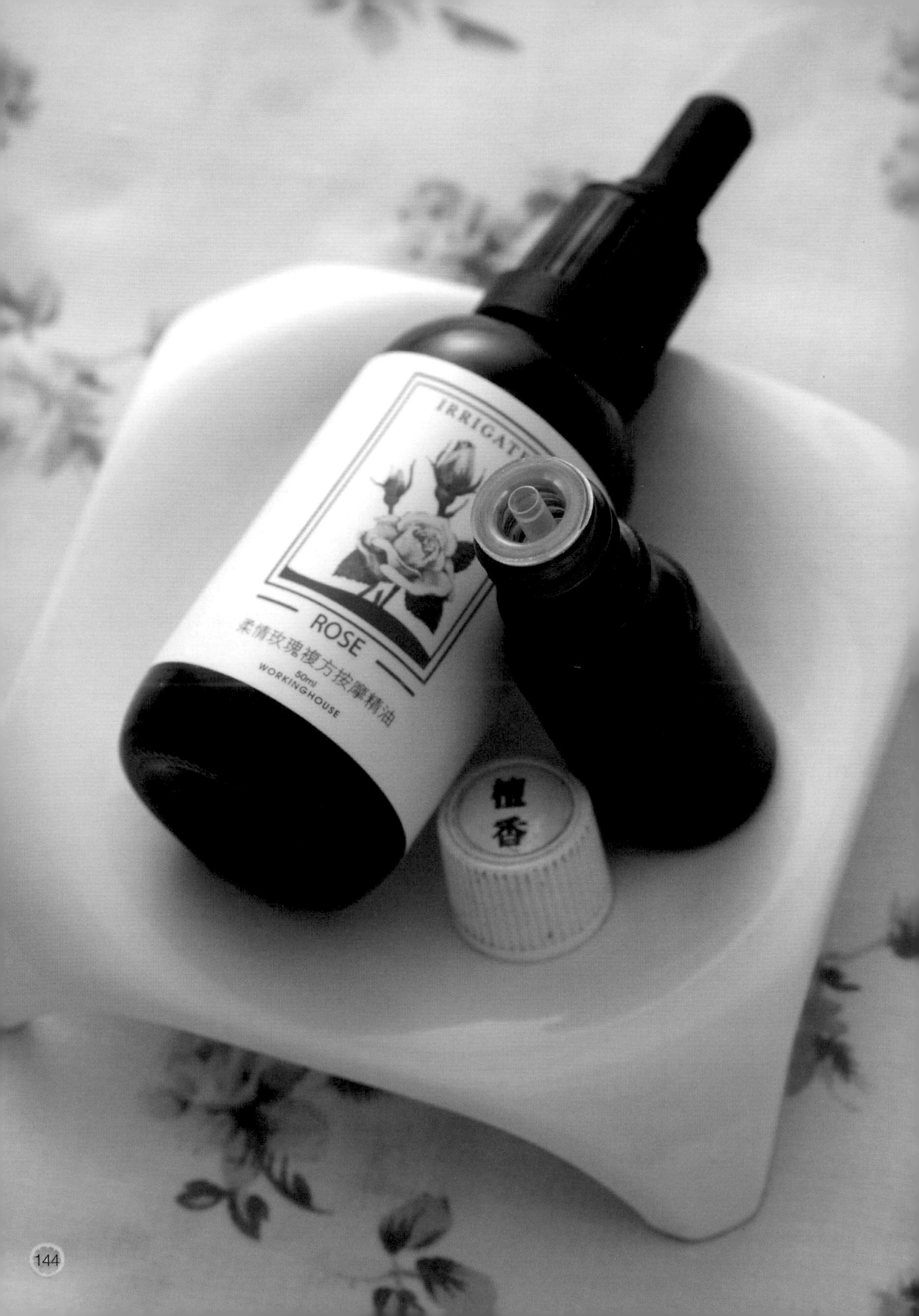
ROSE
柔情玫瑰複方按摩精油
50ml
WORKINGHOUSE
檀香

檀香玫瑰精油唇膜

❤Sandalwood+Rose❤

保存期限

天然唇膜，最好一次使用完畢。

適用膚質

任何肌膚，尤其適合乾燥肌膚

材料

檀香精油········ 2滴
玫瑰精油········ 1滴
礦泉水········ 100cc

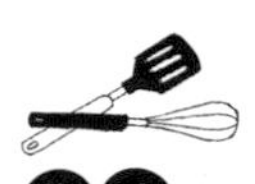

作法

1. 將精油滴入盛有水的玻璃器皿或大碗中，用攪拌棒或筷子輕輕攪勻。
2. 取化妝棉或棉花棒沾濕，塗在唇上周圍即可。

檀香精油．玫瑰精油營養的祕密

◎檀香精油適合乾燥、缺水的肌膚，可以調理乾性皮膚，預防皮膚出現老化的皺紋，塗在唇上可以預防嘴唇乾燥與皸裂，並有收斂與殺菌效果。

◎玫瑰精油適合乾性、老化的肌膚，它能改善肌膚的保濕能力，增強膠原纖維活性，並調理和收斂微細血管，呈現出豐盈紅潤的好唇色。

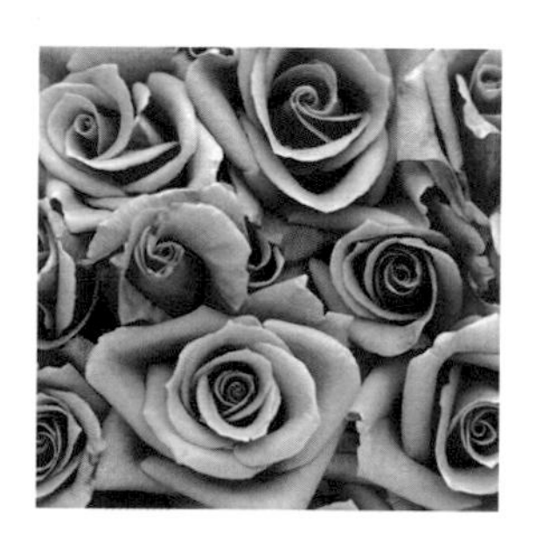

唇膜的使用方法

將臉與手洗淨，用棉花棒或手指沾唇膜，塗在唇上即可。

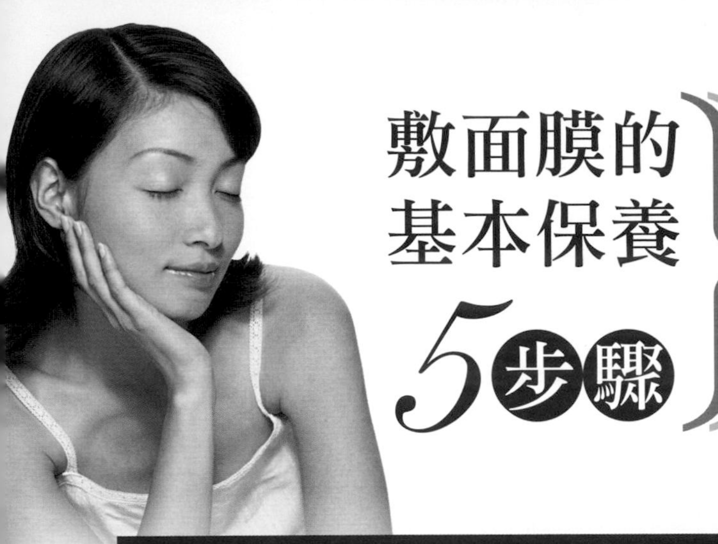

敷面膜的基本保養5步驟

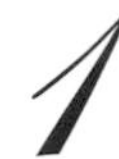

【徹底清潔臉部】

在敷面膜之前，要先用卸妝乳、洗面乳將臉部徹底清潔，預防毛孔堵塞。

【熱敷】

用熱毛巾在臉上敷3分鐘，讓臉上毛細孔張開，以協助吸收面膜營養素。

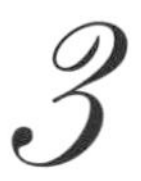

【塗敷面膜】

將 DIY 好的面膜，均勻的調在臉上，或用面膜紙敷在臉上，約 15 分鐘後即可取下。

【洗臉】

用清水徹底洗臉，不要讓面膜殘留臉上，不然會有皮膚感染或過敏的問題。

【塗抹化妝水】

洗臉後，使用保濕型化妝水，並且塗抹滋潤霜進行鎖水，幫助肌膚提高吸收養分的效果。

DIY 面膜使用小秘笈

面膜效用	敷面膜最佳時機及次數	保養重點及注意事項
美白面膜	晚上 9點～12點 一星期兩次	美白面膜適合用在陽光及紫外線較強的春、夏二季，白天外出前，最好避免用感光因數較強的檸檬、芹菜、黃瓜敷臉。
保濕瘦臉面膜	晚上 9點～12點 一星期兩次	保濕瘦臉面膜春、夏、秋、冬四季皆適用，剛敷完面膜可以塗一些乳液，以免水分很快蒸發，在使用保濕面膜時也可以透過適當的臉部按摩，加速新陳代謝，幫助脂肪燃燒。
修復眼膜	下午 4點～10點 一星期兩次	修復眼膜適合在春、夏、秋、冬四季使用，在使用修復眼膜時，可配合眼部按摩，有助於面膜營養素的吸收。
修復唇膜	下午 4點～10點 一星期兩次	修復唇膜適合在春、夏、秋、冬四季使用，在使用修復唇膜時，請不要講話或大笑，以免嘴唇出現皺紋。

Chapter 6

10款 在家享受天然的蔬果美容SPA

將許多天然的蔬果與花草用來作泡澡配方，是一種自然又享受的保健方法，蔬果和花草不僅有安定情緒、紓解壓力的功效，同時也能美肌瘦身，是忙碌的現代人最佳的選擇。

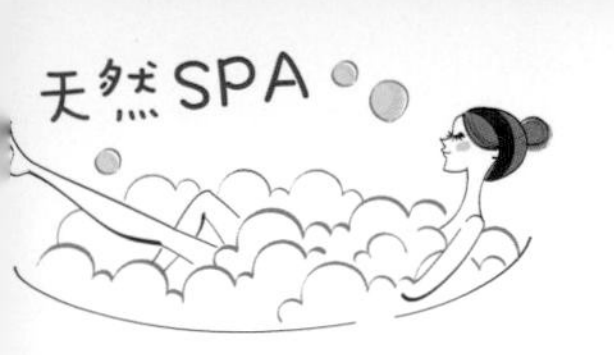

辣椒窈窕浴

Hot pepper

適用對象

肥胖或血液循環不佳，容易手腳冰冷者

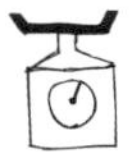

材料

辣椒········5～10支

橘皮··········· 少許

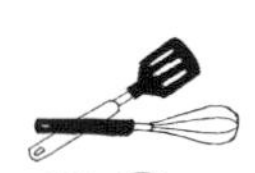

作法

1. 辣椒切片，和橘皮混合一同放入紗布內。
2. 浴缸放滿八分水，將濾好的汁液倒入浴缸中。
3. 進入浴缸內，輕輕按摩身體，浸泡約 15 分鐘即可。

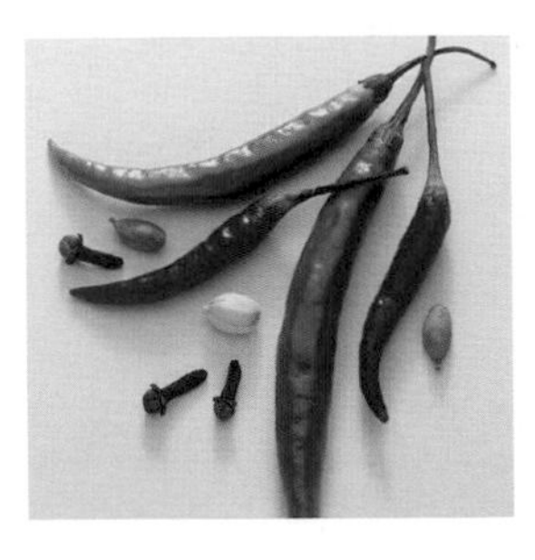

辣椒・橘皮 營養的祕密

◎辣椒當中的辣椒紅素和維生素 C，具活血作用，能夠促進血液循環，用來泡澡，可利用熱氣，加速分解脂肪。

◎光用辣椒來泡澡，有些人可能受不了，感覺太辛辣刺激，加點橘皮，可以協助清除老廢角質，達到溫和潤膚作用。

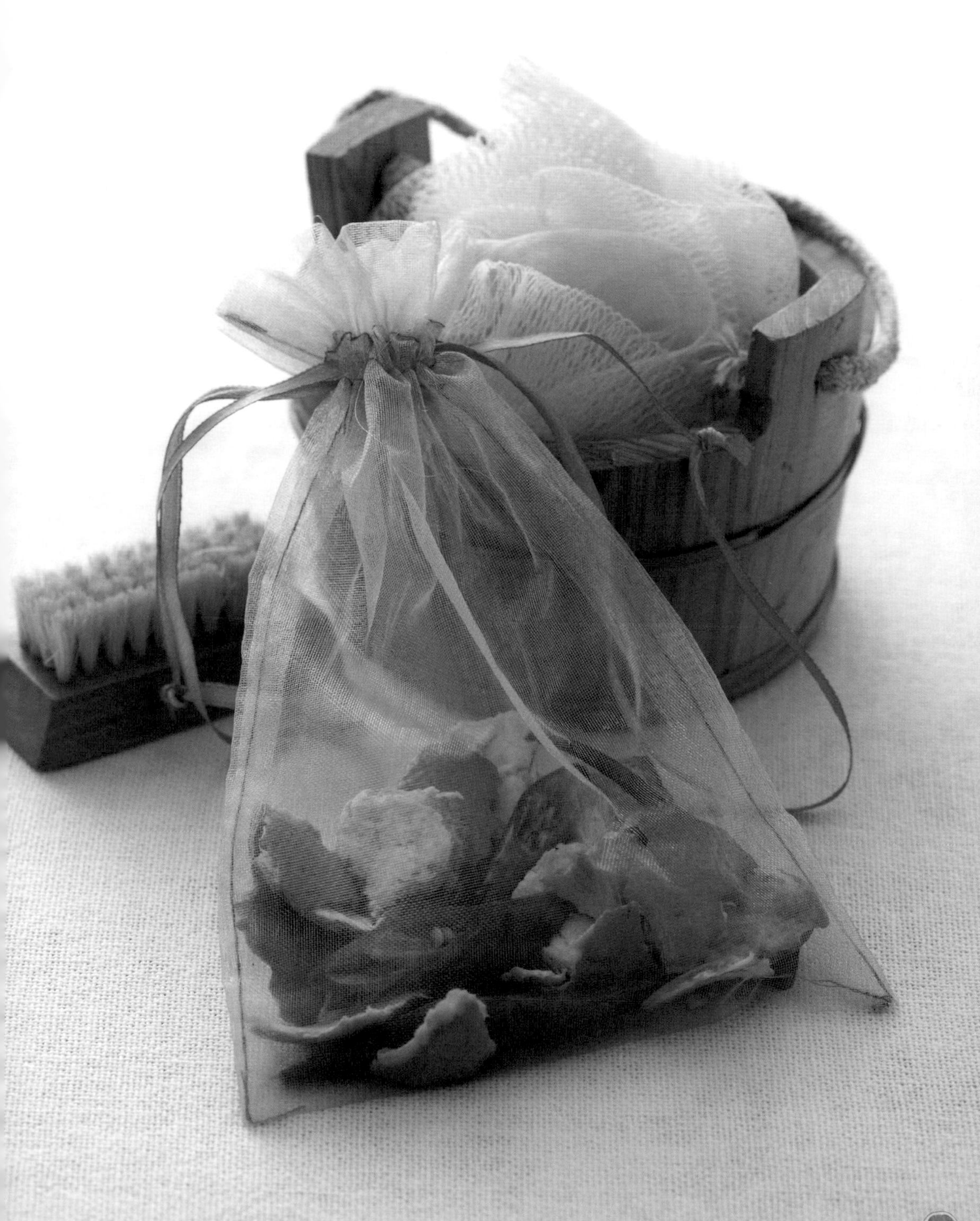

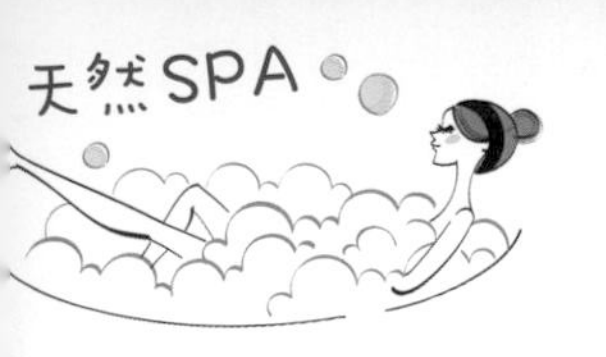

檸檬紅茶桂花浴

❤Lemon black tea+Osmanthus❤

適用對象

工作壓力大，易疲勞，皮膚乾燥的人

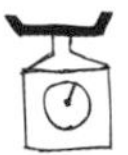

材料

檸檬‥‥‥‥‥ 1/2個
桂花‥‥‥‥‥‥ 少許
紅茶葉‥‥‥‥‥ 少許

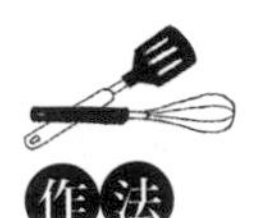

作法

1. 檸檬洗淨、切片，紅茶葉和桂花用紗布袋包好。
2. 作法 1 材料放入鍋中，加水，以小火煮 10 分鐘，然後濾渣。
3. 浴缸放滿八分水，將濾好的汁液倒入浴缸中。
4. 身體進入浴缸中浸泡，再輕輕按摩身體，浸泡約 15 分鐘即可。

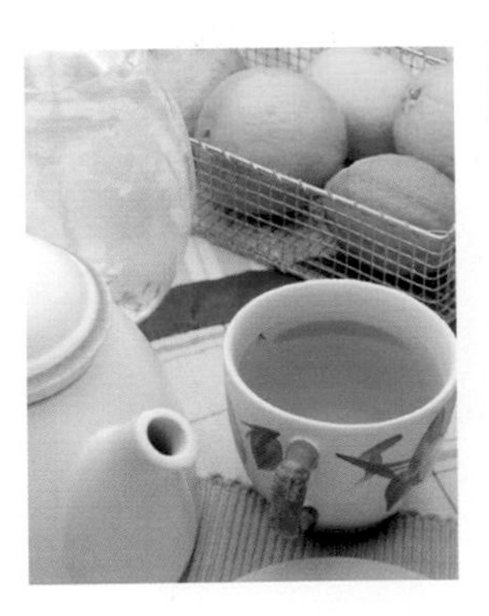

檸檬．桂花．紅茶 營養的祕密

◎檸檬中的維生素 C 及檸檬酸，可以強化膠原蛋白，具有使肌膚光滑潔白的作用，並能有效改善手足肌膚粗糙的現象。

◎《本草綱目》中記載：「桂花能治百病，養精神，和顏色」，桂花氣味香甜，含有芳香油，有很高的食用價值。桂花用來泡澡，能清香提神、紓解壓力，並且可滋潤肌膚，讓肌膚柔嫩細緻。

◎紅茶中的多酚類，具有很高的抗氧化作用，可舒緩日曬後的肌膚，讓回復到潔白緊實的作用。

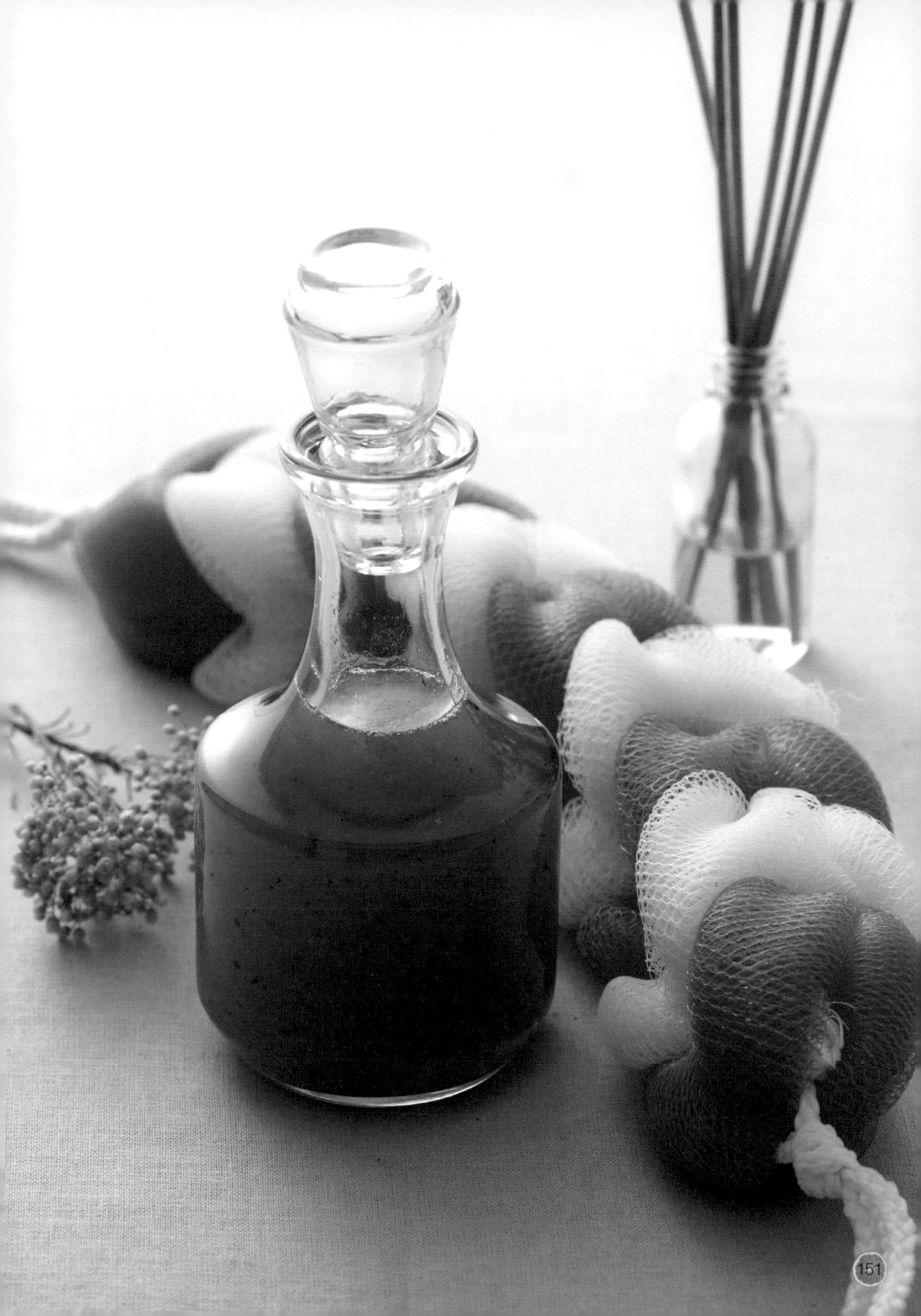

西瓜去脂浴

❤Watermelon❤

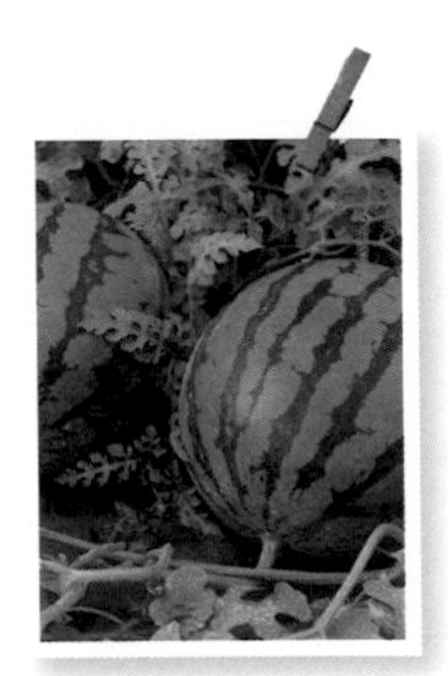

適|用|對|象

肥胖，皮膚容易分泌油脂或皮膚過於乾燥皆可

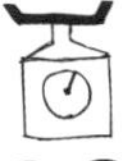

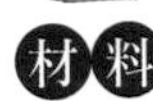

西瓜‧‧‧‧‧‧‧‧‧‧ 1/4個

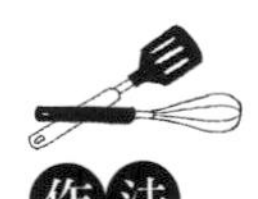

作法

1. 西瓜切開，挖取果肉，放入果汁機中榨汁。
2. 浴缸放滿八分水，將西瓜汁倒入浴缸中。
3. 進入浴缸內浸泡，然後輕輕按摩身體，浸泡約 15 分鐘即可。

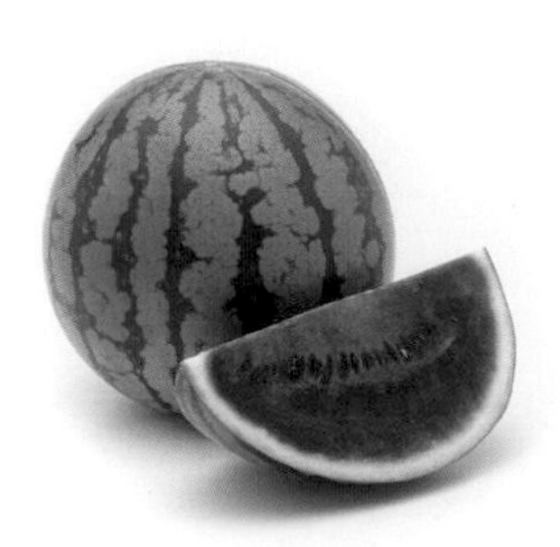

西瓜 營養的祕密

西瓜當中含有大量的鉀質與瓜胺酸，有利尿、消腫的作用，用西瓜來泡澡，可以協助清除體內的濕氣，並加速分解脂肪。

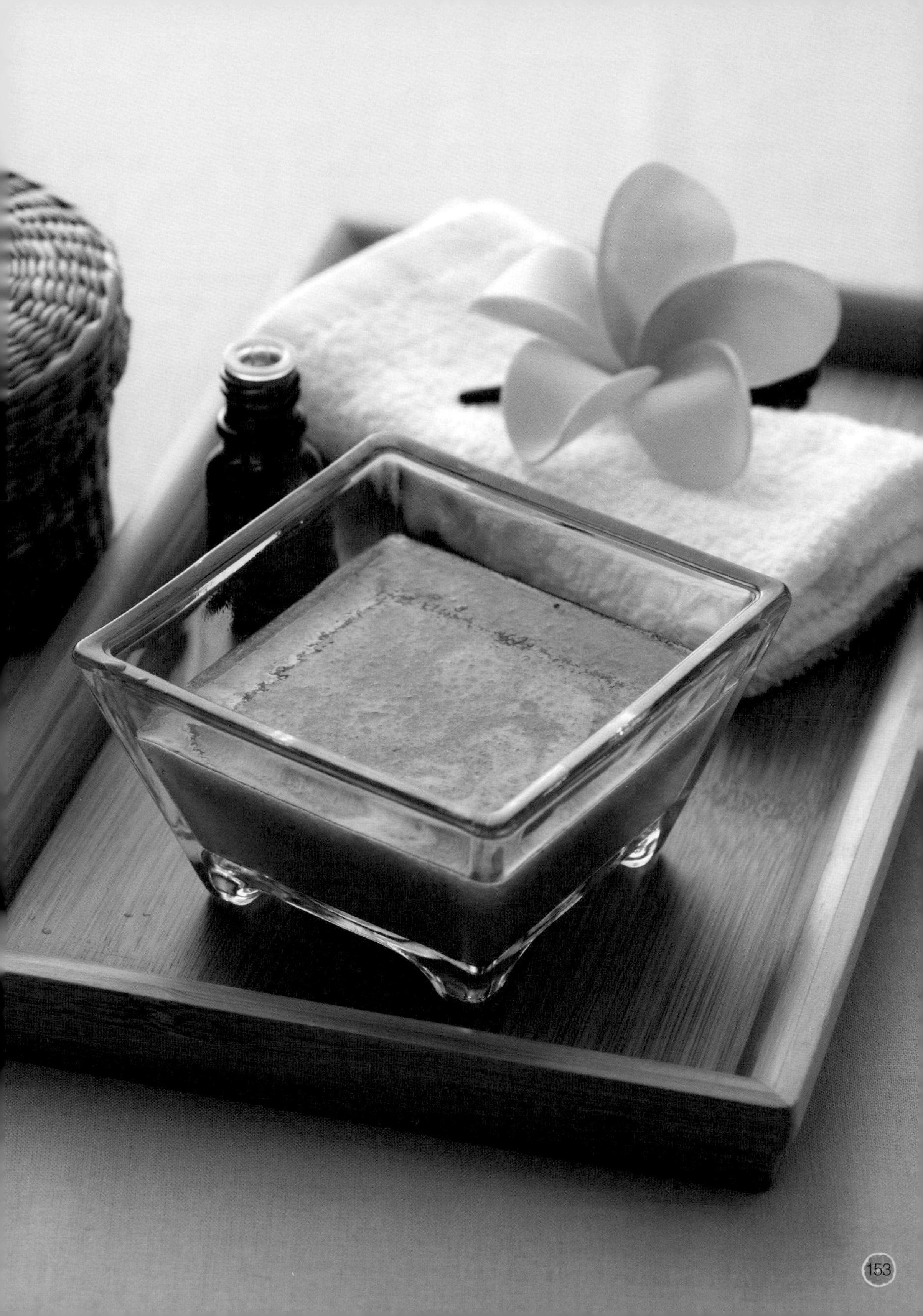

綠茶美白輕盈浴

❤Green tea❤

適用對象

經常熬夜，肥胖或容易曬黑，想改善膚質的人

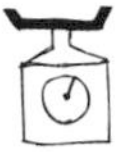

材料

泡過的綠茶葉‧‧‧ 少許
紗布袋‧‧‧‧‧‧‧‧‧‧ 1個

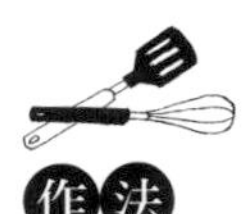

作法

1. 喝過的綠茶葉放入紗布袋內。
2. 浴缸放滿八分水，將綠茶袋倒入浴缸中。
3. 進入浴缸內浸泡，然後輕輕按摩身體，浸泡約 15 分鐘即可。

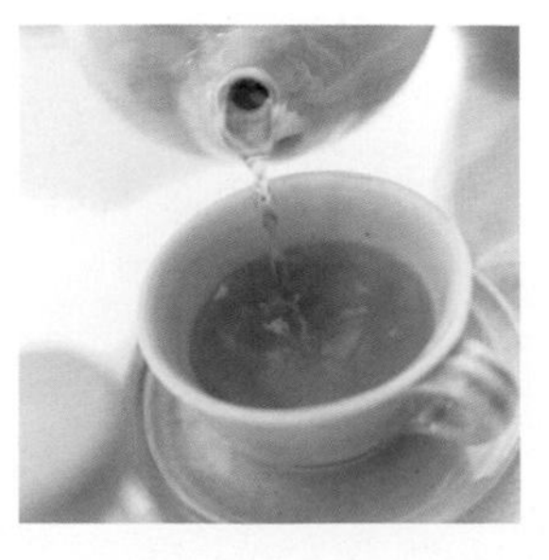

綠茶 營養的祕密

綠茶當中含有豐富的兒茶素、咖啡鹼、槲皮素等，這些植化素含有優秀的抗氧化能力，能加強皮膚的抵抗力，並且能加速新陳代謝，協助肌膚加速分解脂肪。

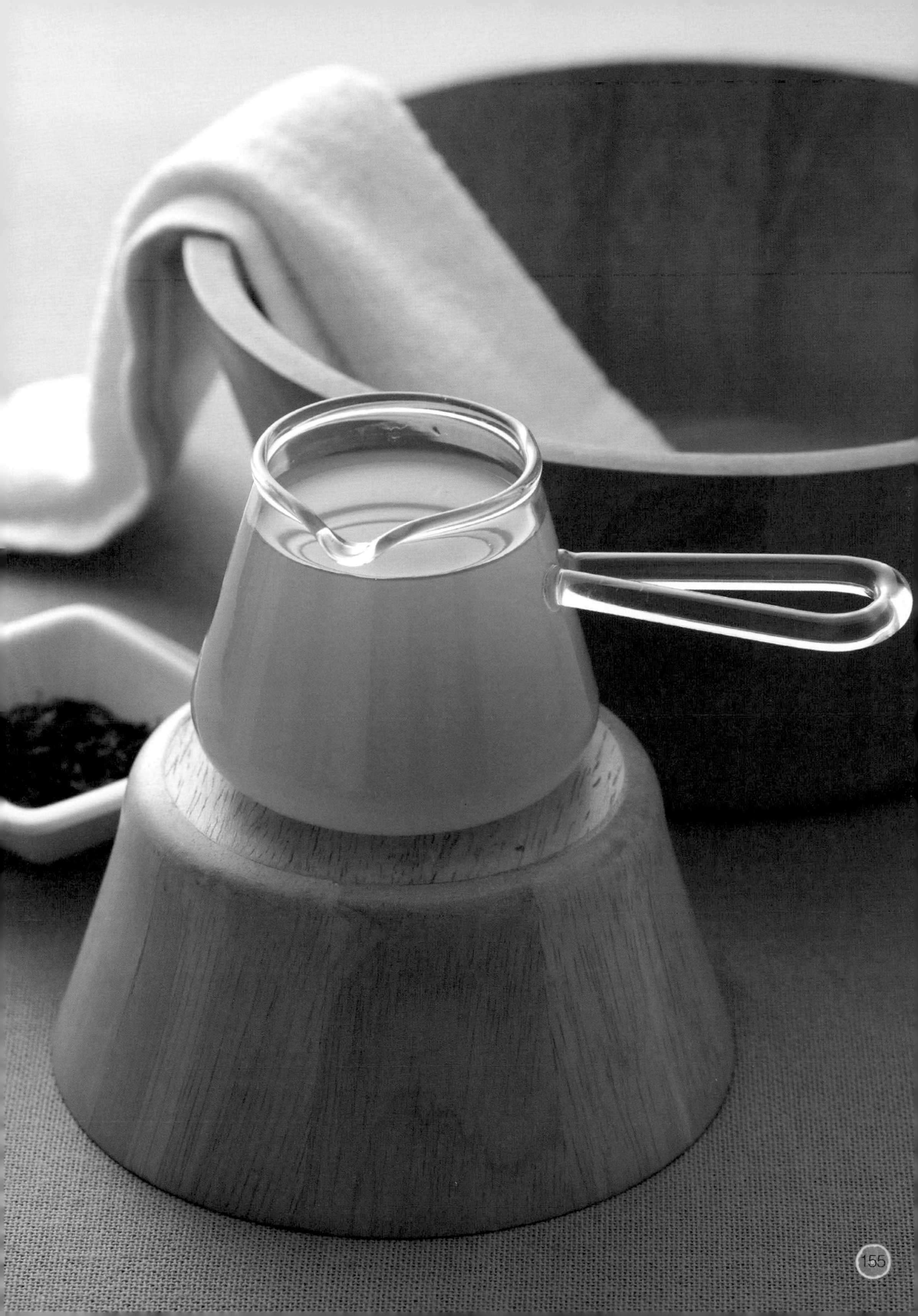

小黃瓜瘦身浴

❤Gherkin❤

適用對象

肥胖或容易曬黑，想改善膚質的人

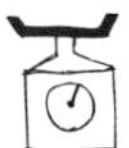

材料

小黃瓜………… 3根

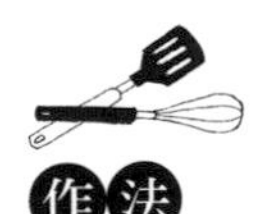

作法

1. 黃瓜洗淨、切塊，放入果汁機中榨汁。
2. 浴缸放滿八分水，將黃瓜汁倒入浴缸中。
3. 進入浴缸內浸泡，然後輕輕按摩身體，浸泡約 15 分鐘即可。

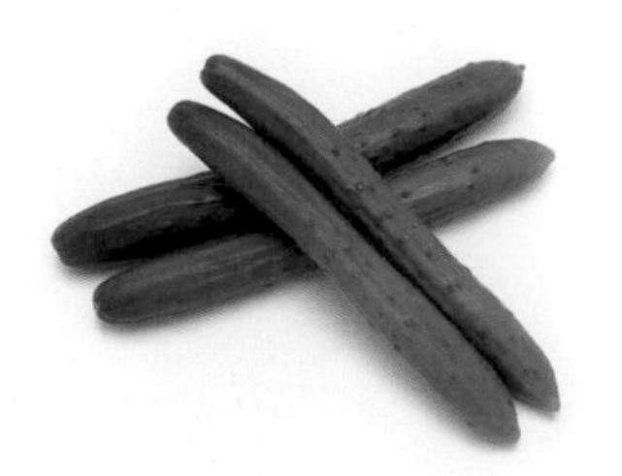

小黃瓜 營養的祕密

小黃瓜當中含有丙醇二酸，丙醇二酸能協助人體新陳代謝，抑止醣類轉變為脂肪，有益於減肥，小黃瓜中的黃瓜酶也能加速新陳代謝，並且兼有潤膚效果。

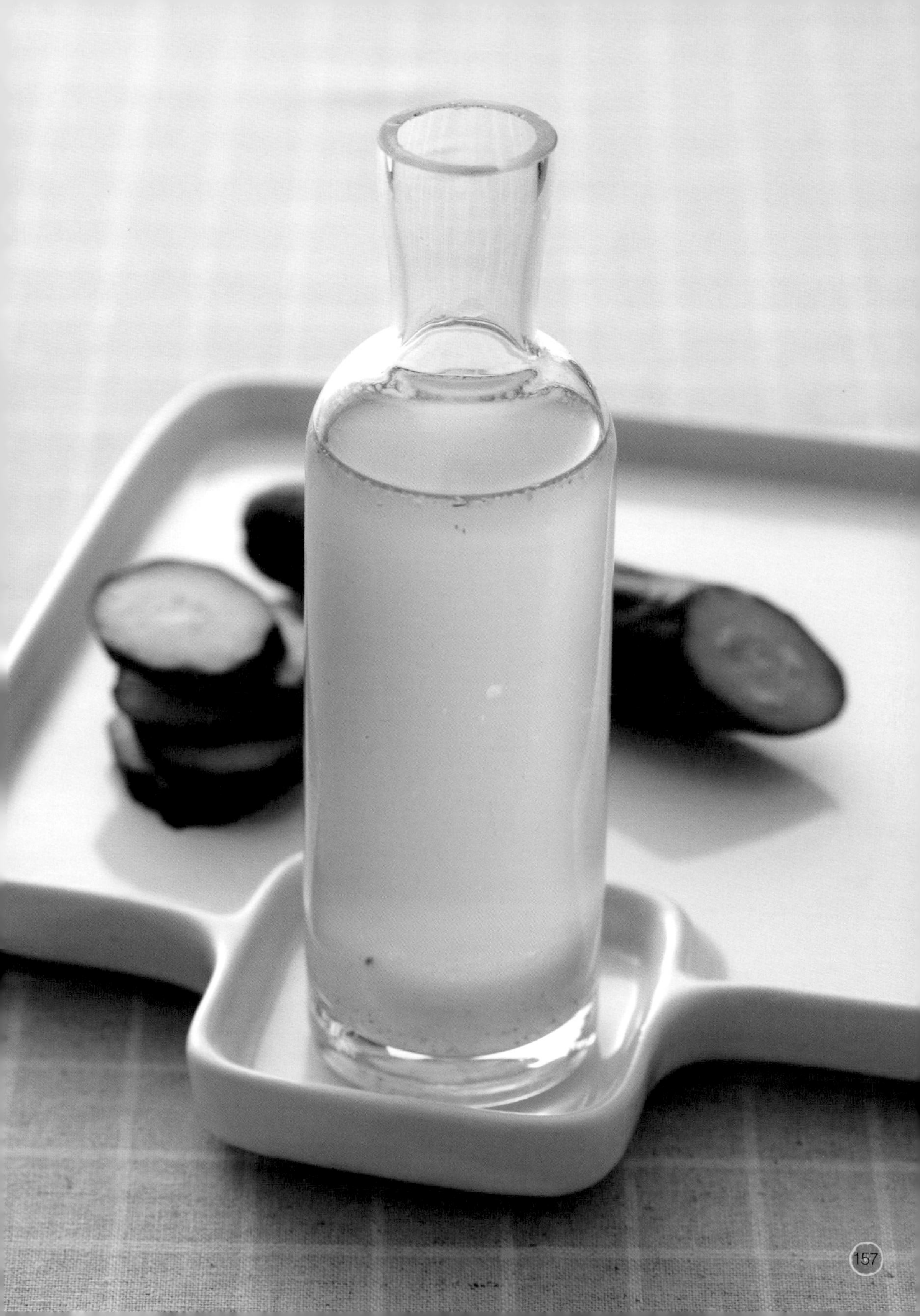

紅酒塑身浴

❤Red wine❤

適用對象

肥胖，容易感到疲勞、手腳冰冷，皮膚乾燥，容易曬黑的人

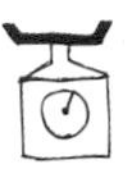

材料

紅葡萄酒‧‧‧‧‧‧100cc

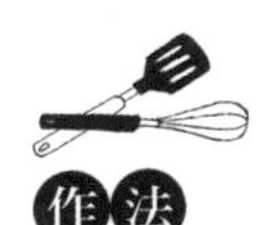

作法

1. 將紅葡萄酒倒入加有熱水的浴缸中，用手攪拌均勻。
2. 進入浴缸內浸泡，然後輕輕按摩身體，浸泡約 15 分鐘即可。

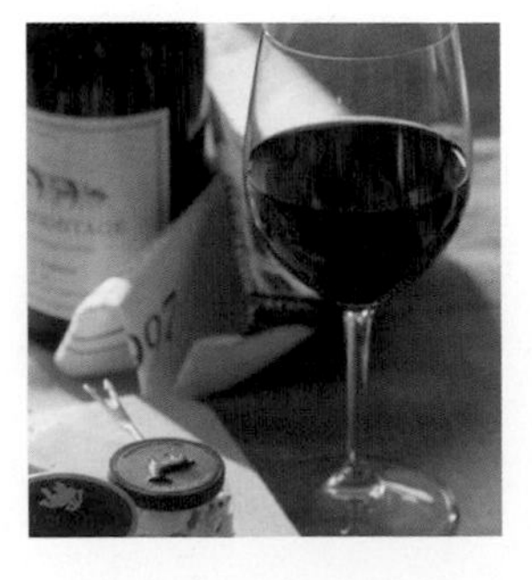

紅葡萄酒 營養的祕密

紅葡萄酒中的花青素與前花青素是抗氧化的雙胞胎，能減少維生素 C 及維生素 E 的消耗，使肌膚細胞充滿年輕的活力。紅葡萄酒中的白藜蘆醇有清熱、活血的作用，用來泡澡，能促進血液循環，加速分解脂肪，達到美膚、瘦身的雙重效果。

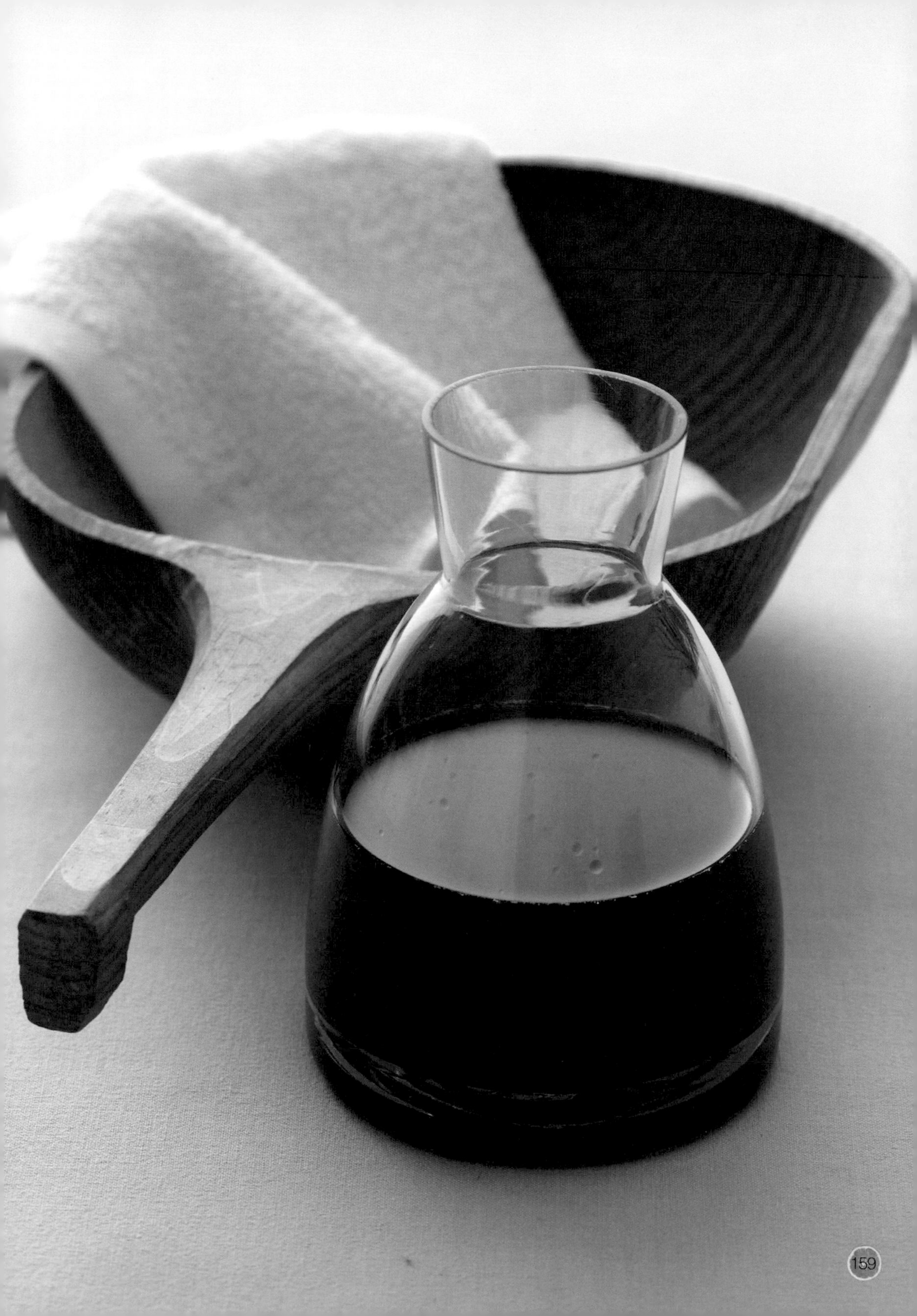

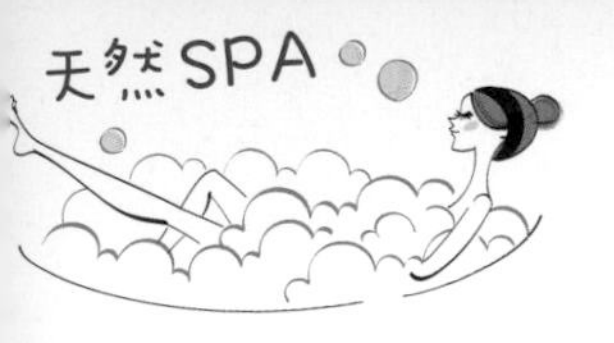

葡萄柚皮浴

❤Grapefruit❤

適用對象

肥胖，容易手腳冰冷，皮膚粗糙的人

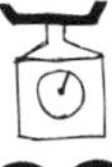

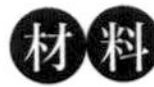

葡萄柚皮‧‧‧‧‧‧‧ 適量

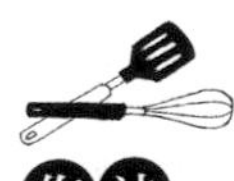

作法

1. 取 2 ～ 3 個葡萄柚，留下葡萄柚皮、撕碎。
2. 將葡萄柚皮放進加有熱水的浴缸中，用手攪勻。
3. 進入浴缸內浸泡，然後輕輕按摩身體，浸泡約 15 分鐘即可。

葡萄柚皮 營養的祕密

葡萄柚皮中維生素 C、柚素、檸檬黃素能活血護膚，有預防心血管疾病的功效。葡萄柚皮用來泡澡，可以促進血液循環，增強皮膚細胞再生能力，可以達到護膚瘦身的雙重效果。

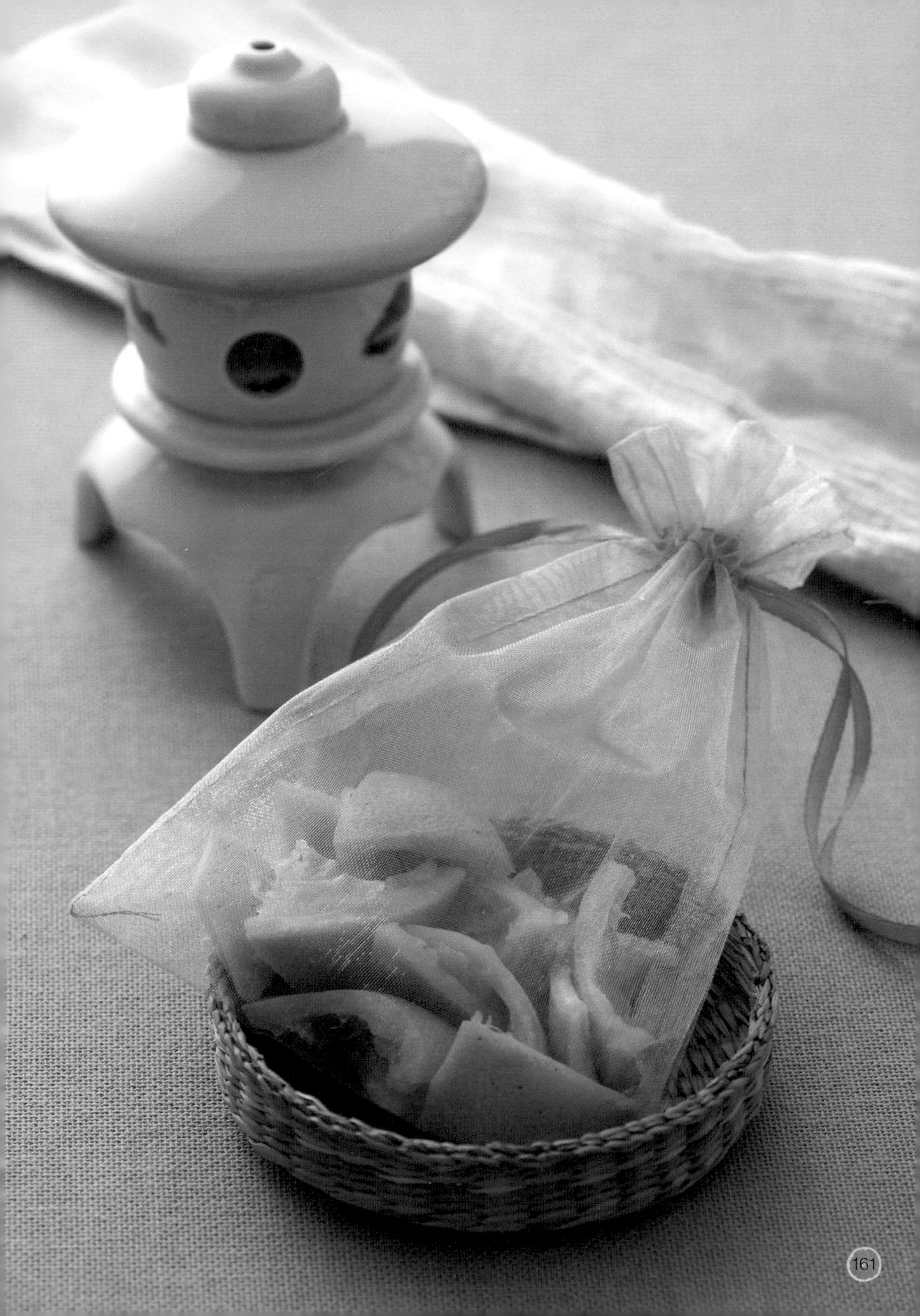

橘子皮玫瑰花瓣浴

❤Tangerine+Rose❤

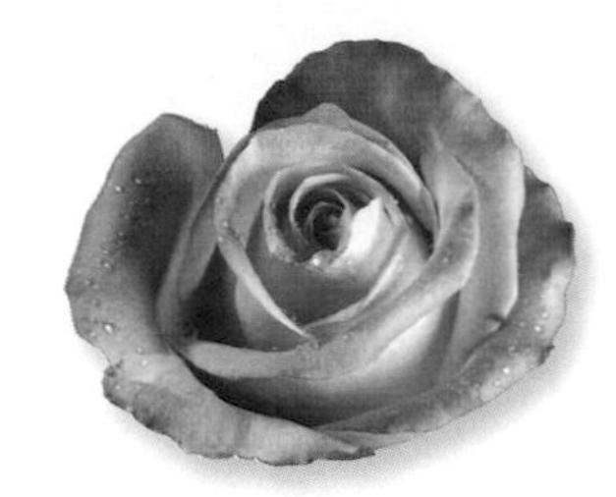

適用對象

肥胖，容易感到疲倦、
手腳冰冷，
皮膚粗糙的人

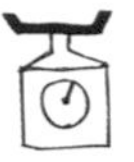

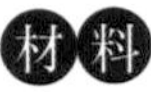

材料

橘子皮‥‥‥‥‥ 適量
乾燥玫瑰花‥‥‥ 15朵

作法

1. 取2～3個橘子，留下橘子皮、撕碎。
2. 將橘子皮和玫瑰花一起加入放有熱水的浴缸中。
3. 進入浴缸內浸泡，然後輕輕按摩身體，浸泡約15分鐘即可。

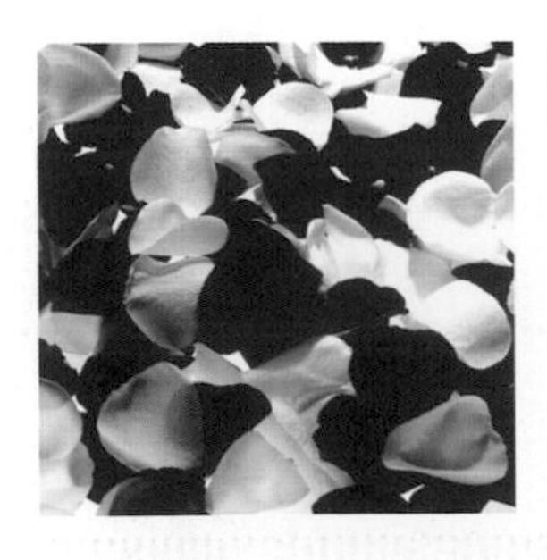

橘子皮・玫瑰花 營養的祕密

◎橘子皮當中含有一種生物黃酮的成分，能促進血液循環，預防脂肪堆積，具有減肥瘦身的作用。

◎玫瑰花具有活血解毒的功效，用來泡澡可以促進血液循環，去脂瘦身，還可以兼具美白、保濕的功能，玫瑰花淡淡的幽香，也有舒緩情緒的作用，壓力大或憂鬱的時候，泡泡玫瑰花澡，有助於安撫不安的情緒喔！

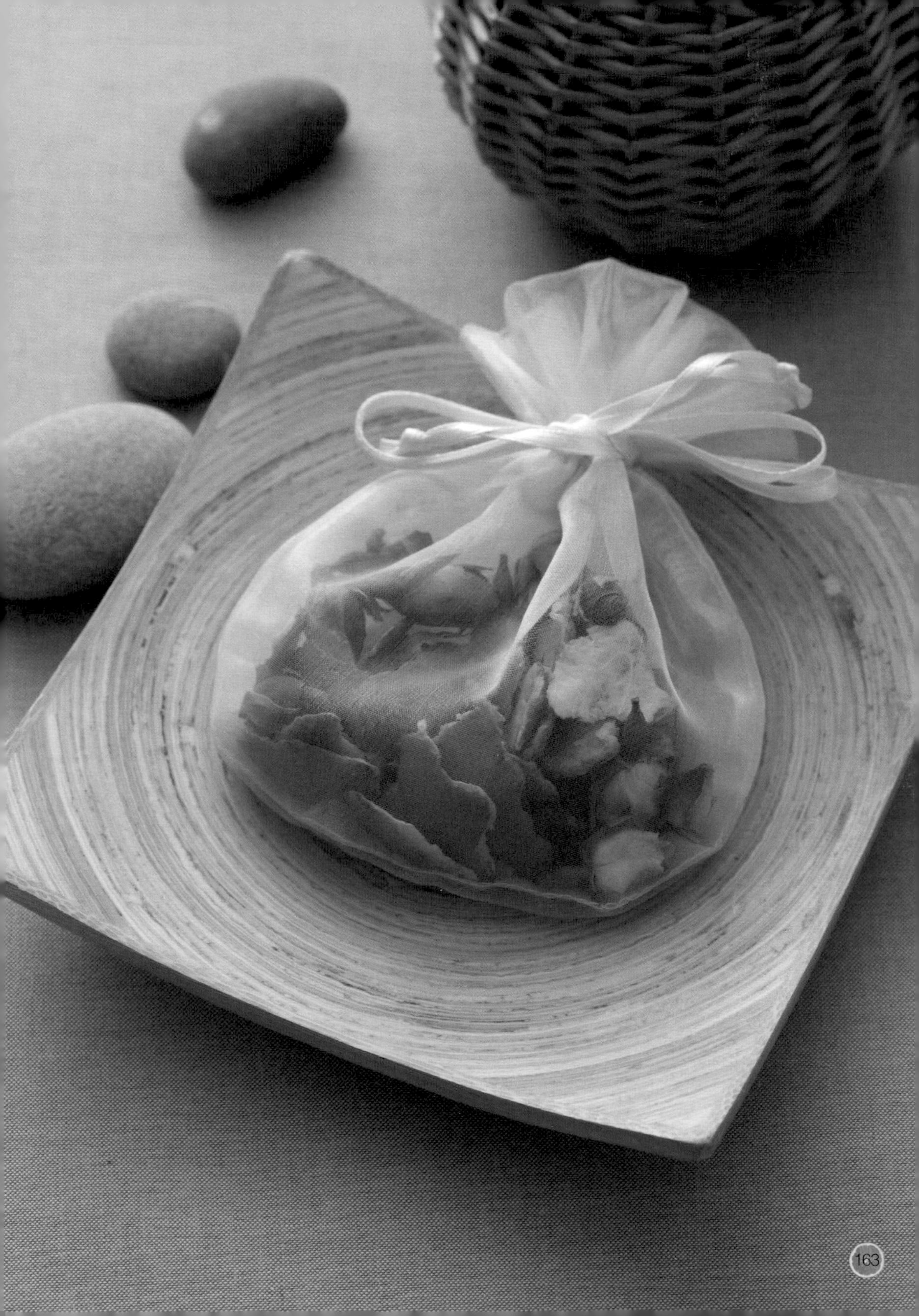

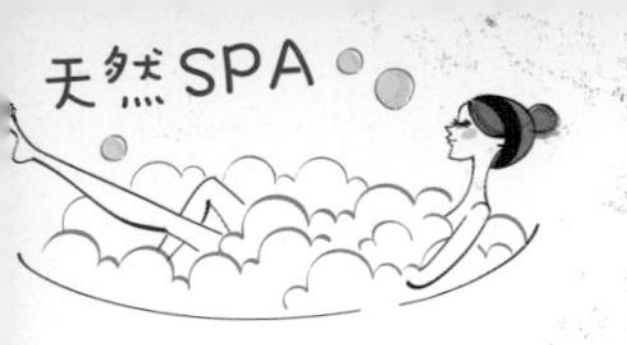

雙豆美容浴

❤Black soy beans+Soy beans❤

適用對象

肥胖或油性肌膚者，想改善膚質的人

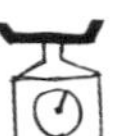

材料

黑豆粉‥‥‥‥ 2大匙

黃豆粉‥‥‥‥ 2大匙

作法

1. 將黑豆粉與黃豆粉混勻，加入放有熱水的浴缸中。
2. 進入浴缸內浸泡，然後輕輕按摩身體，浸泡約 15 分鐘即可。

黑豆粉．黃豆粉 營養的祕密

◎黑豆粉含有豐富的蛋白質、礦物質和花青素，能美容護膚。黑豆有活血利水、解毒的功效，並能促進血液循環，加速體內廢物的排出，達到輕盈瘦身的功效。

◎黃豆粉豐富的纖維質和皂甙類，能提高身體的新陳代謝，並且促進排毒及脂肪的分解，是減肥瘦身內服兼外用的聖品。

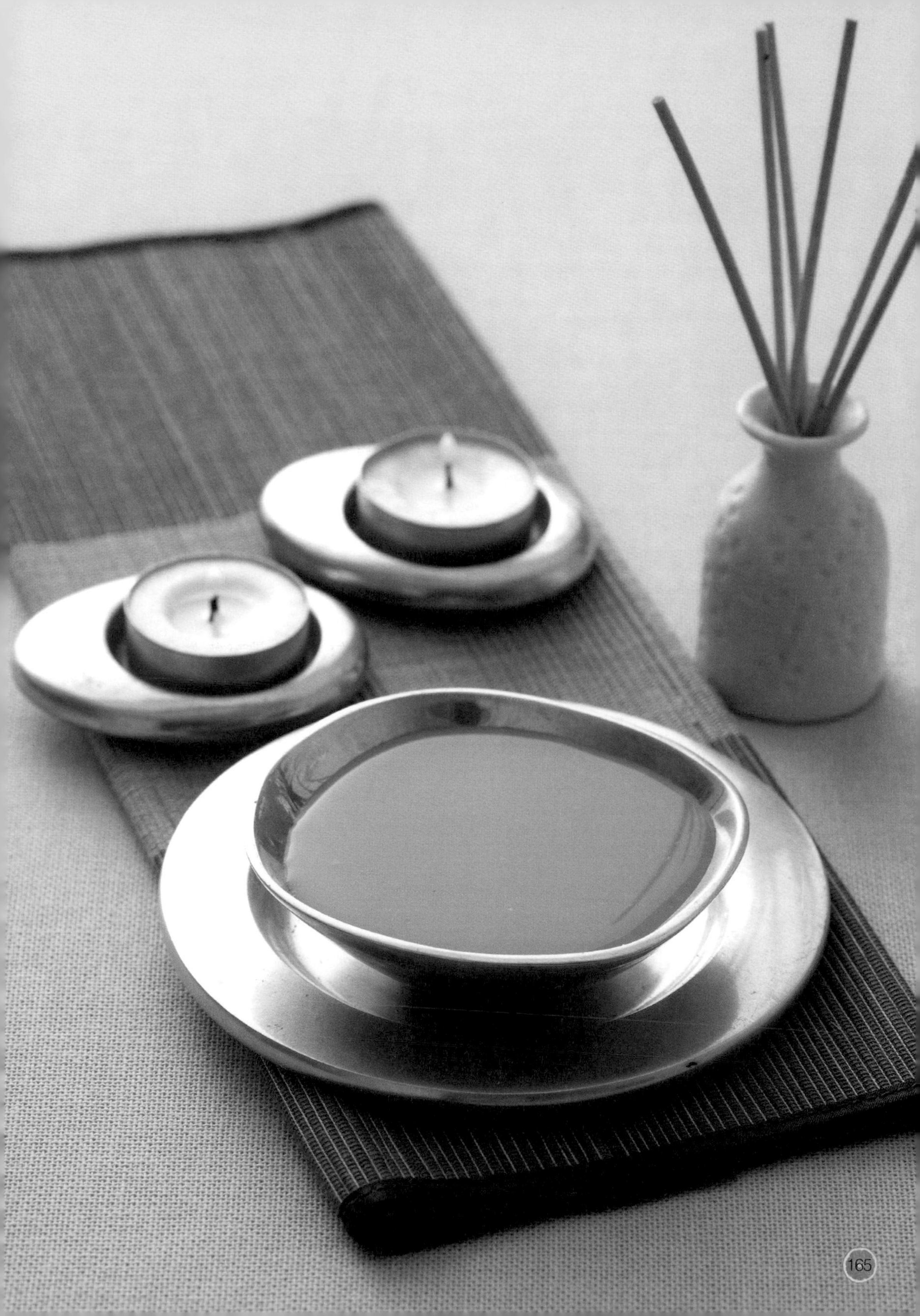

番茄苗條浴

❤Tomato❤

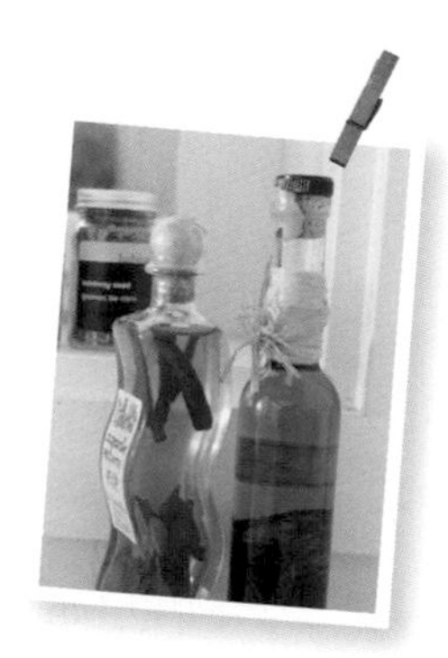

適用對象

肥胖，肌膚或於乾燥或油膩，想改善膚質的人

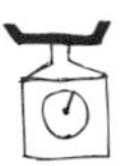

材料

小番茄‥‥‥10～20顆

橄欖油‥‥‥‥‥ 少許

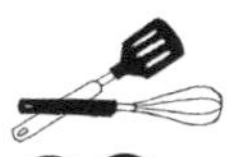

作法

1. 番茄洗淨，放入果汁機中榨汁，再倒入鍋中略煮，加幾滴橄欖油。
2. 浴缸放滿八分水，將番茄汁倒入加有熱水的浴缸中，用手攪拌均勻。
3. 入浴浸泡，輕輕按摩身體，浸泡約 15 分鐘即可。

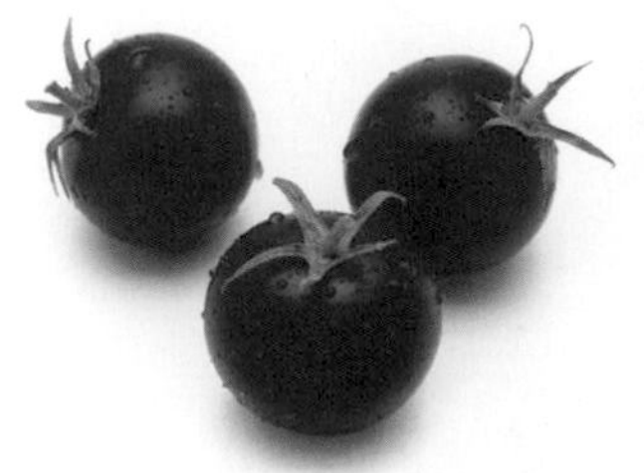

番茄 營養的祕密

番茄中的茄紅素穩定性很高，經過加熱烹調後，會釋放更多的茄紅素，所以用煮過的番茄汁來浸泡，可以使肌膚吸收更多的茄紅素，而且茄紅素是一種油溶性的植化素，加點橄欖油更好，用番茄來泡澡，可以讓鬆弛的肌膚達到緊實有活力的效果，並且可以促進血液循環，以達到減肥瘦身的作用。

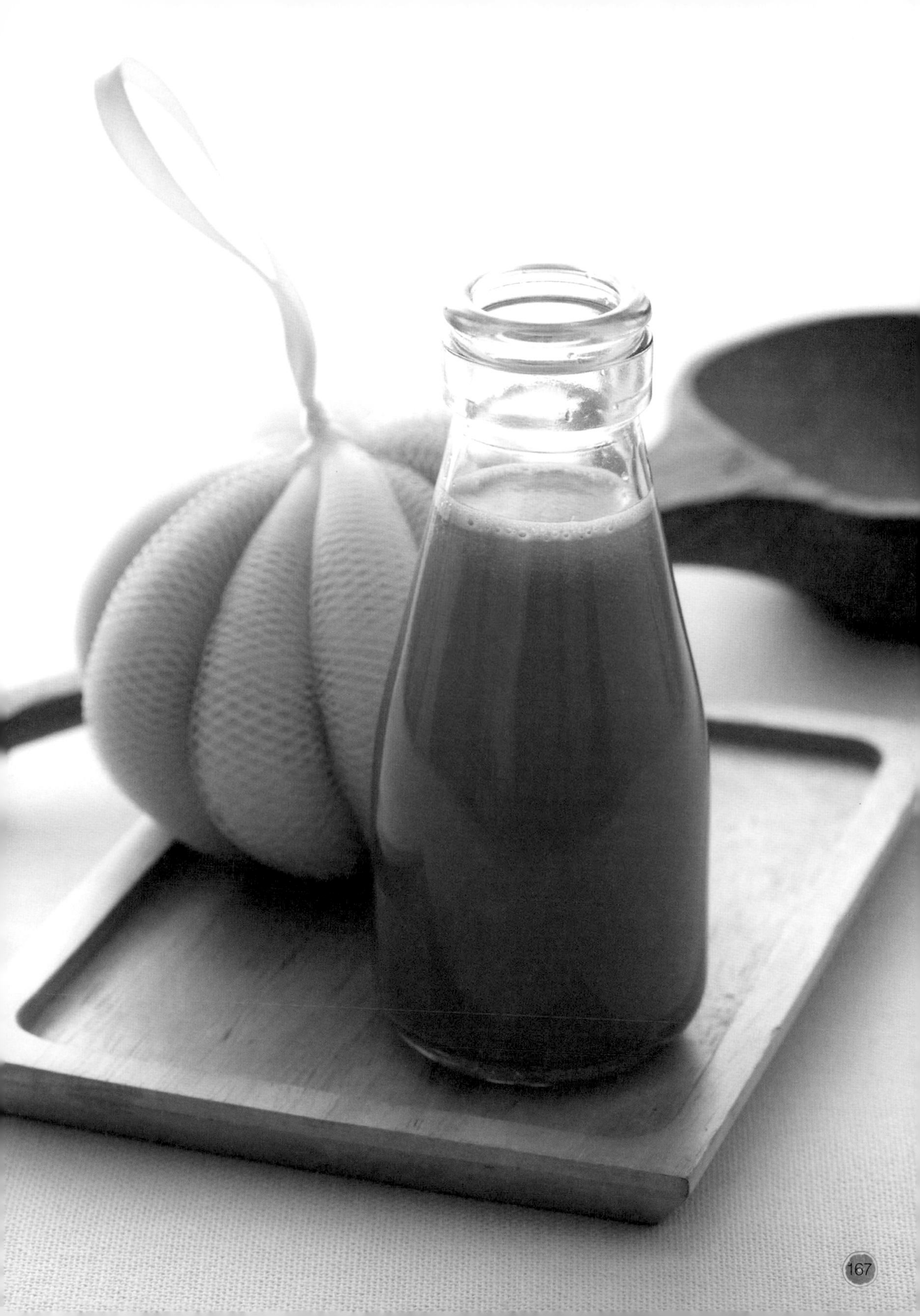

Home Spa

既健康又美麗瘦身

美容瘦身蔬果浴，利用蔬果來泡澡，除了可以洗滌全身污垢，還能放鬆身心，滋潤肌膚，並且可以促進新陳代謝，有助於減肥瘦身。

做做伸展操

泡澡前先做伸展操，可以促進血液循環，加速脂肪燃燒。

巧妙運用蔬果、花草配方

泡澡時可以加入喜愛的新鮮蔬果以及花草，新鮮蔬果有排毒消脂的作用，而像玫瑰、桂花可以促進血液循環，使肌膚白皙紅潤。

選擇好的泡澡工具

可以用沐浴球、絲瓜絡來清除身體老廢的角質層，或是選用質地較柔軟的按摩刷來按摩身體。

要適時補充水分

泡澡前後都要喝一杯水，以免泡澡時流失大量的水分而脫水。

水溫不宜過高

水溫大約控制在 37 ～ 40°C左右，如果水溫太燙會傷皮膚。

空腹或吃飽飯時皆不要泡澡

空腹時和吃飽飯泡澡，會加速新陳代謝，容易引起胃部不適，甚至容易頭暈，所以最好與用餐時間間隔半小時以上。

生理期和懷孕時也不能泡澡

生理期前三天及生理期中請勿泡澡，怕會有細菌感染；懷孕期間過熱的水會使血液循環太快，子宮收縮，胎盤崩落而造成流產。

喝酒的人也不宜泡澡

喝酒後泡澡容易頭暈目眩。

心臟病、高血壓、中風的人均不適宜泡太久

這些人泡澡容易加重心臟的負擔，病情較輕者泡幾分鐘即可，泡澡完，應盡速將身體擦乾，以免身體暴露在寒冷的環境中。泡澡 20 分鐘後，可以在身體塗上護膚乳，以免皮膚過度乾燥。

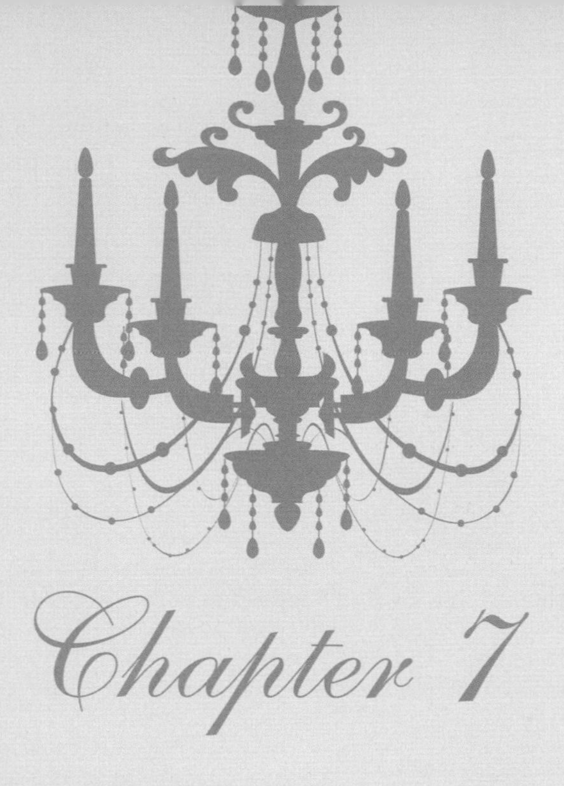

Chapter 7

10款

美髮、化妝水、潤膚乳 輕鬆簡易DIY

近年來，崇尚DIY的自然風潮興盛，不只面膜可以DIY，連美髮膜、化妝水、潤膚乳都吹起了DIY的風潮，你會發現自己做保養品真是簡單方便又安全！別懷疑，美麗就是這麼easy，只要幾分鐘，你就可以享用天然又便宜的保養品！

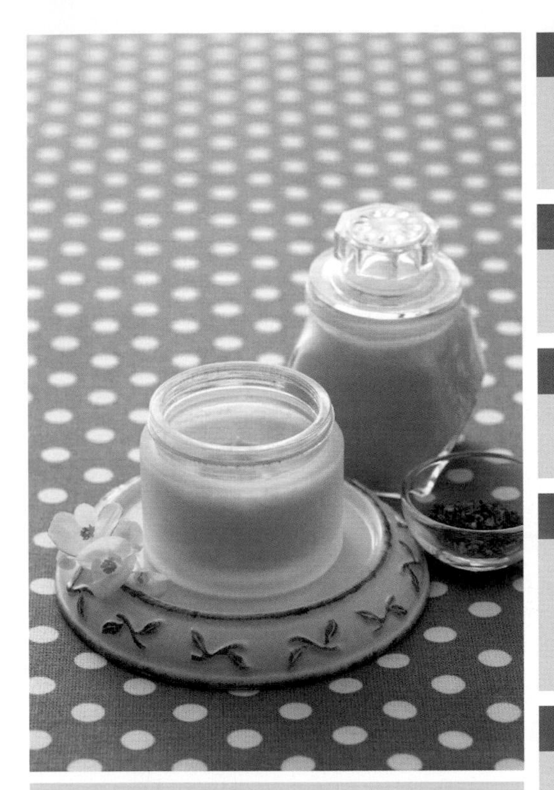

擁有柔順光澤秀髮保養方法

想要保持一頭柔順亮麗的頭髮，平時保養的功夫不可少，如果你為染燙過、吹整過的頭髮在傷腦筋，想要恢復頭髮的好風采，平時就要謹記以下原則。

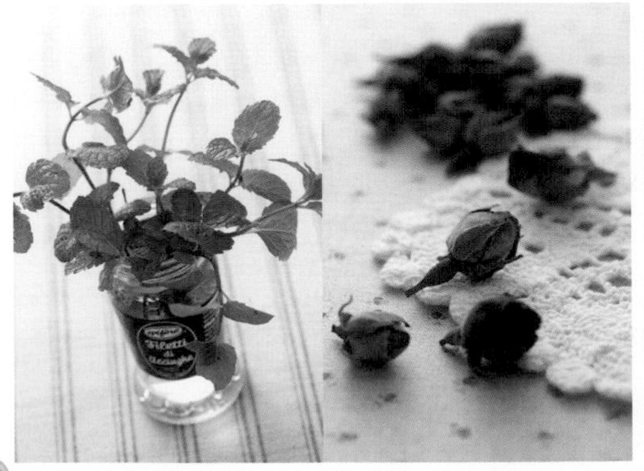

方法 1 》

洗髮後要擦乾水分時，請勿用毛巾搓揉、摩擦而傷害到頭髮，請以毛巾輕輕地夾住頭髮，利用毛巾將水分吸乾即可。

方法 2 》

梳頭髮時，請勿將頭髮拉得過長，而使頭髮發生斷裂。

方法 3 》

正確的吹髮方式應該距離頭髮至少 20 公分以上，並且不要停留在同一個地方太久。

方法 4 》

在平日，含有豐富的蛋白質、維生素 B、C 的食物都要適時補充，頭髮的生長需要適時的補充鹼性的食物，像是蔬菜水果都是維持秀髮亮麗的必要條件。

方法 5 》

如果有頭皮屑問題，飲食上應該採取少油、少糖、少鹽，不辛辣刺激為原則，盡量吃清淡的食物。

方法 6 》

定期運動，平時生活作息盡量規律、不熬夜。

方法 7 》

每天常常梳頭髮 100 下，可以刺激頭皮，讓血液循環順暢，刺激生長。

方法 8 》

市售的潤髮精不宜抹過量，建議自製護髮膜，每週使用 2 ～ 3 次即可。

方法 9 》

洗頭髮時要徹底洗乾淨，並隨時保持頭髮的乾爽，以免感冒。

方法 10 》

選擇適合自己髮質的洗髮乳，不要全家人共用一瓶洗髮精。

化妝水的兩種簡單用法

要讓膚質好，皮膚的油水平衡是很重要的，化妝水能在第一時間使皮膚油水平衡，並且能柔軟、收斂皮膚。市售的有許多化妝水，像是清潔化妝水、柔軟化妝水、收斂化妝水，顧名思義分別有清潔、柔軟肌膚、收斂毛細孔的功能，化妝水的使用方式也很簡單，只要正確使用以下這兩種方式即可。

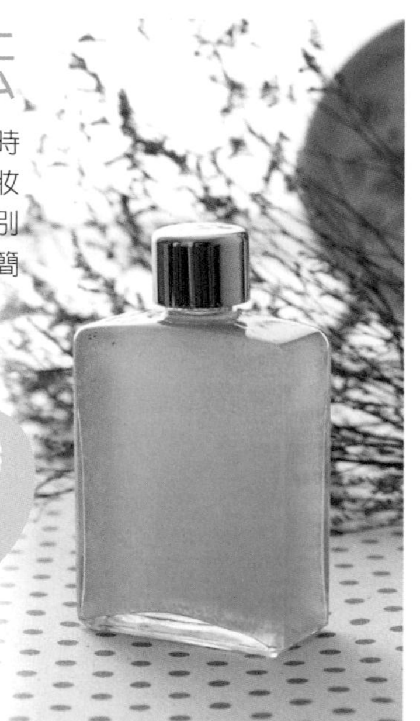

1

將化妝水倒在化妝棉上，並將化妝棉放在鼻翼兩側，輕輕的由內往外擦拭，可多注意額頭或鼻頭，是不是有分泌過多油脂？可以多擦拭幾次，並讓化妝水均勻分布臉上各個部位，讓肌膚更加水嫩細緻。

2

將化妝水倒在化妝棉上，輕輕拍打臉部，可以從臉頰兩側開始，再換額頭，可多注意額頭或或鼻頭，是不是有分泌過多油脂，並讓化妝水均勻分布臉上各個部位，使肌膚達到鎖水保濕的效果。

保養護膚基本法則

身體與手部的肌膚容易因為歲月與環境的種種因素而刻畫下痕跡，就算再年輕、膚質再好的女性，也可能會因為工作壓力、空氣污染、紫外線的照射、身體疲勞，使皮膚的機能退化，而出現一些令人煩惱的狀況，像是乾燥、粗糙、暗沉、細紋等，這時除了為肌膚補充水分，還要提供給肌膚營養。以下幾款天然的護膚乳就是要好好呵護你的肌膚，當然，平時保養肌膚的一些基本原則，也是不可省略的。

★平時可多吃抗氧化的蔬菜、水果，例如番茄、茄子、花椰菜、葡萄、檸檬、芭樂、柳橙、草莓、葡萄柚、柑橘類等。

★出門盡量要穿長袖，帶傘，以防止太陽曝曬。

★適度運動可促進新陳代謝，可幫助體內廢物排出，體內不累積毒素，肌膚自然充滿彈性。

★不吃口服避孕藥，避免使用來路不明的化妝品。

★經常處在冷氣房的女性，可以帶噴霧型的化妝水，往臉上噴水，待水分未乾時，再用潤膚產品鎖住水分。

★冬天天氣乾燥時，最好早晚塗抹乳液，尤其臉上或手上要隨時要塗護膚乳或護手乳。

★無論是洗澡、公事、做完家事後，還是處於乾冷的環境中，別忘了要經常塗抹營養面霜或護手霜、護手乳。

★平時多喝水，可多補充皮膚的水分，少吃辛辣和加工食品，並多吃蔬菜、水果、牛奶等。

★多補充含膠質的食物，如白木耳、山藥、海參、魚皮、雞腳、雞皮，可以為肌膚補充膠原蛋白，讓肌膚水嫩十足、彈性有活力。

★改善會傷害皮膚的生活習慣，像是熬夜、抽菸、過度節食；避免吃辛辣、油炸食物。

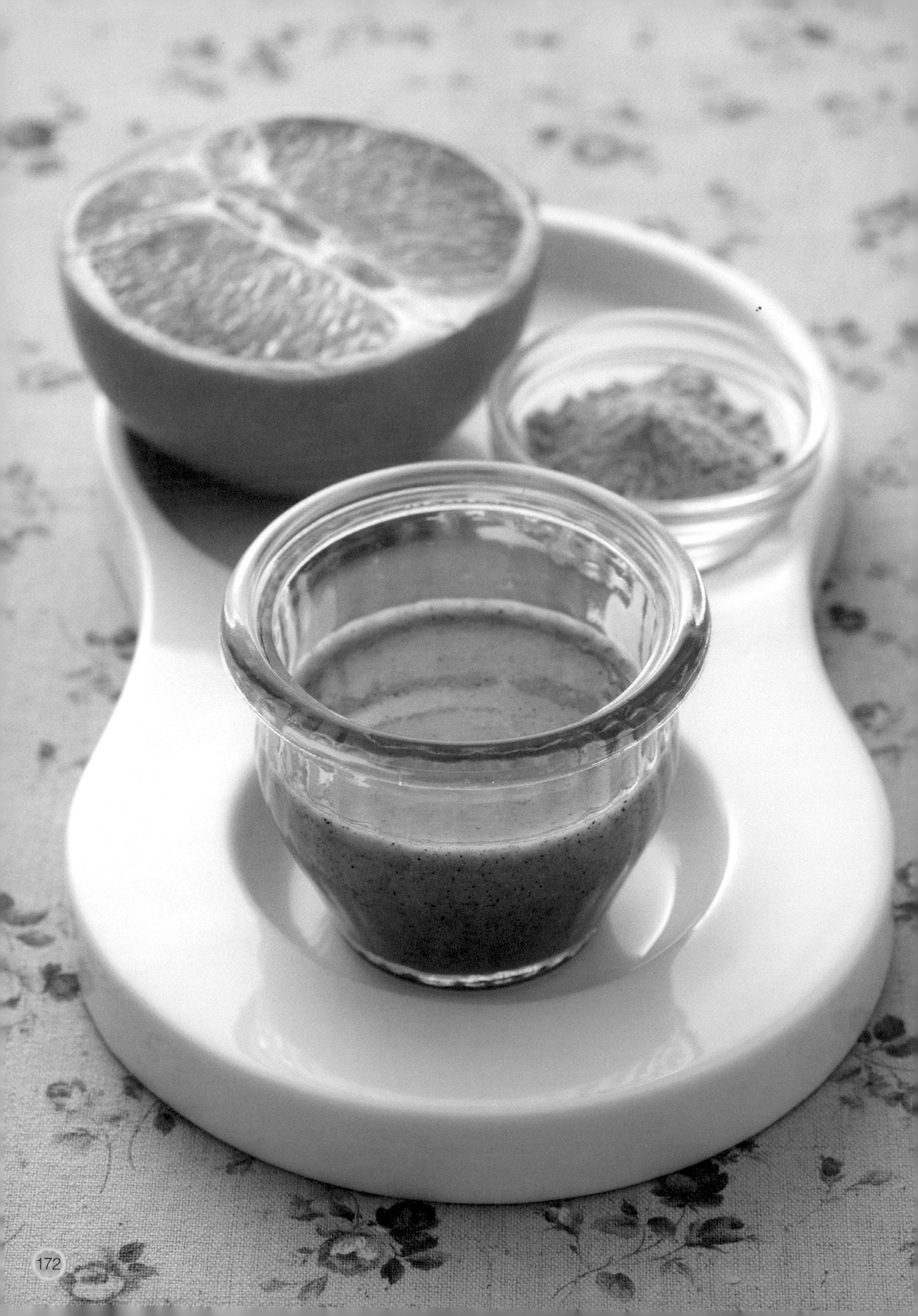

葡萄柚黑豆粉護髮膜

❤Grapefruit+Black soy beans❤

適用髮質

任何髮質

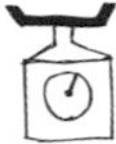

材料

葡萄柚‥‥‥‥ 1/2個
黑豆粉‥‥‥‥ 10公克
麵粉‥‥‥‥‥ 5公克

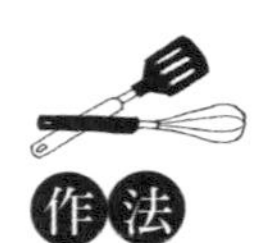

作法

1. 葡萄柚切開，用榨汁器榨汁。
2. 作法1加入黑豆粉、麵粉、水攪勻即可。

葡萄柚．黑豆營養的祕密

◎葡萄柚中的維生素C與柚素，具有很強的抗氧化能力，可以強化髮質，減少分叉與斷裂，使秀髮呈現光澤亮麗感。

◎黑豆中的異黃酮素和花青素，可以增強皮膚與頭髮的抗氧化能力。從中醫的角度來看，黑豆是一種黑色食物，黑豆具有駐顏烏髮，防老抗衰的功效。

護髮膜的使用方法

將頭髮清洗乾淨，取葡萄柚黑豆粉護髮膜均勻抹於髮上，用毛巾包裹頭髮約15分鐘，即可洗淨。

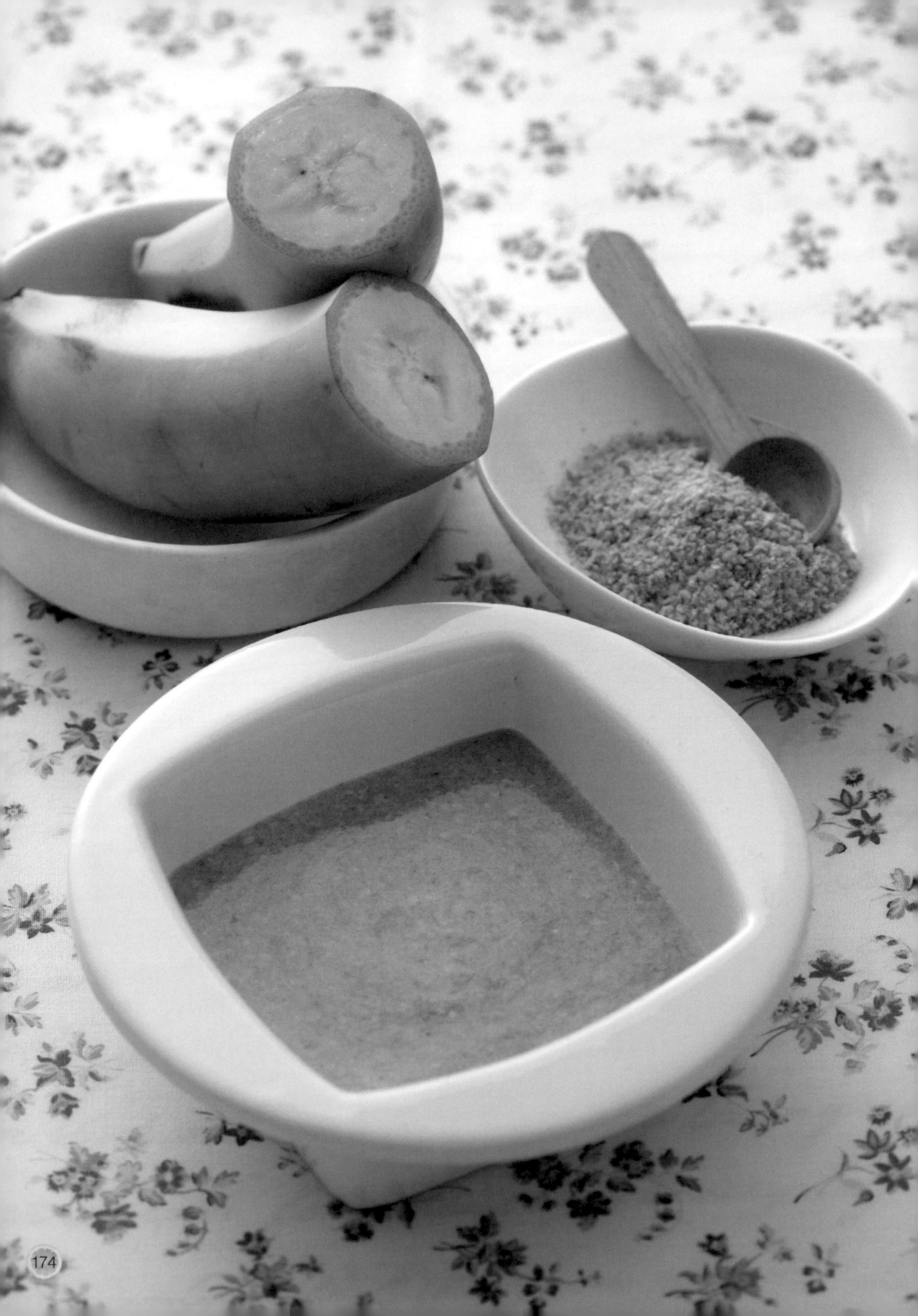

香蕉胚芽護髮膜

❤Banana+Plumule❤

適用髮質

任何髮質，尤其適用乾燥、受損髮質

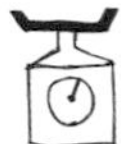

材料

香蕉‧‧‧‧‧‧‧‧‧‧ 1/2條
胚芽粉‧‧‧‧‧‧‧ 20公克
橄欖油‧‧‧‧‧‧‧‧‧‧ 5cc

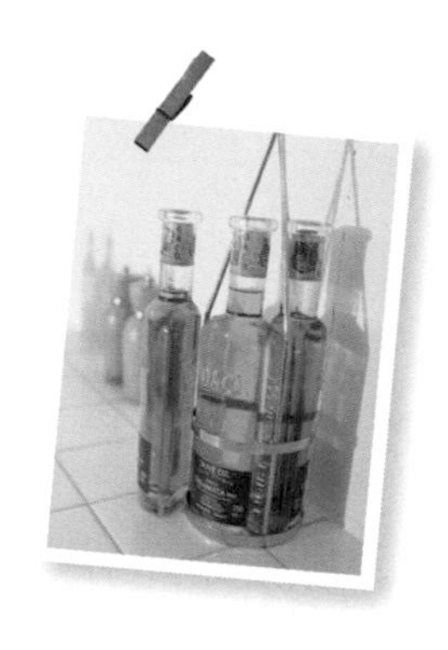

作法

1. 香蕉去皮，用研磨器搗成泥狀。
2. 作法 1 加入胚芽粉，再加入橄欖油調勻即可。

香蕉．胚芽營養的祕密

◎香蕉當中含有豐富的蛋白質、澱粉及維生素 A、B、C、E、β 胡蘿蔔素及鉀質，可以深入髮絲、滋養秀髮，而香蕉中的鉀質更可以說是水果當中的佼佼者，鉀質可以幫助頭髮保濕。防止頭髮乾枯毛燥，讓秀髮呈現閃閃動人。

◎胚芽粉含有 β 胡蘿蔔素和維生素 E，能修復斷裂乾枯的秀髮，使頭髮輕飄柔順，呈現亮麗質感。

護髮膜的使用方法

將頭髮清洗乾淨，取香蕉胚芽護髮膜均勻抹於髮上，用毛巾包裹頭髮約 15 分鐘，即可洗淨。

檸檬蛋黃護髮膜

❤Lemon+Egg yolk❤

適用髮質

任何髮質，尤其適用
乾燥、受損髮質

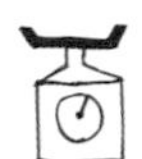

材料

蛋黃…………… 1個
檸檬………… 1/2個

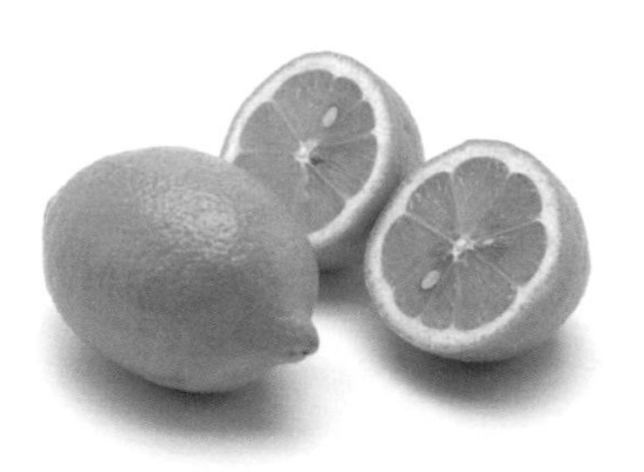

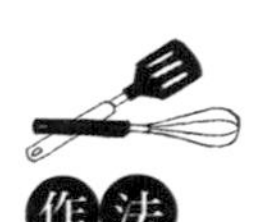

作法

1. 雞蛋敲開，放入碗中，取蛋黃，檸檬用榨汁器榨汁。
2. 蛋黃和檸檬一起放入碗中，攪勻。

檸檬・蛋黃
營養的祕密

◎檸檬當中的枸櫞酸及維生素C，可以滋潤乾燥與分叉的髮絲，讓頭髮呈現自然的光澤。

◎蛋黃中的卵磷脂能增加秀髮的柔順度，改善受損的髮質，賦與秀髮光澤不毛燥的質感。

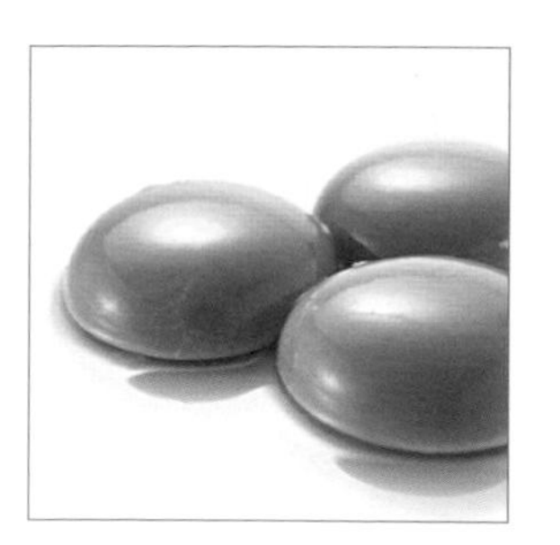

護髮膜的使用方法

將頭髮清洗乾淨，取檸檬蛋黃護髮膜均勻抹於髮上，用毛巾包裹頭髮約15分鐘，即可洗淨。

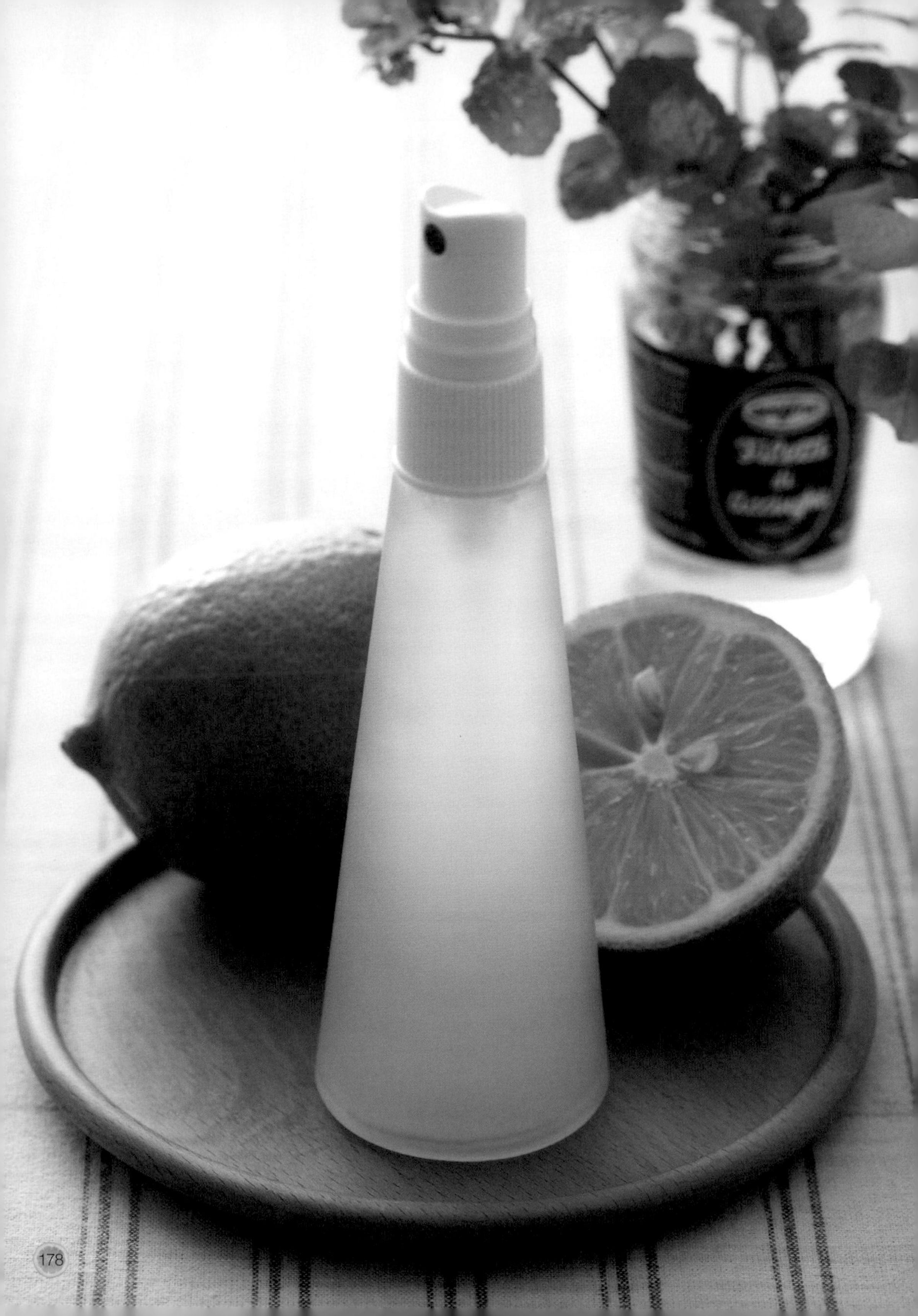

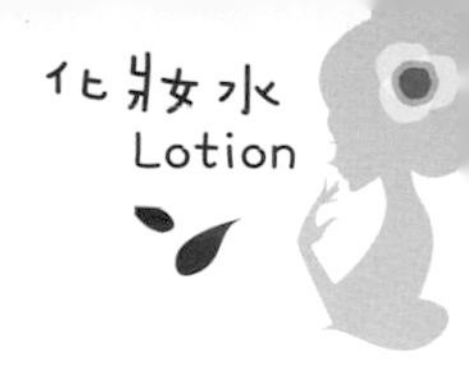

檸檬化妝水

❤Lemon❤

保存期限

將未用完的檸檬化妝水密封放入冰箱冷藏，30 天內用完即可。

適用膚質

任何膚質

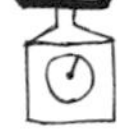

材料

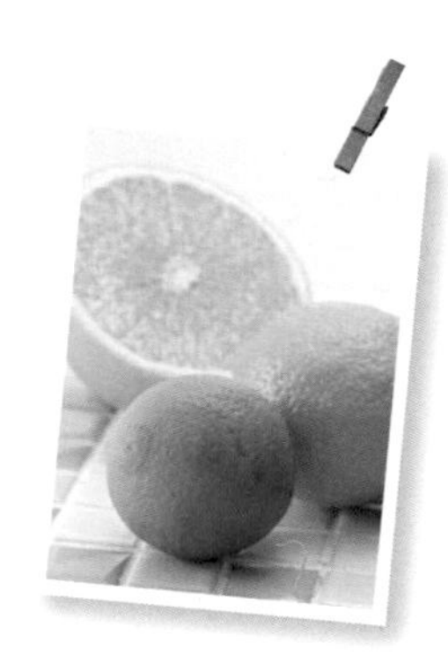

檸檬………… 1個
甘油………… 1大匙
礦泉水……… 100cc

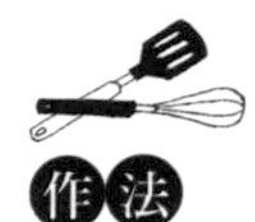

作法

1. 檸檬對半分切，用榨汁器榨汁。
2. 作法 1 加入甘油、礦泉水攪勻即可。

檸檬 營養的祕密

◎檸檬汁當中的檸檬酸與維生素 C 可以讓肌膚在充滿滋潤飽水的同時，給予美白淨白的功效。
◎檸檬皮當中含有許多豐富維生素，建議將檸檬皮切成絲，放入化妝水中，或是直接拿來充泡當茶喝，都有養顏美容效果。
◎甘油有很好的保濕作用，在一般藥妝店、化工商店都買得到。

將臉部清洗乾淨，取化妝棉沾檸檬化妝水，輕輕擦拭全臉，或用噴瓶裝化妝水，噴灑於臉上即可。

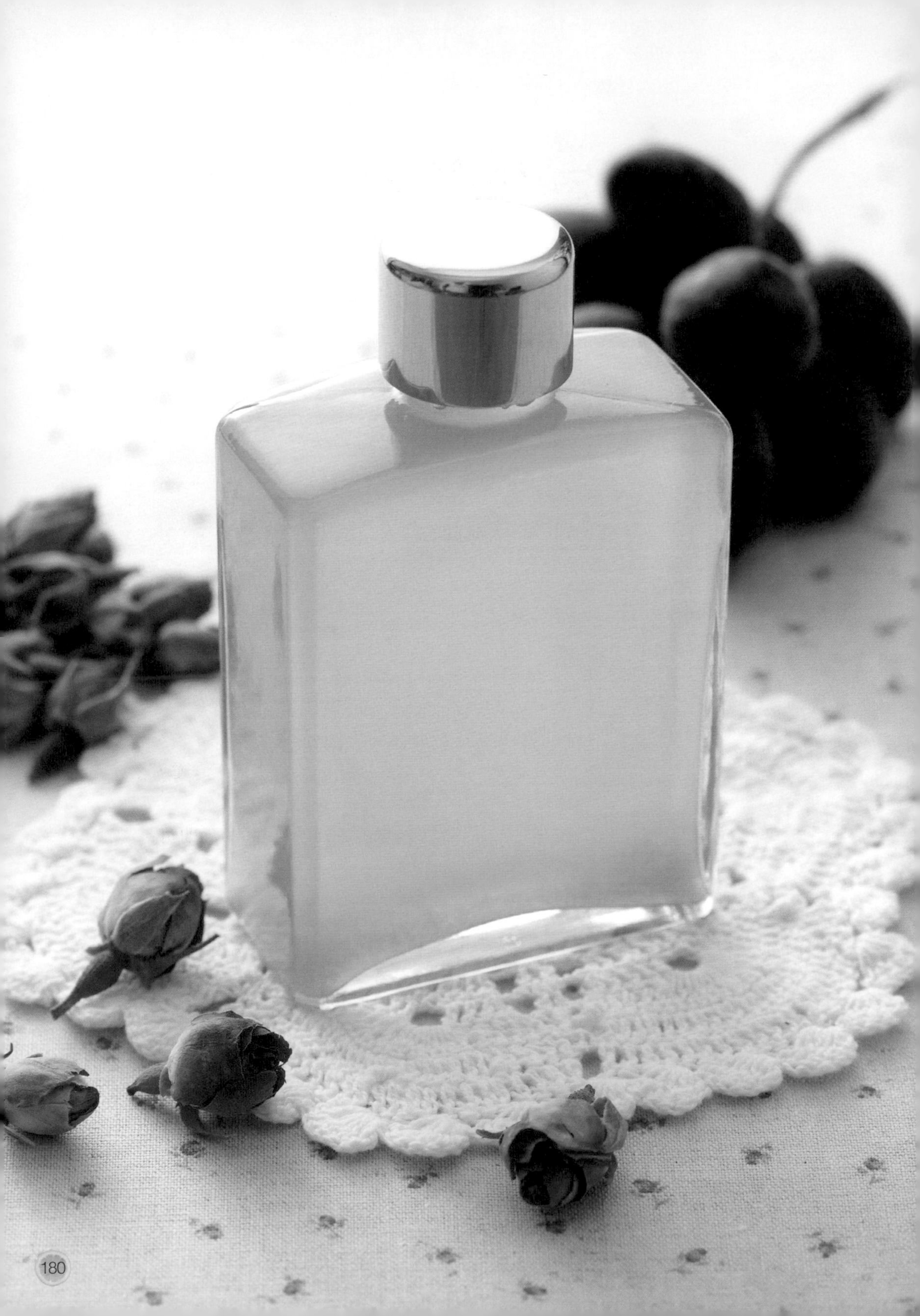

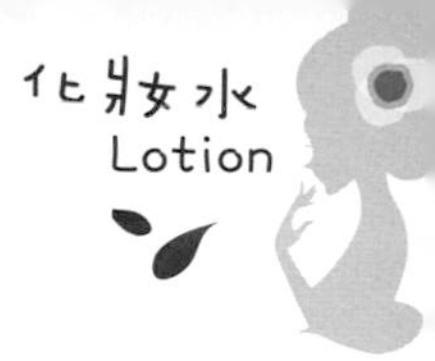

葡萄玫瑰化妝水

❤Grapes+Rose❤

保存期限

將未用完的葡萄玫瑰化妝水密封放入冰箱冷藏，30 天內用完即可。

適用膚質

任何膚質

葡萄・玫瑰營養的祕密

◎葡萄當中的花青素與白藜蘆醇具有很高的抗氧化功效，能消除自由基，最適合每天坐在辦公桌打電腦的女性，可對抗電器包圍的輻射線。尤其炎炎夏日，空調讓皮膚易乾燥，用葡萄製成的化妝水，不只可以保濕鎖水，還有美白潤膚的功效。

◎玫瑰具有保濕、抗皺，且活化肌膚細胞的功效，能使肌膚呈現勻亮淨白的透明感。

◎玫瑰精油最好選擇肌膚按摩專用的 100%純天然精油，才能給予肌膚更好的呵護！

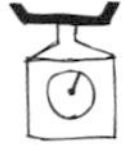

材料

葡萄‧‧‧‧‧‧‧‧‧‧‧ 10顆
乾燥玫瑰花‧‧‧‧‧ 10朵
玫瑰精油‧‧‧‧‧‧‧‧ 3滴
水‧‧‧‧‧‧‧‧‧‧‧‧ 適量

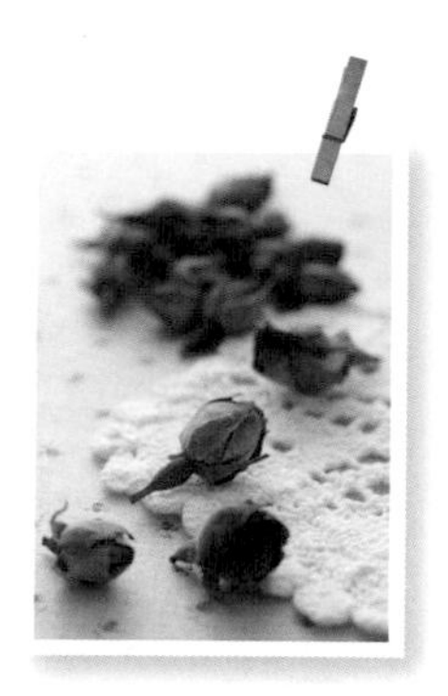

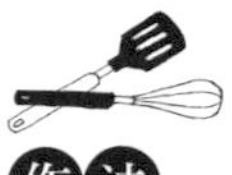

作法

1. 葡萄放入果汁機中，榨汁，濾渣。
2. 取一鍋水，放入玫瑰花，以小火煮 15 分鐘，過濾取汁，待涼
3. 將作法 1 與作法 2 調勻，再滴入精油攪勻即可。

化妝水的使用方法

將臉部清洗乾淨，取化妝棉沾葡萄玫瑰化妝水，輕輕擦拭全臉，或用噴瓶裝葡萄玫瑰化妝水，噴灑於臉上即可。

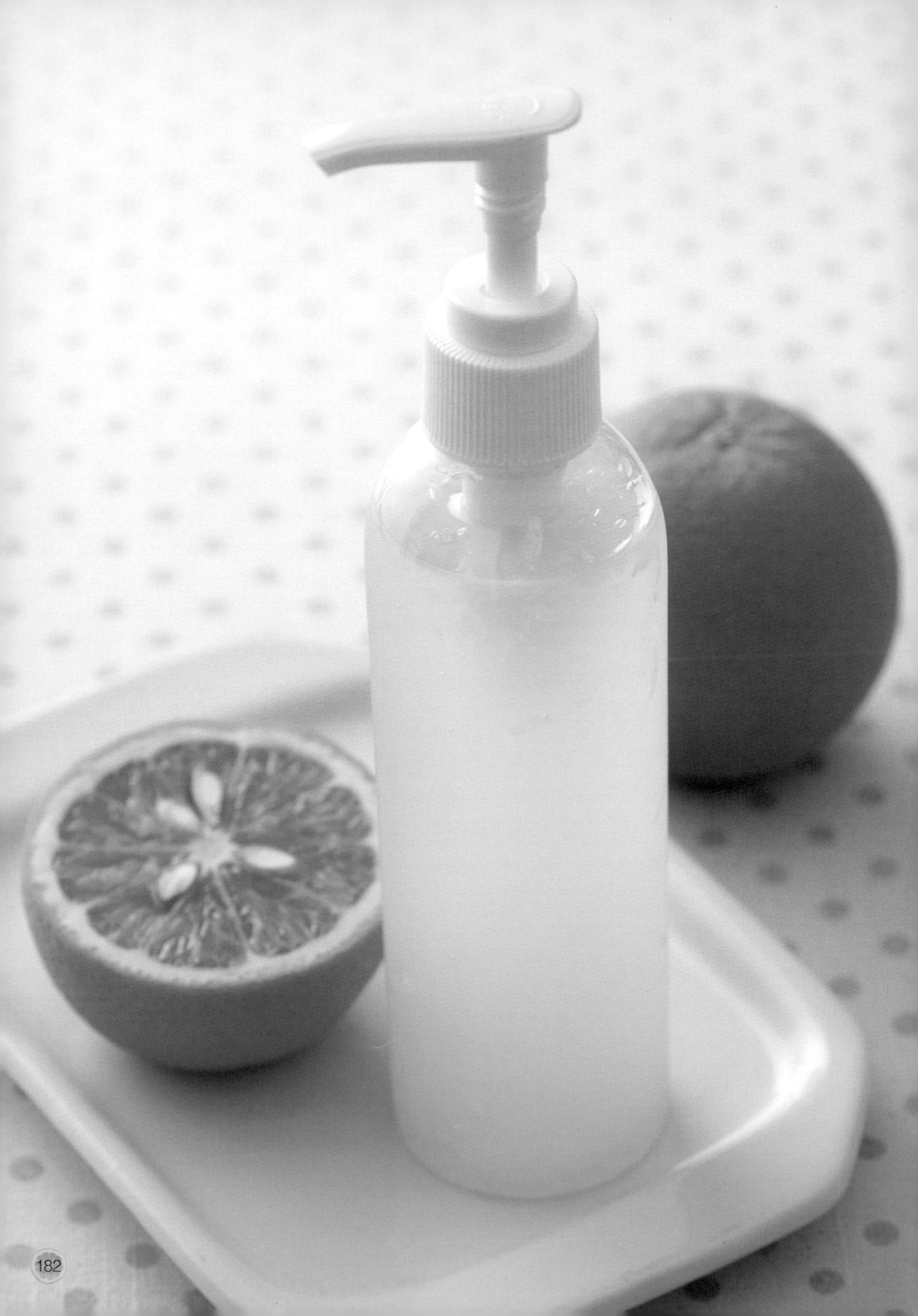

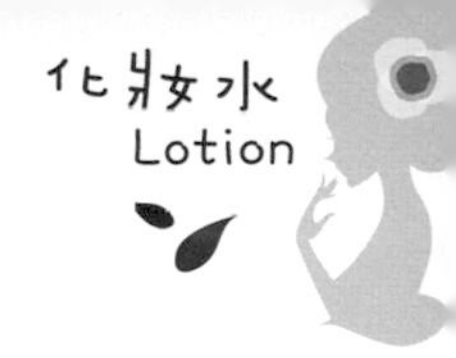

香橙化妝水

❤Orange❤

保存期限

將未用完的香橙化妝水密封放入冰箱冷藏，30 天內用完即可。

適用膚質

任何膚質

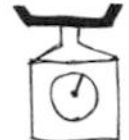

材料

柳橙⋯⋯⋯⋯ 1個
檸檬精油⋯⋯⋯ 3滴
甘油⋯⋯⋯⋯ 5cc
水⋯⋯⋯⋯ 適量

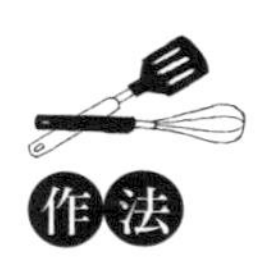

作法

1. 柳橙切開，用榨汁器榨汁，濾渣，備用。
2. 將作法 1 中加入精油、水，倒入瓶中搖晃均勻。
3. 最後再於作法 2 加入甘油再搖勻即可。

柳橙 營養的祕密

這款柳橙化妝水除了可以柔軟皮膚，給予皮膚高度的保濕作用，柳橙當中富含維生素 C 及檸檬黃素，也可以增加肌膚的彈性與水嫩感。

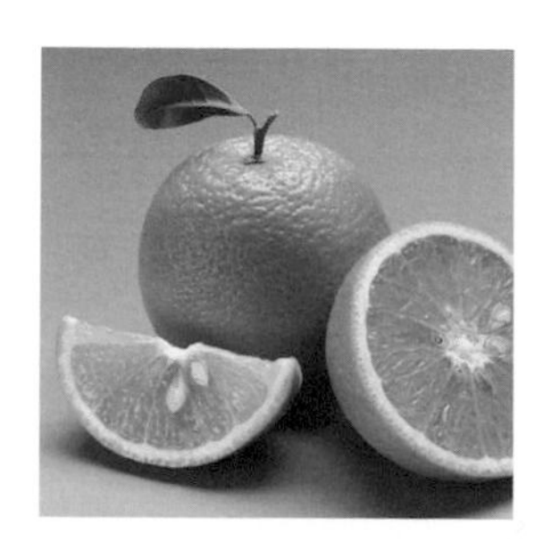

化妝水的使用方法

將臉部清洗乾淨，取化妝棉沾香橙化妝水，輕輕擦拭全臉，或用噴瓶裝化妝水，噴灑於臉上即可。

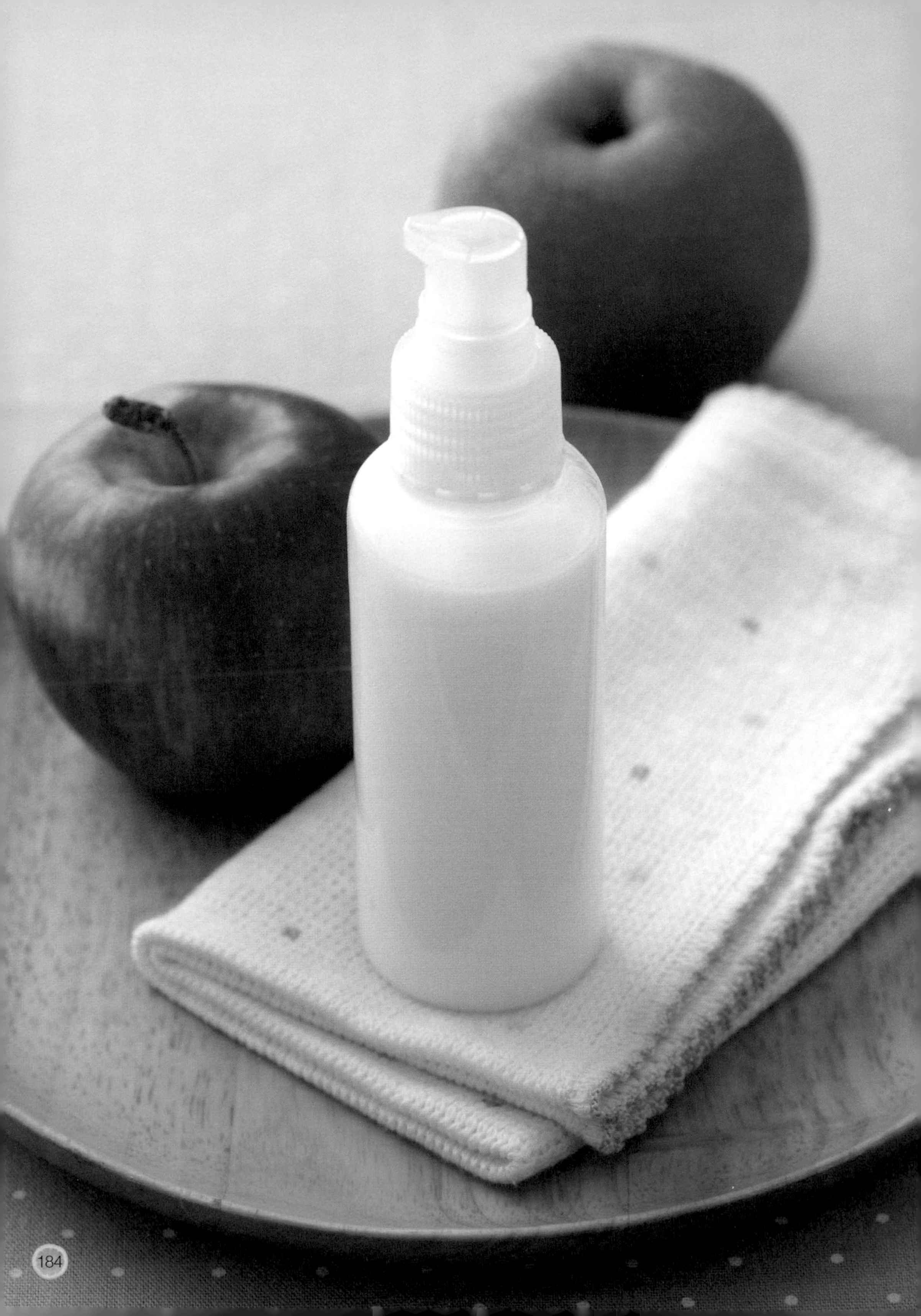

蘋果水梨奶護手乳

❤Apple+Pear❤

保存期限

將未用完的蘋果水梨奶護手乳密封放入冰箱冷藏，3 週內用完即可。

適用膚質

任何膚質

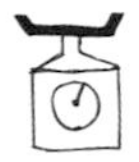

材料

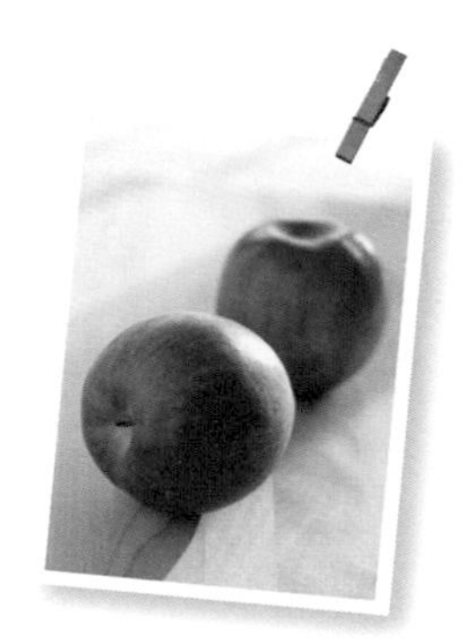

蘋果‥‥‥‥‥ 1/4個
水梨‥‥‥‥‥ 1/4個
檸檬精油‥‥‥‥ 3滴
牛奶‥‥‥‥‥ 100cc
甘油‥‥‥‥‥‥ 5cc
乳液專用乳化劑‥ 2cc

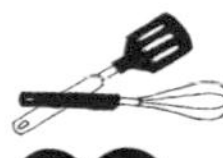

作法

1. 蘋果與水梨去皮、洗淨，放入果汁機中攪勻，過濾，取汁。
2. 將甘油與乳化劑一起混合調勻。
3. 作法 1 和作法 2 一起混勻，再加入牛奶、精油，一起攪拌成乳化狀即可。

護膚乳的使用方法

雙手清洗乾淨，拭乾，用蘋果水梨奶護手乳塗抹在手部，按摩 5 分鐘即可。

蘋果・水梨 營養的祕密

◎蘋果中的蘋果多酚（酚類化合物），能透過抑制酪胺酸酶的活性來抑制黑色素形成，還能促進維生素 C 及維生素 E 的吸收，讓肌膚變得水嫩白皙。

◎水梨當中含豐富的維生素 C、果膠及兒茶素，能潤澤肌膚，預防紫外線傷害，並能有效改善肌膚的暗沉與乾燥，打造水嫩光滑肌。

◎如果做的量大，可添加少量抗菌劑，抗菌劑在一般化工商店都買得到，可以依說明指示少量添加，護手乳即可延長保存期限。

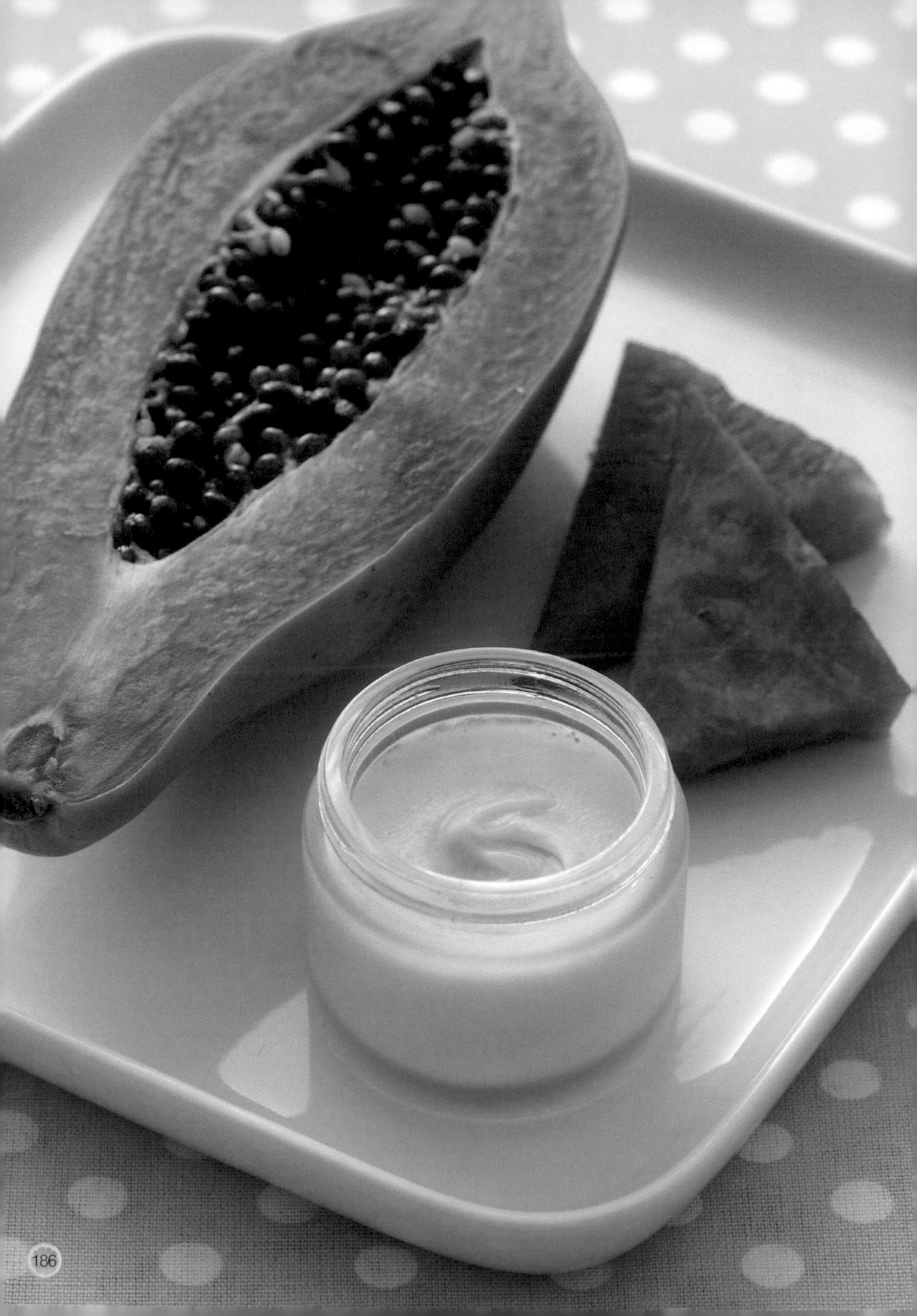

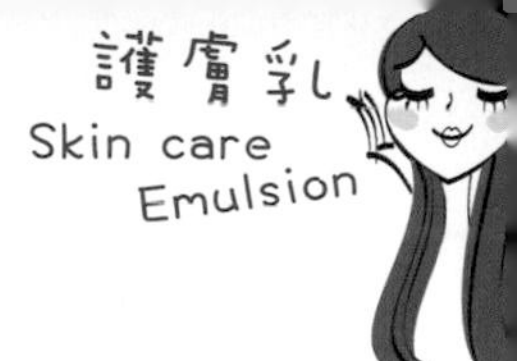

雙瓜護膚乳

❤Papaya+Watermelon❤

保存期限

將未用完的雙瓜護膚乳密封放入冰箱冷藏，3週內用完即可。

適用膚質

任何膚質

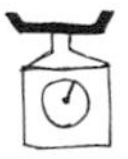

材料

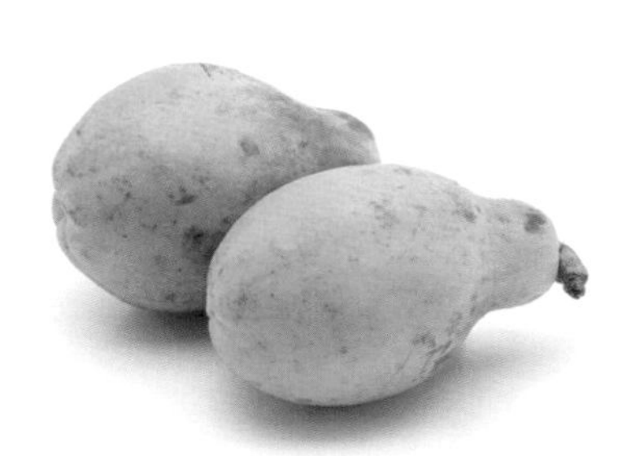

木瓜………50公克
西瓜………50公克
牛奶…………20cc
甘油……………5cc
乳液專用乳化劑‥5cc
水…………100cc

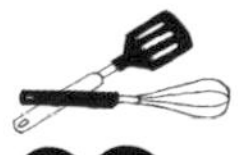

作法

1. 木瓜去皮、挖籽，用果汁機打成汁。
2. 西瓜洗淨，放入果汁機中打勻，濾渣，取汁。
3. 作法1和作法2調勻，再加入牛奶、甘油、乳化劑拌勻即可。

木瓜・西瓜營養的祕密

◎木瓜當中的β胡蘿蔔素與維生素C，可以延緩皺紋生成，並且預防黑斑、雀斑生成，使肌膚呈現Q彈水嫩感。

◎西瓜當中含大量的水分，可以給予肌膚飽水的呵護，其中所含的茄紅素，更能幫助肌膚抵禦紫外線的傷害，讓肌膚呈現白皙透明感。

◎如果做的量大，可添加少量抗菌劑，抗菌劑在一般化工商店都買得到，可以依說明指示少量添加，潤膚乳即可延長保存期限。

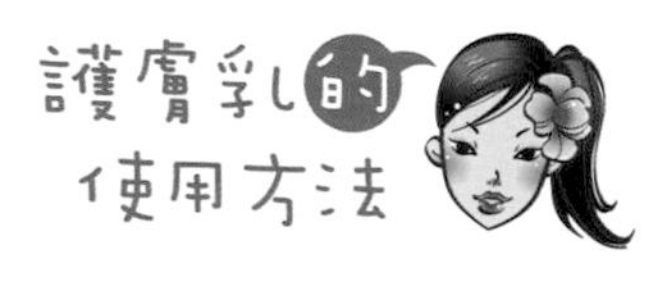

將臉部或身體清洗乾淨，取適量雙瓜護膚乳塗抹於臉上或身上即可。

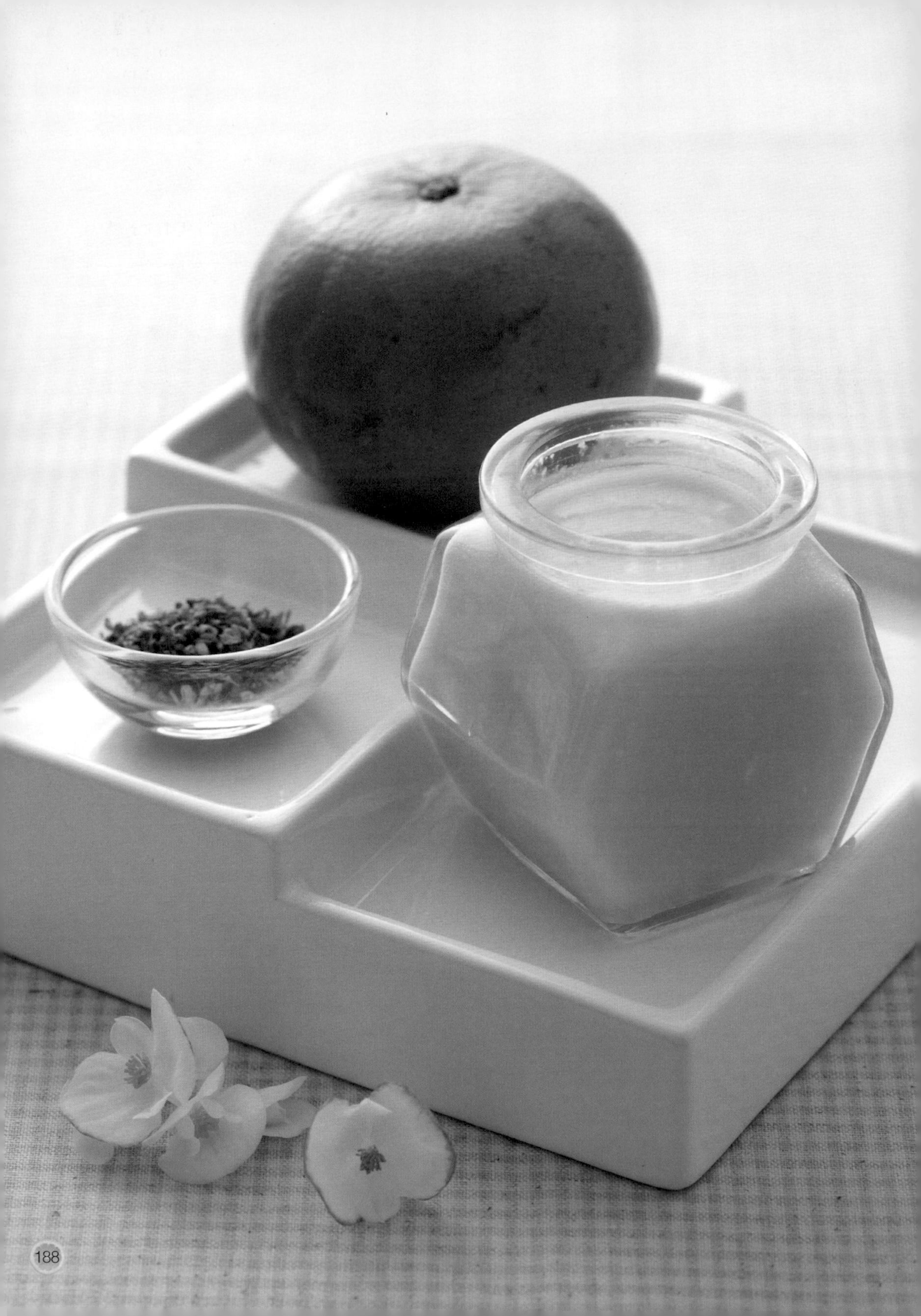

桂花橘子護膚乳

❤Osmanthus fragrans+Tangerine❤

保存期限

將未用完的桂花橘子護膚乳密封放入冰箱冷藏，3週內用完即可。

適用膚質

任何膚質

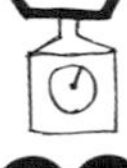

材料

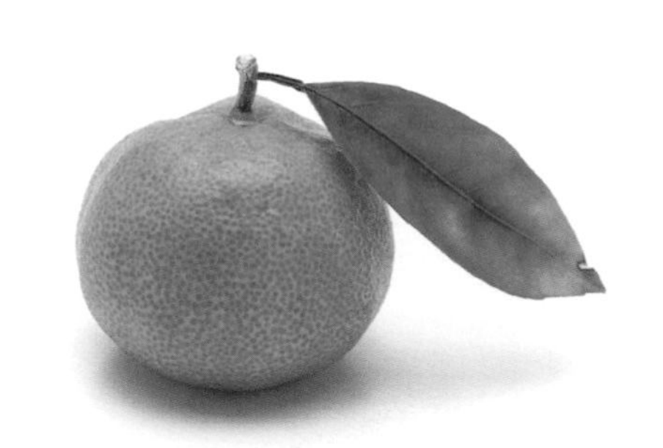

橘子…………1個
乾燥桂花……20公克
桂花精油………3滴
甘油…………10cc
乳液專用乳化劑‥5cc
水…………200cc

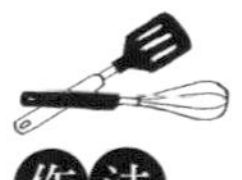

作法

1. 橘子放入果汁機中攪成泥，過濾，取汁備用。
2. 鍋中放 200 cc的水，以小火煮桂花，煮約 10 分鐘，過濾，取汁。
3. 作法 1 和作法 2 混勻，再加入乳化劑、甘油，用攪拌棒調成乳狀，再滴入精油調勻即可。

將臉部或身體清洗乾淨，取適量桂花橘子護膚乳塗抹於臉上或身上即可。

橘子．桂花營養的祕密

◎橘子含有豐富的維生素C及β胡蘿蔔素，還有檸檬酸，對潤澤肌膚非常有益，尤其可以防止冬季皮膚的乾燥與皸裂。
◎桂花當中含有芳香物質，能有效改善乾燥的肌膚，達到保濕、去斑、美白的功效。
◎如果做的量大，可添加少量抗菌劑，抗菌劑在一般化工商店都買得到，可以依說明指示少量添加，護膚乳即可延長保存期限。

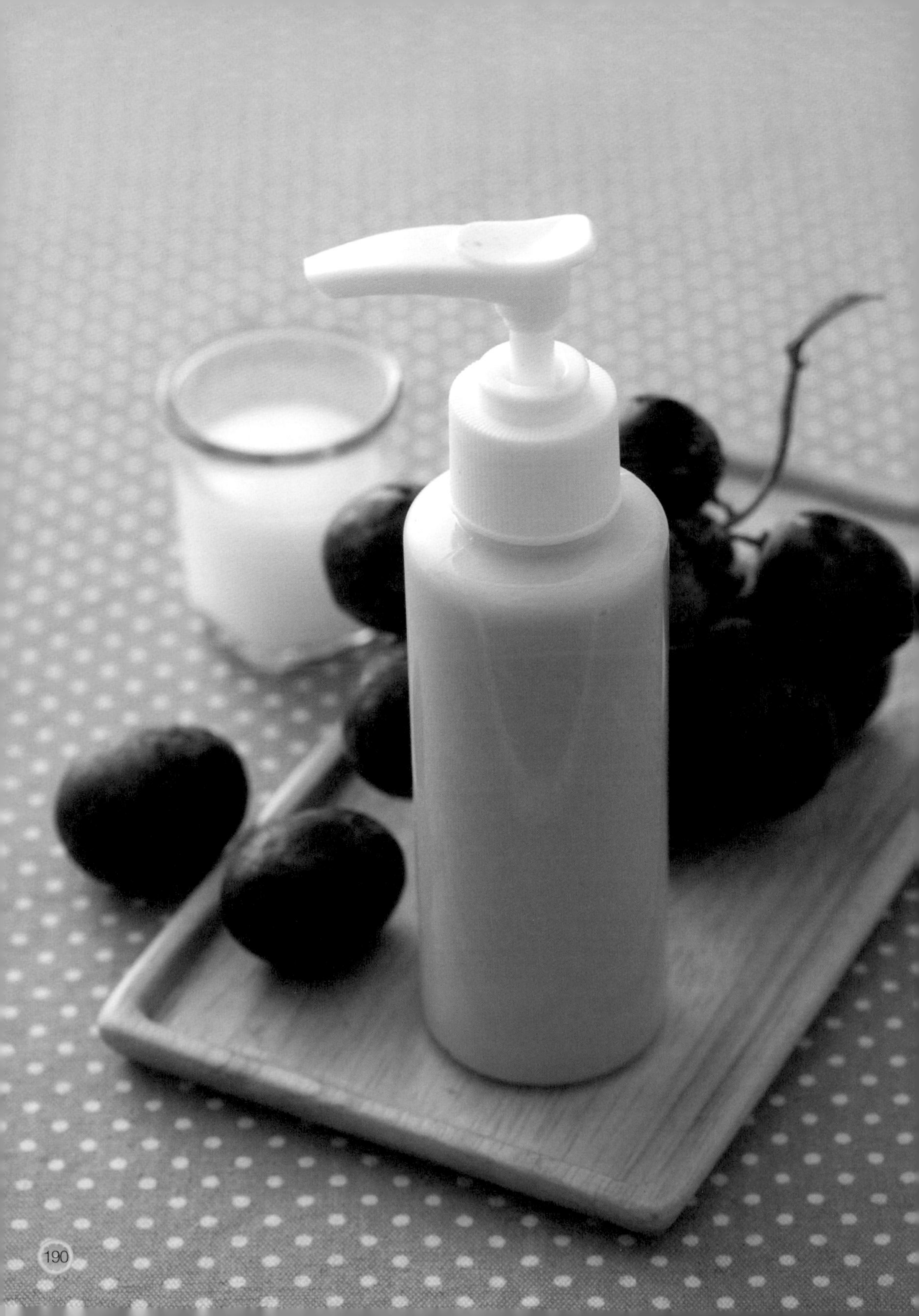

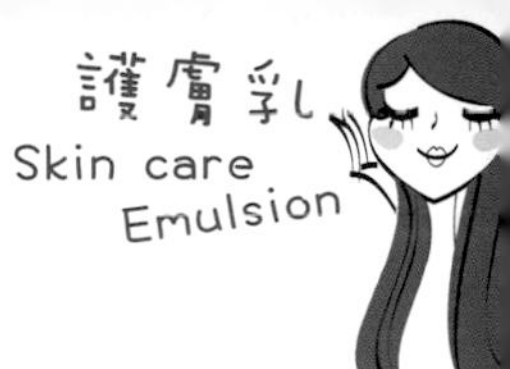

葡萄杏仁護手乳

❤Grapes+Almond sirup❤

保存期限

將未用完的葡萄杏仁護手乳密封放入冰箱冷藏，3週內用完即可。

適用膚質

任何膚質

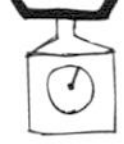

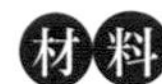

材料

葡萄…………10顆
杏仁露………10cc
檸檬精油……… 3滴
乳液專用乳化劑‥ 2cc

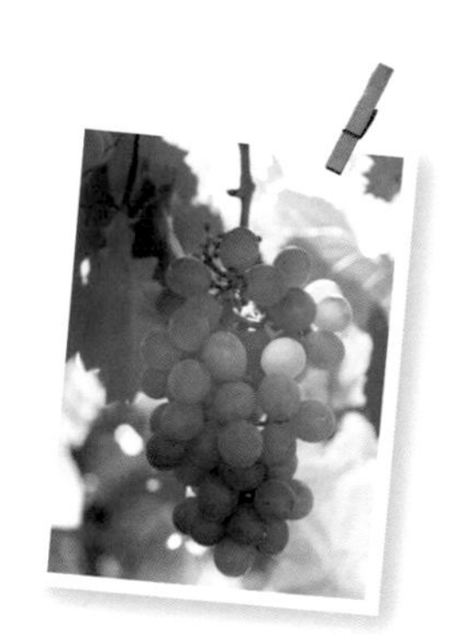

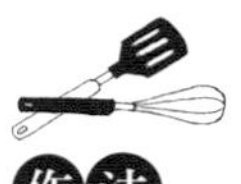

作法

1. 葡萄洗淨，放入果汁機中榨汁，濾渣，取汁。
2. 作法1加入乳化劑、杏仁露、精油混合，拌勻，用攪拌棒一起攪成乳化狀即可。

葡萄・杏仁露營養的祕密

◎葡萄所含的花青素、兒茶素、白藜蘆醇、鞣花酸及鐵質等質化素，都是天然的美容護膚高手，可使肌膚晶瑩剔透，呈現白淨的無齡美肌。

◎杏仁露當中含有豐富的蛋白質及維生素E，具有強大的抗氧化能力，並且能促進血液循環，使肌膚呈現白裡透紅的好氣色。

◎如果做的量大，可添加少量抗菌劑，抗菌劑在一般化工商店都買得到，可以依說明指示少量添加，護手乳即可延長保存期限。

護膚乳的使用方法

雙手清洗乾淨，拭乾，用葡萄杏仁護手乳塗抹在手部周圍，然後按摩5分鐘即可。

國家圖書館出版品預行編目

植化素逆齡配方 : 超簡單 69 種塑身美白蔬果魔法 /
李馥著. -- 初版. -- 新北市 : 大喜文化, 民 103.08
面 ; 公分. -- (綠生活 ; 3)
ISBN 978-986-90574-1-7(平裝)

1.營養 2.美容

411.38 103006094

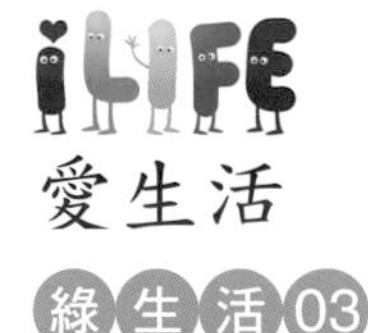

綠生活03

強效逆齡配方：

超簡單69種美白塑身蔬果魔法

作　　者　李　馥
審 訂 者　曹麗燕
主　　編　林佩芳
美術設計　蔡雅如

製　　作　愛生活企劃部
出　　版　大喜文化有限公司
發 行 人　梁崇明
發 行 處　新北市中和區板南路 498 號 7F 之 2
P.O.BOX　中和郵政第 2-193 號信箱
電　　話　(02) 2223-1391（代表號）
傳　　真　(02) 2223-1077

劃撥帳號　50232915　大喜文化有限公司
E-mail　joy131499@gmail.com
銀行匯款　臺灣企銀
銀行代號：050
帳號：002-12034827
帳戶：大喜文化有限公司

總經銷商　聯合發行股份有限公司
地　　址　新北市新店區寶橋路 235 巷 6 弄 6 號 2F
電　　話　(02) 2917-8022
傳　　真　(02) 2915-6275
初　　版　西元 2014 年 8 月
定　　價　299 元
網　　址　https://www.facebook.com/joy131499
I S B N　978-986-90574-1-7

（郵購未滿 1500 元請自付郵資 80 元，採掛號寄書）